W0279465

GUÉRISONS REMARQUABLES

CARYLE HIRSHBERG
MARC IAN BARASCH

GUÉRISONS REMARQUABLES

Nous avons tous en nous un « système guérisseur »

FRANCE LOISIRS
123, boulevard de Grenelle, Paris

Traduit de l'américain par Claude-Christine Farny

Une édition du Club France Loisirs, Paris,
réalisée avec l'autorisation des Éditions Robert Laffont

Le Code de la propriété intellectuelle n'autorisant, aux termes des paragraphes 2 et 3 de l'article L. 122-5, d'une part, que les « copies ou reproductions strictement réservées à l'usage privé du copiste et non destinées à une utilisation collective » et, d'autre part, sous réserve du nom de l'auteur et de la source, que les « analyses et les courtes citations justifiées par le caractère critique, polémique, pédagogique, scientifique ou d'information », toute représentation ou reproduction intégrale ou partielle, faite sans le consentement de l'auteur ou de ses ayants droit ou ayants cause, est illicite (article L. 122-4). Cette représentation ou reproduction, par quelque procédé que ce soit, constituerait donc une contrefaçon sanctionnée par les articles L. 335-2 et suivants du Code de la propriété intellectuelle.

Titre original : REMARKABLE RECOVERY
© Caryle Hirshberg et Marc Ian Barasch, 1995
Traduction française : Éditions Robert Laffont, S.A., 1996

ISBN : 2-7441-0676-3
Riverhead Books, New York

Préface

Au début de ma carrière, il m'a été donné de voir disparaître un cancer des poumons avec métastases qui n'était pas traité. J'ai alors interrogé deux de mes professeurs pour connaître leur opinion sur cet événement. L'un m'a simplement répondu : « Ça arrive », avant de s'éloigner. L'autre m'a dit : « C'est le cours naturel de la maladie. » Bien que ces « explications » n'aient pas dissipé ma perplexité, j'étais plus ou moins rassuré de les avoir entendues. Comme mes professeurs, je me sentais menacé par ce phénomène étrange. Sachant que je ne pouvais ni le comprendre ni le contrôler, je ne voulus pas m'en préoccuper davantage. Un cancer qui « s'en va tout seul » rappelle au médecin qu'il ne sait pas tout. À la suite de cette expérience, j'ai donc adopté l'attitude classique du corps médical devant les guérisons remarquables : faire comme si elles n'existaient pas.

Aujourd'hui, bien des années plus tard, il m'apparaît que mon attitude, comme celle de mes pairs, est indigne d'un esprit scientifique. N'importe quel étudiant en sciences un peu curieux verrait dans les rémissions spontanées une véritable mine d'or susceptible de livrer des indices essentiels pour l'élaboration d'un traitement. Mais, au lieu d'étudier scientifiquement le phénomène, nous n'y avons vu qu'une source éventuelle d'embarras. Comme l'effet placebo, les rémissions spontanées sont une pierre dans le jardin de la médecine, une faille dans la théorie, un rappel des insuffisances de nos modèles et de l'inefficacité trop souvent constatée de nos thérapies favorites.

Mais ce mépris collectif pour les guérisons remarquables a de quoi surprendre par son irrationalité. Comment l'expliquer ?

Einstein, l'un des plus grands savants de notre temps, a dit : « L'imagination est plus importante que le savoir. » L'imagination précède le savoir. Elle indique au savant où chercher les éléments de réponse à ses questions les plus rebelles et plante le décor de l'expérimentation. En ignorant les guérisons remarquables, nous l'avons trahie. La Nature semble nous crier : « Un trésor est enfoui ici. Creusez ! » Mais nous n'entendons là que du bruit, nous avons laissé l'étroitesse d'esprit et la myopie remplacer l'émerveillement et le respect.

Parce qu'elles se produisent souvent de façon spontanée, inattendue, les guérisons remarquables nous semblent ressortir au miracle ou à la grâce. Nous ne savons pas sur quels boutons appuyer pour les provoquer ; nous ne pouvons les contraindre à nous obéir. Nous sommes donc incapables de les contrôler. La notion de contrôle a pris une importance énorme depuis quelques générations. Est-il possible que nous, médecins modernes, tellement acharnés à contrôler la nature, ayons disqualifié ces événements admirables parce qu'ils échappent à notre contrôle ? Si tel est le cas, notre attitude en dit certainement plus long sur nous-mêmes que sur ces guérisons exceptionnelles.

De fait, la psychose du cancer existe chez les médecins autant que dans le public. Le cancer est la maladie sur laquelle nous projetons, plus que sur aucune autre, notre peur de la souffrance et de la mort, ce qui est à maints égards irrationnel. En effet, les statistiques montrent que les maladies coronariennes, par exemple, sont beaucoup plus fréquentes et que leur pronostic de survie après diagnostic est beaucoup plus mauvais que pour le cancer. Mais la plupart d'entre nous n'en tenons pas compte. C'est le cancer qui nous fait peur et non les maladies cardiaques. Nous savons qu'il représente une sentence de mort précédée d'une longue et affreuse agonie. Et les médecins manifestent souvent cette terreur par différents comportements — en communiquant, dès le diagnostic, les statistiques de survie ; en insistant pour commencer le traitement dans l'heure ; en exprimant un pessimisme de mauvais aloi pendant les entretiens avec les patients et leurs familles. Pourtant, aussi sombre que soit le tableau général, l'exception existe — ces cas où le cancer « disparaît » de lui-même. Les guérisons remarquables sont comme des proclamations affichées sur la porte des médecins, disant : « Le cancer n'est pas nécessairement fatal ; il y a toujours de l'espoir ; révisez vos attitudes ; osez avoir de l'imagination. »

L'une des excuses les plus courantes des praticiens pour dédaigner ce message consiste à dire : « Le cas est extrêmement rare. En parler, ce serait donner de faux espoirs. Si les patients croyaient à la guérison miraculeuse, ils risqueraient de refuser le "vrai" traitement — chimiothérapie, chirurgie, irradiation — et d'attendre le miracle. Ou bien ils se laisseraient entraîner par des charlatans à suivre un traitement alternatif inefficace. Non, pour le bien du patient, mieux vaut insister sur les aspects purement biologiques du cancer. »

Ces idées, répétons-le, ne sont pas toujours rationnelles. Comme tout le monde, les médecins sont guidés par leurs particularismes psychologiques, et ceux-ci modèlent leurs réactions face à la souffrance, à la maladie et à leurs relations avec les patients. Ils ont souvent tendance à voir le verre à moitié vide plutôt que de le voir à moitié plein. Certains, et parmi eux un bon nombre de cancérologues, paraissent atteints de dépression chronique, pour des raisons bien compréhensibles, d'ailleurs.

Comment, dans ces conditions, pourraient-ils songer à l'éventualité d'une guérison exceptionnelle ?

Les médecins doivent-ils être « négatifs » pour ne pas prendre de risques et éviter de fourvoyer leurs patients ? Beaucoup le croient. Mais ils ne devraient pas oublier qu'une suggestion négative peut avoir des conséquences fatales. Il n'est pas rare en effet que des patients meurent exactement dans le délai fixé par le médecin en fonction des statistiques. Et les exemples abondent de malades décédés en apprenant une mauvaise nouvelle ou parce qu'ils ont interprété négativement un commentaire désinvolte de leur médecin. On est donc fondé à se demander ce qui est le plus nocif, d'un faux espoir ou d'un pessimisme excessif ? Si nous, praticiens, connaissions mieux la nature des guérisons exceptionnelles et si nous savions qu'elles sont probablement plus fréquentes qu'on ne nous le dit, peut-être pourrions-nous laisser une plus large place à ce que Hirshberg et Barasch appellent l'« espoir éthique ». Celui-ci diffère du faux espoir en ce qu'il repose sur des possibilités réelles et non sur des fantasmes.

C'est également la psychologie qui conditionne un autre aspect de l'attitude des médecins envers les guérisons remarquables. Nombreux sont ceux qui rejettent dédaigneusement ces cas en arguant que ce sont des « histoires ». Ne leur accordant aucune valeur scientifique, ils les considèrent comme de simples « anecdotes ». Mais il suffirait qu'ils adoptent un autre point de vue pour se laisser impressionner favorablement par l'une de ces « histoires » — qui, dès lors, ne serait plus une anecdote mais un précédent médical. La façon dont chaque praticien envisage les guérisons remarquables — anecdotes dénuées de signification ou précédents médicaux — dépend donc de tendances psychiques profondes, que les intéressés reconnaissent rarement et qui n'ont pas grand-chose à voir avec la science.

Préface

Les histoires rapportées dans *Guérisons remarquables* sont extraordinairement importantes. Presque toutes les grandes maladies, du scorbut à l'appendicite, en passant par la tuberculose, ont été décrites grâce à l'observation de cas singuliers — ce qui veut dire qu'un médecin a pris la peine de s'asseoir et d'écouter attentivement l'histoire d'un patient. Parce que les cliniciens du passé — tels que Robert Graves, Thomas Addison, Richard Bright, James Parkinson, Thomas Hodgkin — ont pris ces histoires au sérieux et les ont associées à des découvertes physiologiques, nous nous référons aujourd'hui aux maladies de Graves, d'Addison, de Bright, de Parkinson et de Hodgkin. L'histoire des patients constitue le fondement même de la médecine, et, sans ces hommes de talent, la médecine telle que nous la connaissons n'existerait pas.

Guérisons remarquables nous fait découvrir quantité d'histoires stupéfiantes grâce auxquelles le lecteur peut plonger au cœur de l'histoire médicale et sentir le mouvement qui la porte. Car, en lisant ces cas individuels, il peut commencer à entrevoir les concepts et les théories qui expliqueront un jour les origines du cancer et donneront naissance à de nouveaux traitements.

Mais ce livre est beaucoup plus qu'un recueil de cas singuliers. Contrairement à la plupart des auteurs qui abordent ce sujet, Hirshberg et Barasch posent en effet des questions vitales : pouvons-nous aller au-delà des anecdotes ? Pouvons-nous demander à la science d'étudier les guérisons remarquables ? Pouvons-nous risquer une hypothèse sur la nature du « processus de guérison » ? Les auteurs répondent oui à toutes ces questions en mêlant habilement expériences individuelles et recherche scientifique contemporaine pour présenter un tableau très complet de la situation actuelle.

L'un des obstacles majeurs à la compréhension des guérisons remarquables tient à l'idée généralement admise qu'elles sont dues au hasard. L'origine de cette croyance est à chercher dans le terme de « rémission spontanée », que les médecins emploient souvent pour les désigner. « Rémission spontanée », dans leur bouche, équivaut à un panneau « Défense d'entrer. Territoire interdit à l'analyse ! ». Hirshberg et Barasch expliquent pourquoi ils lui ont préféré le terme de « guérison remarquable » : il couvre l'ensemble du champ à explorer, depuis le cas traditionnel et inexpliqué du cancer qui « disparaît » de lui-même jusqu'à la survie prolongée de certains patients en phase terminale. En étudiant ce concept de « rémission spontanée » comme l'ont fait les auteurs, on découvre qu'il rend compte d'une grande diversité de phénomènes. Et cette nouvelle optique constitue un progrès considérable.

Les guérisons remarquables sont-elles des « miracles » ? Sont-elles des événements statistiquement rares et extrêmement complexes que les savants expliqueront un jour, quand la science les connaîtra mieux ? Ce genre de débats oiseux, insidieux, pharisiens doit être délibérément écarté. Ils sont ennuyeux et improductifs. En entravant les progrès de la guérison, ils s'avèrent même dangereusement inhumains. Ils rappellent la vieille querelle opposant science et religion qui devrait être définitivement abandonnée. Ceux qui voudraient se servir des interprétations religieuses ou scientifiques des guérisons remarquables comme de béliers pour enfoncer les positions adverses feraient mieux de méditer le point de vue avancé par l'un des plus grands savants de l'histoire, Max Planck : « Il ne peut y avoir d'opposition réelle entre religion et science ; car l'une est le complément de l'autre... Chaque avancée dans la connaissance nous rapproche du mystère de notre être. »

Einstein a dit que la question la plus importante que l'on puisse se poser est : « L'Univers est-il amical ? » Lui-même y a répondu par l'affirmative parce qu'il voyait partout des preuves que la Nature a des aspects bienveillants. Si Einstein avait pu lire *Guérisons remarquables*, je suis sûr qu'il y aurait trouvé des preuves supplémentaires. Car ce livre confirme que, si des maladies comme le cancer existent, la Nature nous a donné avec elles des possibilités de guérir.

Einstein a dit encore : « La Nature dissimule ses secrets parce qu'elle est essentiellement sublime, mais jamais de façon rusée. » Je suis certain qu'il aurait trouvé des preuves de ce caractère sublime dans les cas rapportés ici. Car ce caractère s'exprime non seulement dans l'admirable complexité physique du « système de guérison », mais aussi dans la façon dont les influences psychospirituelles semblent se manifester, cas après cas, guérison après guérison.

Si la Nature est effectivement sublime et pas seulement complexe, il faudra donner une nouvelle orientation à la recherche sur les guérisons exceptionnelles. Les expériences scientifiques devront peut-être non seulement manifester l'intelligence et l'ingéniosité de l'homme mais aussi exprimer un respect mêlé de vénération devant les faits et les processus étudiés. Nos expériences devront peut-être s'efforcer non de contraindre la Nature à livrer ses secrets mais de l'inviter respectueusement à révéler sa sublimité essentielle — attitude qu'expriment bien les mots du père Teilhard de Chardin, jésuite et paléontologue : « La recherche est la forme la plus haute de l'adoration. » Est-ce parce que nous ne l'avons pas encore admis que la compréhension de phénomènes comme les guérisons remarquables paraît si difficile ? Se peut-il que nous n'ayons pas su adopter la manière d'être appropriée dans nos entreprises scientifiques, par opposition à nos manières de faire ? Comme l'écrit encore Planck : « Ce n'est certainement pas un hasard si les plus grands penseurs de tous les temps étaient aussi des âmes profondément religieuses. »

Selon une croyance ancienne, la meilleure façon de cacher un trésor serait de le laisser bien en évidence, car alors personne ne le remarquerait. Cette histoire nous le rappelle.

> Une dispute s'éleva un jour entre les dieux pour savoir où dissimuler le secret de la vie afin que les hommes et les femmes ne le trouvent pas. L'un des dieux dit : Enterrons-le sous la montagne, jamais ils n'iront chercher là. Non, objectèrent les autres, un jour, ils trouveront le moyen de creuser la montagne et ils le découvriront. Un autre dit : Jetons-le au fond de l'océan, il restera hors d'atteinte. Non, reprirent les autres, un jour ils inventeront un moyen de sonder les mers et ils le trouveront facilement. Finalement, un autre dieu dit : Mettons-le à l'intérieur d'eux-mêmes, les hommes et les femmes ne penseront jamais à le chercher là. Tous les dieux approuvèrent, et c'est ainsi que le secret de la vie se trouve enfoui en nous.

Guérisons remarquables nous apprend que l'un des grands secrets de la vie — la guérison du cancer — est caché en nous. Puissions-nous avoir le courage et l'idée d'en tenir compte.

Docteur Larry Dossey
*Directeur d'*Alternatives Therapies,
coprésident de différentes organisations
de médecine alternative
et ancien chef de clinique
du Medical City Dallas Hospital.

1

Qui ? Quoi ? Quand ? Comment ? Pourquoi ? Enquête sur un mystère médical

Il n'existe pas de publication médicale consacrée à l'étude des guérisons remarquables, ces cas étranges où une maladie comme le cancer, même en phase terminale, disparaît pour ainsi dire magiquement. Il n'existe pas de cours, dans les écoles de médecine, où l'on explique comment, dans certaines circonstances non reproductibles, une tumeur maligne s'efface de l'image tomographique comme un parasite s'efface d'un écran radar. S'il existe des institutions spécialisées dans l'étude de la plupart des grandes maladies et des réseaux nationaux d'épidémiologie et d'étude de l'efficacité des traitements, il n'existe pas d'archives nationales des rémissions qui permettraient d'étudier les guérisons inexpliquées. On ne sait pas à quelle fréquence elles se produisent, quelles maladies elles concernent, quelle sorte de gens elles touchent et encore moins pourquoi.

Pourtant ils existent bien, ces bénéficiaires d'une grâce inattendue, puisqu'on peut les voir à la télévision : cette femme, par exemple, qui raconte comment une tumeur-grosse-comme-une-orange installée sur son ovaire gauche s'est tout simplement... dématérialisée. Si vous restez muré dans votre scepticisme, vous allez réserver votre jugement. Mais, si vous êtes un tant soit peu curieux, vous ne pourrez pas vous empêcher de réfléchir. Est-ce possible ? Ces choses-là arrivent-elles vraiment ? Il n'y a pas longtemps que certains savants commencent à répondre *oui*.

Ce qui ne veut pas dire que le phénomène soit étudié. Ce type de guérison est si spectaculaire, si difficile à saisir et tellement discrédité par la science que peu de chercheurs ont pris la peine de s'y intéresser et d'explorer ses implications. Quand il n'est pas assimilé à une erreur de diagnostic, il est considéré comme une nuisance, dans la mesure où il dérange la gracieuse harmonie des courbes statistiques en forme de cloche.

« C'est un sujet quelque peu tabou », répondit un médecin à un journaliste lors d'une conférence en 1976, décourageant ainsi toute discussion. Ce type de réaction, étonnamment fréquente chez les médecins, tend à masquer le caractère authentiquement riche de conséquences du phénomène. La fascination d'une poignée de chercheurs pour les rémissions spontanées peut être considérée comme l'un des moteurs secrets du progrès médical. C'est un homme mystérieusement guéri d'un cancer de l'estomac qui a décidé de la carrière du célèbre docteur Steven Rosenberg, chirurgien et chercheur au National Cancer Institute, connu pour ses recherches novatrices sur les substances naturelles « tueuses de cancer ».

Dans son exposé, Rosenberg décrit brièvement le patient, un homme de cinquante et un ans ayant une tumeur abdominale « de la taille d'un poing » et des métastases au foie — maladie à évolution rapide et fatale. En l'opérant, les chirurgiens constatèrent l'étendue de l'invasion et n'eurent d'autre choix que de le recoudre et de le renvoyer chez lui pour mourir. Mais, douze ans plus tard, le même homme se présenta aux urgences de l'hôpital de Boston et fut reçu par le docteur Rosenberg.

Rosenberg est un surdoué : études supérieures à seize ans, diplôme de docteur en médecine à vingt-deux. Quand il examine cet homme pour la première fois, il vient de commencer son internat. Le cas de M. DeAngelo, un ancien combattant grisonnant, est banal : il souffre d'une infection de la vésicule biliaire. Mais voilà qu'avec « un air de triomphe secret », il se met à lui raconter une histoire que le jeune médecin attribue d'abord aux égarements d'un esprit troublé par les effets conjugués de l'âge et de l'alcool. M. DeAngelo affirme qu'il a eu un cancer terminal qui s'est tout simplement... évaporé. Rosenberg déniche son dossier et découvre que l'histoire est vraie, cet homme si fier de lui est effectivement une curiosité médicale.

Rosenberg l'opère lui-même de la vésicule et en profite pour vérifier l'état du foie. Il est sûr d'y trouver des signes de cancer. Il n'y a rien. « Je me suis précipité hors de la salle d'opération, devait-il écrire plus tard, avec ma blouse verte et du sang partout. Cela me paraissait totalement impossible. Il y avait quatre cas répertoriés — pas quatre cas par an aux États-Unis, quatre, en tout, dans le monde — de rémission spontanée et complète de cancers de l'estomac[1]. » Immédiatement, il comprend que M. DeAngelo représente « un mystère d'une importance incalculable ». Et Rosenberg décide de se lancer dans une véritable quête, la recherche des mécanismes utilisés par le corps pour combattre le cancer, puisqu'il est maintenant persuadé que de tels mécanismes existent.

Mais la question de savoir ce qui rendait M. DeAngelo différent des autres patients n'a jamais reçu de réponse. Elle n'a même jamais été posée. Le bref compte rendu de son cas, rédigé par Rosenberg en 1972, dénote une absence de curiosité aussi totale que confondante : « Aucune tumeur ou autre masse n'a été trouvée dans l'abdomen[2] », dit-il simplement. « Aucune adénopathie à la palpation. » Plonger dans les annales médicales du

1. S. A. Rosenberg et J. M. Barry, *The Transformed Cell : Unlocking the Mysteries of Cancer*, G. P. Putnam's Sons, 1992.

2. S. A. Rosenberg, E. Fox et W. H. Churchill, *in Cancer*, 29, n° 2, février 1972.

miracle, c'est découvrir, article après article, une sécheresse désertique. Le fait que les patients aient une personnalité, des relations, un mode de vie particuliers, n'est pas à prendre plus en considération, semblent dire les auteurs, que la coquille de l'huître qui couve accidentellement une perle à l'orient parfait.

Lors d'un séminaire médical récent, la conversation tournant autour du cas de M. DeAngelo — un alcoolique qui engloutissait quatre litres de whisky par semaine —, un médecin demanda : « Est-ce que le type s'est arrêté de boire quand il a su qu'il avait le cancer ? » Comme on lui répondait « non », il reprit, au milieu des rires de l'assistance : « Ah bon ! Mais quelle marque de whisky buvait-il ? »

Le ton désinvolte de cet échange dissimule la gravité du message : la médecine est incapable d'expliquer pourquoi M. DeAngelo a recouvré la santé. Si elle le pouvait, elle disposerait d'un traitement du cancer. Il y a soixante ans, le docteur DeCourcy écrivait, à propos des rémissions spontanées, dans le *Journal of Medicine* :

> Il n'y a pas d'accidents dans la nature. Ces exceptions apparentes à la règle qui veut que toute tumeur maligne croisse *ad infinitum* sont les illustrations d'une loi naturelle que nous ignorons encore. Je crois qu'il est de la première importance de se pencher sur les cas de ce genre afin d'acquérir, si possible, une meilleure connaissance des modes de guérison de la nature et de découvrir ce qui peut être fait pour lui faciliter la tâche [1].

En quelques phrases, le docteur DeCourcy décrit parfaitement ce que peut apporter l'étude des guérisons spontanées. Mais la rémission se prête difficilement à une recherche rigoureuse. D'une part, elle est généralement

1. Joseph DeCourcy, *in Journal of Medicine*, 14, mai 1933.

constatée après coup et, d'autre part, elle ne laisse aucun indice sur la façon dont elle s'est produite — si elle s'est vraiment produite. Un article de 1962 sur le cancer du sein résume bien la position la plus fréquente sur ce sujet : « On enregistre de temps à autre des cas de rémission spontanée de cancers, mais beaucoup sont fondés sur des preuves insuffisantes[1]. » Et beaucoup de cliniciens manifestent très peu d'empressement à citer les cas qu'ils rencontrent dans des publications médicales, souvent parce qu'ils redoutent les critiques de leurs pairs.

Pourtant, des rapports existent, même si parfois nous avons dû fouiller les fonds de placard pour les dénicher. À la bibliothèque médicale de Stanford, par exemple, dans des archives moisies qui semblaient abandonnées depuis des lustres, nous avons récupéré un énorme volume relié en cuir du *British Medical Journal* de 1907. Il contenait un article au titre prometteur : « Un cas qui semble suggérer quelques éléments d'une solution possible au problème du cancer », par un certain docteur Charles MacKay. En feuilletant les pages jaunies, nos yeux sont tombés sur un passage qui allait droit au cœur du sujet :

> Il arrive qu'une vraie tumeur cancéreuse marque une pause dans sa croissance, quand elle paraît, en fait, avoir perdu son pouvoir... Il est raisonnable de supposer qu'un agent quelconque a dû être à l'œuvre, soit en aidant les tissus dans leur résistance à l'attaque, soit en agissant directement contre la cellule cancéreuse... Si un tel agent existe, quel est-il ? Existe-t-il, élaboré dans le corps du patient, quelque chose qui puisse... provoquer une guérison spontanée[2] ?

1. H. J. G. Bloom, W. W. Richardson et E. J. Harris, *in British Medical Journal*, 2, juillet 1962.
2. Charles MacKay *in British Medical Journal*, 2, 1907.

Il nous parut presque choquant de voir les questions sans réponse que nous nous posions déjà exprimées il y a presque quatre-vingt-dix ans. Le cas présenté était celui d'une femme de trente-sept ans dont la tumeur était si avancée qu'il fallait la « vider » régulièrement pour évacuer le fluide contenu dans ses poumons. Les médecins étaient persuadés qu'elle allait mourir, et pourtant elle avait guéri. En lisant l'histoire de Mlle X, souffrant d'un terrible « scirrus mammaire » à l'automne 1904, nous entendions l'écho d'une personne bien réelle, une personne qui, contre toute attente, avait combattu, souffert, survécu. Le médecin de Mlle X, impressionné, s'était contenté de noter les faits.

> Nous avons trouvé son état entièrement modifié. Elle déglutissait normalement. Son rythme respiratoire était tombé de 44 à 24. Le fluide de sa poitrine avait en grande partie disparu. Elle recommença progressivement à absorber de bonnes quantités de nourriture et son état général s'améliora. Mais le fait le plus remarquable était que le siège de sa maladie localisée... avait subi une amélioration aussi nette que le reste de sa personne... À certains endroits, la peau retrouva sa blancheur originelle... Les parties malades qui n'avaient pas été traitées aux rayons X changèrent de façon extraordinaire [1].

Mais nous ne saurons jamais ce qu'avait vécu cette femme née en un autre siècle et dont nous avons arraché quelques bribes de vie à une pile de vieux documents. Ce qui nous intéressait, c'était ce que cette femme avait ressenti et pensé pendant qu'elle se battait, clouée sur son lit, ce qu'étaient ses rêves, si sa famille et ses amis l'avaient aidée. Sur tous ces points, le rapport est muet, bien que la douleur de la malade et les inquiétudes des

1. Id., *ibid.*

médecins émanent de ces pages comme la chaleur emmagasinée dans un mur de pierre.

Pourtant, plus les rapports étaient anciens, plus ils portaient d'attention à l'« individualité » unique de chaque patient. Car à l'époque, quand un médecin décrivait la vie de ses patients, il savait de quoi il parlait. En faisant la tournée de ses malades, il prenait le temps de les écouter évoquer leurs peines, leurs espoirs, leurs joies, il était retenu à dîner, invité aux anniversaires.

Pour sentir la différence avec les rapports rédigés aujourd'hui, il suffit de lire ce compte rendu datant de 1914 sur la régression artificielle d'un cancer du sein :

> La patiente se porte comme un charme... En juillet, elle est allée à Denver voir sa sœur, et elles ont beaucoup voyagé ensemble... Je ne suis pas près d'oublier ce que j'ai ressenti lorsque, deux semaines après ma dernière visite... où, comme je tentais d'adoucir les quelques jours qui lui restaient dans la mesure de mes moyens, elle m'avait dit : « Combien de temps croyez-vous que cela va durer, docteur ? » et nous étions tous les deux résignés à l'idée que le délai serait court ; pendant laquelle elle m'avait dit encore : « Tant mieux, je suis si fatiguée »..., elle est entrée dans mon bureau, avec un sourire triomphant, en me déclarant : « Je me sens beaucoup mieux, docteur. »
>
> Si j'avais signé son certificat de décès deux semaines avant, je pense que la sensation n'aurait pas été moins délicieusement confondante[1].

Avec les progrès technologiques, ce genre d'intimité dans la relation thérapeutique est remplacé par une plus grande rationalité, une approche plus mécaniste et souvent impersonnelle. Mais les rapports modernes sont néanmoins de vraies mines d'or. Nous en avons trouvé des centaines dans les journaux médicaux. Nous avons

1. G. A. Boyd, in *Colorado Medicine*, 11, 1914.

décidé de commencer notre enquête par les années cinquante, en nous disant que si les sujets étaient encore vivants cela témoignerait de l'extraordinaire longévité consécutive à certaines guérisons remarquables. Nous avons donc essayé de retrouver les auteurs de ces articles. De vieux médecins retraités nous renvoyèrent nos demandes d'autorisation accompagnées d'un petit mot élégamment calligraphié disant combien ils étaient ravis que quelqu'un, qui que ce soit, ait remarqué leur rapport. D'autres nous répondaient dans des termes assez décevants, du style : « J'ai complètement oublié tous les détails. La seule chose qui m'intéresse maintenant, c'est le jardinage. » D'autres encore se contentaient d'inscrire : « Permission refusée » en lettres majuscules et en travers du formulaire. Une seule lettre donnait des explications à ce refus : « Je suis très inquiet à l'idée que des malades interprètent mal mon rapport, supposent que leur cancer peut guérir tout seul et décident de retarder le traitement qui s'impose, ou même d'y renoncer. »

Un autre médecin évoquait avec une certaine anxiété le risque professionnel qu'il avait pris en publiant un seul article. L'étude des rémissions spontanées était devenue, nous l'avons compris, une forme de science interdite, occulte. Combien d'exemples de ces guérisons n'ont laissé aucune trace ? Et pour quelles raisons ? Il nous apparut tout à coup que notre travail prenait l'allure d'une enquête sur les ovnis de la médecine. Il était déjà assez difficile de trouver des documents irréfutables, aurions-nous la chance de dénicher un seul témoin vivant disposé à nous parler ?

C'était un petit encadré qui titrait : « Un homme meurt des suites d'un accident. » Quelques lignes, écrites à la hâte par un journaliste blasé, sur un incident somme toute assez banal.

En reculant dans la rue pour admirer le scintillement des guirlandes de Noël, un homme de quatre-vingts ans nommé Robert Moore avait été renversé par une voiture. C'était la nuit et il portait des vêtements sombres. « Il a surgi devant mes roues comme un fantôme », avait dit le conducteur du véhicule fatal, un gamin de vingt-deux ans affolé mais qui, précisait gentiment l'article, n'avait pas bu. Le temps qu'il enfonce la pédale de frein, son pare-chocs avait heurté M. Moore, un ancien carrossier. Le vieil homme était mort le lendemain, dans un lit d'hôpital.

La vie de Robert Moore, en dehors du fait qu'il était né un jour de l'an et mort un matin de Noël, n'avait apparemment rien de remarquable. Pourtant, dans certains cercles, cet homme était considéré avec la même admiration que la pyramide de Gizeh ou, mieux, le Sphinx, avec son sourire mystérieux. La particularité qui élevait M. Moore au rang de huitième merveille du monde médical était décrite dans le numéro de 1986 de la revue *Cancer*, avec la même concision que sa notice nécrologique. L'article s'intitule : « Dix-neuf ans de rémission dans une régression spontanée d'un carcinome avec métastases. »

« En 1966, dit le rapport, un homme de cinquante-cinq ans, blanc, envoyé par son médecin de famille, est admis à l'hôpital de Pittsburgh pour une difficulté respiratoire remontant à six semaines. Il dit avoir fumé trente cigarettes par jour pendant des années mais avoir arrêté depuis quatre mois[1]. »

La radio ne confirme pas la première hypothèse des médecins, l'emphysème. C'est après la biopsie d'un ganglion lymphatique que le diagnostic est prononcé : cancer du poumon indifférencié à petites cellules et développement rapide, c'est-à-dire une mort imminente.

1. A. D. Lowry Jr et E. R. Erickson, *in Cancer*, 58, n° 4, 15 août 1986.

Les médecins estiment que tout traitement serait inutile. « Dans la mesure où le sujet est absolument inopérable et incurable, précise la décharge de l'hôpital, il ne tirerait aucun profit d'un traitement par irradiation ou gaz moutarde. » M. Moore n'est pas mis au courant de la gravité de son cas. Au contraire, les médecins lui disent qu'il a « une tumeur qui pourrait être traitée si elle développait des symptômes. La meilleure chose que vous puissiez faire, c'est reprendre le travail dès que possible ».

Cinq ans plus tard, M. Moore est hospitalisé dans le même établissement, pour une « douleur aiguë à l'épaule ». On lui fait une radio qui révèle la parfaite santé de ses poumons. Dans son rapport sur les clichés avant-après, le radiologue ne peut cacher sa stupéfaction : « Aucune masse n'est plus visible..., absolument plus aucune... Le ganglion était-il vraiment malin ? Je suggère une vérification. »

La vérification ne peut que confirmer le mystère : on retrouve les plaques microscopiques de la biopsie faite à l'époque, et l'ensemble du département de pathologie s'accorde pour réaffirmer le diagnostic fatal.

Curieusement, l'affaire s'arrêta là. Il n'y eut pas le moindre limier en blouse blanche pour se lancer sur la piste toute fraîche de la découverte. La suite du rapport médical de M. Moore est assez décousue : il a été soigné, quelques années plus tard, pour une « grave insuffisance coronarienne ». Par la suite, on lui a fait un pontage, et ses médecins ont profité de leur passage dans sa cage thoracique pour aller admirer en touristes la bonne santé de ses poumons : « Il n'y avait aucune trace de tumeur, et les deux cavités pleurales avaient été ouvertes pendant l'intervention. »

Encore quelques contacts isolés avec les instances médicales, et la dernière ligne du rapport note qu'il a contracté une pneumonie pendant l'hiver 1984, et guéri. Le reste, comme dit le poète, appartient au silence.

Nous avions espéré pénétrer ce silence, mais nos premières démarches nous avaient conduits directement du rapport médical à la nécrologie. Il s'en fallait de quelques mois que nous ayons pu l'interroger en personne. M. Moore, singulier comme une licorne dans le monde médical, s'était éteint sans qu'un barde ait chanté son passage sur cette terre.

Mais nous avons découvert qu'il avait bien un barde, son médecin de famille, le docteur Alexandre Lowry, l'un des auteurs du rapport sur son cas. Il est aujourd'hui retraité et nous a dit avoir conservé certains documents relatifs à M. Moore et aussi, contrairement à bien des médecins, être resté en contact étroit avec son patient.

« Ce genre de cas ne se présente qu'une fois dans une carrière, nous explique-t-il, et les médecins qui en rencontrent ne pensent pas à prendre des notes, ou sont trop paresseux ; finalement, ils meurent et il ne reste plus rien. »

Mais cela n'arrivera pas avec le docteur Lowry. Avant qu'ils se séparent, le médecin prit son patient par l'épaule et lui dit : « Je veux vous suivre jusqu'à la fin de mes jours. Restez en contact, car, si vous mourez, nous demanderons une autopsie. Peu importe où et quand, nous paierons ce qu'il faudra. »

Finalement, il a pu pratiquer l'autopsie et, contrairement à bien des médecins, il a tenu à ce que ses observations soient publiées. Sa lettre au journal *Cancer* énumère les nombreuses blessures et maladies cardio-vasculaires de M. Moore mais insiste sur le point important : « Aucune trace de tumeur résiduelle n'a été identifiée ni à l'œil nu ni à l'examen microscopique[1]. »

Même après un quart de siècle, l'étonnement de Lowry reste entier. Cancérologue jusqu'au moment où « cinq de

1. A. D. Lowry Jr, *in Cancer*, 72, n° 11, 1er décembre 1993.

mes patients sont morts en deux jours, et cela ne convenait pas à ma personnalité », il reste pensif quand on lui demande ce qui peut bien expliquer la guérison de Moore. « Dieu seul le sait. Je me souviens qu'il aimait rire. C'était un beau gaillard, bien bâti, plein de santé. » Le docteur lui avait même rendu visite en Floride juste avant sa mort. « Il est entré et m'a pris dans ses bras, costaud comme un ours. Il avait perdu sa femme quelques années plus tôt mais s'était trouvé une petite amie. Ils ne vivaient pas ensemble mais se préparaient l'un à l'autre des dîners tous les soirs. » Il hausse les épaules. « Tout ce qu'on peut dire de lui, c'est : Incroyable mais vrai ! »

Qu'est-ce qui différencie Moore de toutes les victimes de cette maladie qui en sont mortes ? Nous avons retrouvé sa fille, et elle nous a décrit un grand blond au sourire charmeur qui mettait parfois ses plus beaux habits pour le simple plaisir de parader dans la maison. Il était infatigable, « toujours à réparer quelque chose de cassé. Il a retapé des tables, posé des boiseries dans le sous-sol, construit un abri dans la cour. Un jour, il est monté sur le toit qui était tout moisi pour le traiter au Clorox et ma mère a fait une attaque — un homme malade du cœur au sommet d'un toit ! »

Il aimait taquiner sa fille — « J'étais sa princesse » —, rire, aller à la pêche et voyager. Il resta un chasseur passionné jusqu'à ce que la cataracte mette définitivement la population des daims à l'abri de ses balles. Il avait des devises personnelles empruntées au répertoire classique, mais intéressantes par le choix du thème : « Ça va marcher, disait-il avec conviction. Ce qui doit arriver arrivera. »

Il fumait beaucoup et avait manié le pistolet à peinture, au garage, sans mettre de masque. Sa belle-mère était morte d'un cancer, et sa fille se souvient de l'avoir entendu dire : « Si j'avais un cancer un jour, je ne voudrais pas vivre. » « C'est pour ça que ma mère n'a pas voulu qu'il connaisse son diagnostic. Elle avait peur qu'il ne fasse une dépression. Je pense que ça l'a beaucoup aidé à s'en sortir. »

Si l'on a pu constater qu'un diagnostic fatal se réalisait parfois comme une prophétie, on pense que le fait de le cacher peut augmenter le temps de survie des patients. Le docteur Charles Mayo, fils du fondateur de la clinique Mayo, cite un cas de cancer du côlon incurable où la famille a choisi de cacher à la mère qu'il ne lui restait plus que quelques mois à vivre. À son rapport, il a joint une lettre reçue douze ans plus tard : « Ma mère ignore qu'elle a eu un cancer et, comme il semble qu'elle soit guérie, nous ne voyons aucune raison de le lui dire[1]. »

Le fait de connaître le pronostic de leur maladie incite peut-être certains patients à se laisser mourir mais peut en aider d'autres à mobiliser toutes leurs ressources contre la maladie.

Pour en revenir à M. Moore, qu'est-ce qui a bien pu l'aider ? Les réponses sont mortes avec lui, dans cette petite rue de banlieue obscure. « Ça ne peut être que le système d'auto-immunité, dit le docteur Lowry. Si c'était à refaire, je lui prendrais du sang et je le mettrais au congélateur. » Il y a une note de regret dans sa voix. « Nous pensions le faire au moment où il a été renversé par cette voiture. Pour moi, rémission spontanée veut bien dire ce que cela veut dire, conclut-il avec un haussement d'épaules. Cela se produit spontanément, sans cause ni effet. Mais, s'empresse-t-il d'ajouter, si quelqu'un propose une théorie, ce n'est pas moi qui en rirai. »

L'opinion du docteur Lowry est assez répandue dans le monde médical comme dans le grand public. Après

1. Charles Mayo, *in Cancer Bulletin*, 15, 1963.

tout, si un phénomène est vraiment spontané — coup de tonnerre dans un ciel clair, impossible à prévoir ni à reproduire — il ne peut y avoir ni étude contrôlée, ni résultats prévisibles, ni modèle thérapeutique. La science ne peut pas faire grand-chose sinon passer au large en regardant dans son rétroviseur s'éloigner la silhouette d'un auto-stoppeur fantôme.

La volonté de regarder est le principal bastion de la science : « La recherche fait avancer la pratique » constitue un bon axiome de départ. Et ce sont souvent des arpenteurs et des explorateurs qui ouvrent de nouveaux champs d'investigation ; des hommes et des femmes qui prennent la mesure de l'information disponible pour que théoriciens et expérimentateurs puissent dresser, sur le terrain ainsi délimité, un nouvel édifice de savoir — édifice dont sortiront enfin les praticiens pour mettre les nouvelles découvertes au service de l'humanité.

Mais la recherche sur les rémissions constitue une exception. Malgré son énorme importance potentielle, elle n'a attiré que peu ou pas du tout d'attention systématique. Au contraire, le corps médical exprime souvent un dédain glacial pour ces événements anecdotiques et isolés. On les considère généralement comme trop peu nombreux pour avoir la moindre valeur. Les chiffres les plus couramment cités sont de une rémission sur quatre-vingt mille cas et une sur cent mille. Mais aucune donnée scientifique précise ne confirme ces chiffres. On estime en effet que 10 % à peine des guérisons exceptionnelles sont mentionnées dans la presse, et ce chiffre, comme les précédents, est sans doute trop modeste. Au cours de nos recherches préliminaires pour ce livre nous avons rencontré des douzaines de cas non répertoriés. Et combien de récits de guérisons inhabituelles sont oubliés au fond de tiroirs, dans tous les cabinets médicaux du monde ?

Certains chercheurs pensent que, si les médecins renoncent à publier les cas qu'ils connaissent, c'est parce qu'il n'en existe aucune explication scientifique reconnue. « Le gros problème, avec les histoires de rémission, dit Harris Dienstfrey, rédacteur de journaux médicaux, c'est que personne ne sait quoi en faire. Pour qu'un cas donné soit publié par la presse médicale, il doit rentrer dans un contexte théorique établi. Or, il n'existe pas encore de théorie, et le contact n'est créé que par les comptes rendus des journaux.

« Alors la question devient : "Comment la médecine décide-t-elle habituellement de ce qui va être étudié et publié ?" Ou, en d'autres termes : "Jusqu'où le mystère est-il acceptable ?" »

La rémission spontanée est-elle un mystère acceptable ? Et, si elle l'était, quelle utilité auraient les rapports existants pour celui qui voudrait l'étudier ? Après avoir analysé les comptes rendus de rémissions spontanées du cancer publiés dans la presse de 1900 à 1987, les chercheurs Challis et Stam ont noté que seuls les facteurs immunologiques et hormonaux, le choc opératoire et l'infection sont cités comme causes possibles. Aucune allusion n'est faite à la personnalité ni au style de vie des patients, bien que, selon des recherches actuelles, ces facteurs semblent avoir sur la santé une importance décisive. Challis et Stam supposent que ce silence s'explique par le fait qu'« aucun praticien n'est prêt à risquer sa réputation en publiant un cas de rémission spontanée qu'il estime due à des éléments psychologiques [1] ».

L'absence totale d'informations nous oblige donc à *deviner* les particularités des gens qui ont guéri contre toute attente. Ont-ils suivi des régimes alimentaires spéciaux ? Possèdent-ils des caractéristiques psychologiques, sociales ou spirituelles qui pourraient favoriser la rémission ? Et comment pouvons-nous incorporer ces informations dans le système médical pour donner aux malades des soins et un soutien optimisés ?

1. G. B. Challis et H. J. Stam, *in Acta Ontologica*, 29, n° 5, 1990.

Bien que, dans la communauté médicale orthodoxe, il y ait peu ou pas de spécialistes de l'étude des rémissions spontanées, beaucoup de praticiens avouent volontiers leur fascination pour le sujet. Le docteur Tim Oliver, cancérologue au Royal London Hospital, travaille à la limite de la médecine conventionnelle. Spécialiste des cancers du testicule et du rein, il poursuit des expériences de laboratoire afin de découvrir comment les tumeurs s'y prennent pour annihiler les défenses des cellules saines, espérant un jour « injecter les gènes manquants dans la tumeur » et réactiver le mécanisme autoprotecteur de l'organisme.

Oliver est aussi une sorte de renégat. Ayant remarqué que les traitements agressifs n'étaient pas particulièrement efficaces sur les cancers du rein, il a adopté une attitude radicale : il soigne les patients apparemment capables de contrôler la maladie par simple « surveillance » — c'est-à-dire sans aucun traitement sinon un « attentisme vigilant ». À sa grande surprise, sur un groupe de soixante-treize patients, il a constaté trois rémissions complètes, deux rémissions partielles et quatre stabilisations de plus d'un an. (Sur les trois rémissions complètes, une a duré au moins six ans[1].)

L'un de ces cas, en particulier, a soumis les connaissances en biologie du docteur Oliver à rude épreuve. Il sort d'un classeur les radios pulmonaires de cette femme qui constitue son plus beau cas de rémission. Il l'a soignée de 1981 à 1983 pour une tumeur rénale et métastases aux poumons, avec pronostic terminal. Oliver s'est aperçu que ses tumeurs croissaient et décroissaient sans rapport avec la progression inexorable du cancer du rein mais en fonction des hauts et des bas de sa relation avec un mari qui la battait. Bien qu'elle ait fini par mourir, les

1. R. T. D. Oliver, *in Seminars in Urology*, 7, n° 3, août 1989.

moments de séparation d'avec son mari avaient probablement constitué une médecine puissante, estime Oliver.

Un autre patient atteint de métastases pulmonaires, dont la femme était morte six mois plus tôt, « m'a doublé, raconte Oliver d'un ton ironique, en allant voir un médium qui a "contacté" l'esprit de la morte ». Et celui-ci a dit à l'homme que son temps n'était pas encore venu de passer « de l'autre côté ». « Il devrait être mort depuis sept ans, remarque Oliver, mais il est toujours là. » Ce médecin, que ses observations ont amené à introduire les dimensions psychiques de la guérison dans sa pratique, estime que sa technique de « lavage de cerveau à l'optimisme », comme il l'appelle, augmente de 1 à 10 % les chances de récupération. Ce n'est pas beaucoup, admet-il, « mais dans bien des cas la chimiothérapie ne fait pas mieux ».

Comme le docteur Rosenberg l'a écrit à propos de l'étonnant M. DeAngelo : « Le plus important, dans la démarche scientifique, c'est de poser les questions importantes. » C'est ainsi qu'on peut se demander : y a-t-il nécessairement une progression naturelle, inexorable du cancer, comme l'affirme une profession de foi oncologique ? Pour la plupart des cancers, la réponse ne peut être que décourageante. Une étude anglaise de 1926 portant sur six cent cinquante et une femmes ayant un cancer du sein non traité révèle une durée moyenne de vie de 3,2 ans après dépistage et une médiane (le moment où la moitié des patientes ont péri) de 2,3 ans. Une étude faite à Boston un an plus tard obtient des chiffres à peu près identiques : une moyenne de 3,3 ans et une médiane de 2,5 ans. Cinq ans plus tard, une autre étude donne une médiane de 3,3 ans. Mais ce chiffre, indique l'étude en question, a été obtenu « sans tenir compte de deux cas d'une durée de survie prétendue de quarante-quarante et un ans[1] ». Ces deux cas appartiennent à une catégorie généralement laissée en dehors des calculs parce qu'ils sont trop éloignés des limites du champ statistique. C'est ainsi que, sur soixante-quatre patientes, deux cas exceptionnels — et même révélateurs — sont éliminés et oubliés, mis entre parenthèses.

N'est-ce pas un chef-d'œuvre d'ironie ? On sait que la science en général et la médecine en particulier ont obtenu leurs plus beaux succès en étudiant des phénomènes naturels rares — l'examen de quelques fragments étranges de métaux radioactifs a changé la face du monde ; l'émerveillement solitaire de Gregor Mendel devant la façon dont les pois à pétales blancs pouvaient donner des descendants à pétales mauves — bel exemple de rémission spontanée des fleurs blanches — a rendu possible la démonstration de prestidigitation génétique qui ébahit notre époque.

Si des anomalies dans le règne animal et végétal peuvent avoir de telles répercussions, qu'en est-il des particularismes touchant à l'espèce humaine ? « Le traitement a bien réussi, mais le patient est mort » est une blague aussi répandue dans le public que parmi les médecins. Mais sa version inversée paraît pleine de promesses : « Le traitement a échoué, et le malade se porte bien. » C'est cette étrange proposition que nous avons entrepris d'explorer.

1. H. J. G. Bloom, W. W. Richardson et E. J. Harris, *in British Medical Journal, op. cit.*

2

Définir l'impossible

« Le rare mais spectaculaire phénomène de la rémission spontanée du cancer persiste dans les annales de la médecine, encore inexplicable mais bien réel, espoir hypothétique auquel se raccrocher dans la recherche d'un traitement[1] », écrit le docteur Lewis Thomas, du haut de son siège de président de l'institut Sloan-Kettering de New York. Sa position est assez typique de ces professionnels de la médecine qui affichent un intérêt bienveillant pour le phénomène, réussissant le tour de force de l'embrasser tout en le maintenant à bout de bras, sans jamais définir ce dont il s'agit.

Même au sein de la petite communauté d'experts internationaux, la définition varie. Tilden Everson et Warren Cole, les grands ancêtres de l'étude de la rémission spontanée, la définissent comme une disparition complète ou partielle d'une tumeur maligne en dehors de tout traitement médical approprié, sans toutefois l'assimiler à une guérison. Le chercheur japonais Ikemi élargit la définition pour y inclure la survie à long terme, même avec persistance de la tumeur.

Certains estiment qu'il ne faut pas voir dans la rémission un état en soi et qu'on devrait plutôt parler de « délai de récurrence ». Dans cette optique, toute rémission ne

1. Lewis Thomas, *The Youngest Science : Notes of a Medicine Watcher*, New York ; Viking, 1983. Traduction française, *Une science naissante : carnets d'un médecin*, Interéditions, Paris, 1984.

serait qu'un répit temporaire avant l'inévitable retour de la maladie (mais comme nous n'en savons pas plus sur le fonctionnement des rémissions que sur les mœurs sexuelles du monstre du loch Ness, il est difficile de dire que tel cas est permanent et tel autre passager).

Les patients qui ont vécu ce type de rétablissement ne semblent pas trouver le terme de « rémission spontanée » très pertinent. « C'est une question de sémantique, nous dit l'un d'eux. Pour moi, la guérison n'est pas soudaine, c'est un processus qui dure toute la vie. Et qui demande qu'on y travaille. » Et un autre : « Je n'utilise jamais le mot "rémission" parce qu'on m'a dit qu'il ne peut pas y avoir de rémission de ma maladie. Alors je dis juste que j'avais quelque chose et que je n'ai plus rien. »

Ces points, soulevés par des gens bien placés pour le faire, sont essentiels. En disant « rémission », parlons-nous d'un état temporaire ou permanent ? Spontané veut-il dire instantané ? Sans cause connue ? Cette formule, à la fois mystique et dénuée de sens, rend mal compte du phénomène. Comme le déplore un éminent chercheur : « Cela suggère l'absence de cause. Et c'est une absurdité car tout a une cause, apparente ou inapparente [1]. »

Comment étudier quelque chose si nous sommes incapables d'en donner une définition ? Le dictionnaire nous ouvre la voie : le premier sens du mot « spontané » (du latin *sponte*, de soi-même), n'a pas grand-chose à voir avec la rapidité, le changement immédiat et l'absence de cause qu'implique l'usage contemporain. Au départ, « spontané » veut dire « dû à une prédisposition naturelle », « poussé par un élan, une énergie ou une loi naturelle » ; le mot implique donc un processus naturel naissant de l'intérieur.

Il nous semble que le terme « guérison remarquable » correspond mieux à l'esprit de ce sens premier. Il permet

1. William Boyd, *The Spontaneous Regression of Cancer*, Charles C. Thomas, Springfield Il, 1966.

de rendre compte d'un plus grand nombre de particularismes, nécessité qui nous est apparue au cours de notre enquête. Quand nous demandions aux médecins s'ils connaissaient des cas de « rémission spontanée », la plupart affirmaient n'en avoir jamais vu aucun, ou peut-être « un en vingt-cinq ans de carrière. Et j'ai complètement perdu sa trace ». Mais quand nous leur demandions s'ils avaient eu des patients cancéreux qui s'étaient remis de façon remarquable — en guérissant au stade terminal et sans traitement ; en bloquant la progression de la maladie au-delà de toute attente statistique ; parce que leur tumeur avait partiellement régressé alors que, selon toute probabilité, elle aurait dû grossir — les mêmes médecins répondaient invariablement : « Oui, bien sûr. Des cas comme ça, on en voit. » Et il n'était pas rare qu'ils nous mettent en contact avec l'une des personnes concernées.

Et force nous a été de reconnaître qu'à cause de la définition étroite généralement admise un phénomène d'intérêt crucial pour la médecine (et pour les patients !) nous avait glissé entre les doigts. Si une personne survit bien plus longtemps que ne le laissent espérer les pronostics, même si elle finit par mourir de sa maladie, la chose ne mérite-t-elle pas de retenir notre attention ? Si un malade recevant un traitement qui ne peut prolonger sa vie que de quelques mois reste vivant pendant plusieurs années avant de succomber, n'est-ce pas un formidable sujet de curiosité ? Il y a certainement dans le corps et l'esprit de ces gens quelque chose qui peut expliquer ce comportement singulier. Mais nous n'en saurons rien tant que nous ne reconnaîtrons pas la nécessité d'étudier ces cas remarquables, d'ouvrir plus largement un club trop exclusif pour y faire entrer des patients qui, jusqu'ici, restaient confinés dans des zones d'ombre.

Nous sommes aujourd'hui convaincus que ces zones d'ombre contiennent les clés qui vont nous permettre d'inventer de nouvelles stratégies de prolongation de la vie et de donner un espoir à ceux qui n'en ont plus. Nous risquons même d'y découvrir les propriétés d'un système physique et psychique encore inconnu, le « système de guérison ».

En effet, s'il existe une seule possibilité de prouver l'existence d'un système « guérisseur » interne — que Norman Cousins décrivait comme « une formidable orchestration » de toutes les forces qui font évoluer une personne de la maladie vers la guérison —, les preuves ne peuvent se trouver que dans les exemples que nous avons regroupés sous le terme « guérison remarquable ». Nous avons entamé notre quête avec l'idée que plus nos filets seraient vastes, plus nous aurions des chances de cerner le « système de guérison ».

Certains rapports faisant état de guérisons consécutives à la transfusion du sang d'un patient en rémission soulèvent de passionnantes questions sur les facteurs biologiques qui pourraient être isolés ou clonés. Des exemples de guérison consécutive à des infection accompagnées de fièvre signalent des mécanismes organiques capables d'amplifier la réaction immunitaire. Des cas où méditation, psychothérapie ou hypnose semblent avoir contribué à une guérison inespérée mettent en évidence des connexions corps-esprit encore mal connues.

Une définition est un outil scientifique au même titre que le microscope ou le cyclotron, car elle représente une nouvelle façon d'appréhender la réalité dans l'espoir de découvrir quelque chose de neuf. Dans le cas qui nous intéresse, si nous parvenons à dégager des similitudes, quelles qu'elles soient, entre des gens qui se sont mieux comportés que d'autres et ont vécu plus longtemps que leur état ne pouvait le laisser espérer — qu'il s'agisse simplement d'« expériences tentées par la nature elle-même » ou du produit de l'équation psychobiologique de leur vie —, nous disposerons d'une information d'importance cruciale pour le traitement de la maladie.

Afin de couvrir tout le spectre de la réaction vitale et d'englober également les relations entre maladie, traitement et caractéristiques personnelles, nous avons décidé de distinguer six grandes catégories de guérison exceptionnelle :

1. Sans traitement : ce sont les cas où la maladie, une fois diagnostiquée par radiographie, biopsie ou autres examens cliniques, n'a pas été soignée médicalement et a pourtant disparu.

2. Traitement inadéquat : le diagnostic est suivi d'un traitement conventionnel considéré comme insuffisant pour provoquer guérison ou rémission — le médecin renonce et le patient revient le voir cinq ou dix ans plus tard, débarrassé de sa maladie.

3. Équilibre (ou évolution interrompue) : cela concerne les gens dont le cancer régresse partiellement ou qui s'accommodent de leur maladie et vivent avec elle pendant une longue période de temps.

4. Survie prolongée : ayant subi un traitement conventionnel, les patients vivent bien plus longtemps que les statistiques de leur maladie ne le laissaient espérer.

5. Traitement complémentaire : les patients ont recours à une combinaison souvent hétéroclite de traitements traditionnels et « alternatifs » pour guérir.

6. « Miracles » : ou guérisons spirituelles, celles qu'enregistre la Commission médicale internationale de Lourdes, par exemple.

Sans traitement

La disparition d'une maladie incurable sans intervention médicale est-elle fréquente ? Elle est en tout cas frappante pour le médecin, comme en témoigne un rapport publié en 1910. Il y est question d'un cancer des amygdales, de la gorge et du larynx tellement avancé qu'il provoquait « une suppuration fétide » de la tumeur au niveau de la gorge. Incurable, le malade est renvoyé chez lui. Son médecin écrit :

> Je lui ai dit qu'on ne pouvait rien faire sinon lui donner un traitement antidouleur et qu'il ne vivrait pas plus de quelques mois... Un an et demi plus tard, le patient est venu me voir. Je ne l'ai pas reconnu et, quand il m'a dit son nom, j'ai été frappé de stupeur car je le croyais mort. Il était en parfaite santé et il ne lui restait de sa tumeur que des tissus cicatriciels lisses. Il m'a raconté qu'en rentrant chez lui il avait mis ses affaires en ordre, que la suppuration et les douleurs avaient cessé peu après et que la tumeur avait commencé à disparaître. Il n'avait reçu aucun traitement excepté un gargarisme antiseptique et des calmants pour la douleur[1].

De toute évidence, le cas de l'énigmatique M. Moore, évoqué au chapitre précédent, appartient aussi à cette catégorie. De même que celui d'une femme nommée Carol Knudtson.

Carol avait mené une vie sans histoire. Son enfance avait eu pour cadre une petite ferme de Madison, dans le Wisconsin, dans une ambiance qui semblait échappée au crayon de Norman Rockwell. Elle habitait la même rue que le garçon qu'elle devait épouser plus tard. Au moment de son mariage, en 1954, la ville comptait trois cent trois habitants. Depuis elle a « explosé », comme dit Carol, et en possède aujourd'hui cinq mille.

Petite fille, Carol rêvait de devenir astronaute ou missionnaire pour porter la bonne parole aux quatre coins du monde. Elle se demandait, raconte-t-elle, « si j'étais folle parce que je me sentais très différente des autres. Je

1. Frank Godfrey, *in British Medical Journal*, 2, n° 2, 1910.

demandais à ma mère si je n'étais pas une enfant adoptée ». Son imagination la tourmentait parfois en lui donnant le sentiment que quelque chose de terrible allait arriver. Après le bombardement japonais de Pearl Harbor, elle refusa obstinément d'aller dans la grange — elle avait onze ans et des idées bien arrêtées — de peur qu'au moment où elle allumerait la lumière des bombes ennemies ne lui tombent dessus.

Depuis l'école primaire, elle faisait régulièrement le même cauchemar : « Je commençais à traverser la rue quand un énorme camion arrivait. Je criais comme un cochon qu'on égorge, mais rien ne sortait. Et puis je me réveillais d'un coup. Et le même rêve revenait, sans arrêt. »

Mais si ses peurs d'enfant devaient se réaliser, brusquement, à cinquante-deux ans, cela ne pouvait pas être dans cette irritante sensation d'avoir une minuscule arête coincée au fond de la gorge. Il s'agissait certainement d'un petit bout d'écorce de pop-corn. Elle en mangeait tous les soirs en regardant la télé. Mais la gêne persista. Son médecin suggéra que l'atmosphère de sa maison était peut-être desséchante, alors elle acheta un humidificateur d'air. Mais l'automne passa, l'hiver vint, et, au nouvel an, elle avait l'impression d'avoir « un morceau de bois planté d'un côté à l'autre de la gorge ».

Puis une grosseur apparut sur son cou. Une biopsie révéla un lymphome qui se développait rapidement. Le camion de son horrible cauchemar lui arrivait finalement droit dessus, dans un hurlement de freins et de klaxon.

Le rapport publié par le journal *Cancer* décrit la maladie de Carol comme un « sous-type histologique agressif » où la régression est « extrêmement rare »[1]. En revanche, le sous-type de personne auquel appartenait Carol n'avait aucune importance, comme le lui expliqua son premier docteur : « Avec cette maladie, peu importent

1. Jean L. Grem, *in Cancer*, 57, n° 10, 15 mai 1986.

votre âge, la couleur de votre peau, vos moyens financiers ou vos croyances, c'est sans espoir. » Le tableau était sombre et Carol se souvient des regards navrés que lui lançaient les autres médecins. Elle se mit à penser à la mort, essayant d'imaginer ce qui arriverait à son fils, à sa fille et à Dean, son mari depuis vingt-cinq ans.

« Dean a été très ébranlé, mais il n'a pas versé une seule larme », dit-elle d'un air intrigué en se remémorant sa propre réaction. Sous le choc, elle n'avait rien pu faire d'autre, ce soir-là, que de rester à la fenêtre pour contempler le ciel, avec la sensation de « flotter parmi les étoiles ». Elle ne voulait même pas répondre au téléphone.

Mais son mari, poursuit-elle, « ne supportait pas l'idée que le traitement allait commencer comme ça, bang, bang, dès le lundi matin. Il a piqué une colère et m'a dit : "C'est bon. On va à la clinique Mayo pour avoir un deuxième avis." » La détermination de son mari redonna des forces à Carol. « J'avais été complètement abasourdie par le diagnostic mais ensuite je me suis souvenue que ma mère disait tout le temps : Dieu donne à chacun exactement ce qu'il peut supporter, jamais plus. » Dean et elle vont donc à la clinique Mayo où, pendant une semaine, on lui fait passer toutes sortes d'examens, analyses et autres scanners. Dean, qui « pleurait presque tout le temps », insiste pour qu'ils aillent à la bibliothèque lire tout ce qu'ils peuvent trouver pour s'informer sur sa maladie. Mais Carol a la certitude, pendant cette semaine, que sa tumeur a diminué. Quand elle en parle aux médecins, « ils m'ont regardée en riant et m'ont dit que ce n'était pas possible, qu'elle ne pouvait pas diminuer », se rappelle Carol.

La clinique Mayo confirme le premier diagnostic et l'envoie se faire soigner à Madison avec une recommandation pour le docteur Paul Carbone, aujourd'hui directeur du centre anti-cancer de l'université du Wisconsin. Il se montre « plein de compassion. Très agréable ». Mais, en l'examinant, il ne trouve rien d'autre qu'« une petite framboise ». Il l'envoie chez un oto-rhino qui lui répète qu'il ne voit rien à soigner. « J'ai senti que tout se mettait à tourner, dans tous les sens », dit-elle. Le rapport du docteur Carbone exprime la chose très simplement : « Étant donné l'apparente régression de la masse tumorale primaire, la chimiothérapie a été différée, et la patiente suivie et examinée tous les mois par deux médecins. Le ganglion lymphatique cervical a régressé complètement et l'examen médical était redevenu normal à la fin de l'automne 1982[1]. » En moins de six semaines, toute trace de cancer avait disparu.

« J'ai continué à y aller, raconte Carol, et les docteurs faisaient venir leurs étudiants pour leur montrer l'oiseau rare. » À son dernier contrôle, poursuit-elle, « Il y avait un jeune docteur indien qui me regardait, complètement médusé, en répétant : "Intéressant, intéressant." »

La récession spontanée de ce type de lymphome diffus à grosses cellules est extrêmement rare et l'espérance de vie réduite à quelques mois. La survie médiane est d'un an après le diagnostic[2]. Alors, que s'est-il passé ? Carol n'a subi aucun traitement, suivi aucune discipline de santé qui puissent affecter son état. (Elle admet elle-même se nourrir très mal et raconte en riant : « Ma mère et moi, on emmenait la petite à l'école vers huit heures le matin, et puis on allait au fast-food du coin s'offrir un hamburger avec des frites pour le petit déjeuner. Mes goûts n'ont pas changé. Je mange toujours des hamburgers ! »)

Mais Carol a toujours cru, et avec une conviction rare, aux pouvoirs de la pensée positive. Elle pratique une sorte de méthode Coué depuis sa plus tendre enfance. La religion aussi a joué un rôle essentiel dans sa vie. Chez elle,

1. Id., *ibid.*
2. Id., *ibid.*

la radio est constamment réglée sur une station religieuse. Pendant sa maladie, elle s'est sentie fortifiée par le fait que sa mère, sa belle-sœur et un groupe de prière imploraient Dieu de la guérir. Elle se souvient du sentiment d'espoir qui a surgi en elle comme un petit geyser quand, à l'hôpital, un prêtre catholique s'est arrêté auprès d'elle pour prier. « J'ai trouvé ça merveilleux qu'il prie pour moi sans me connaître. Et en plus je suis protestante. Je suis sûre que c'est un peu à cause de lui que tout s'est tellement bien passé. »

Le mari de Carol est mort du cancer il y a quelques années et elle se demande encore quelquefois : « Pourquoi je m'en suis tirée et pas lui ? »

Traitement inadéquat

L'une des plus surprenantes catégories de guérison exceptionnelle, et qui passe trop souvent inaperçue, est celle où le traitement n'aurait pas dû aboutir à la guérison. Par exemple, le cancer disparaît après un protocole expérimental ensuite déclaré inefficace ; ou des rémissions à la suite d'un traitement dit « palliatif » où le patient en phase terminale reçoit chimio ou irradiations dans le seul but de soulager sa souffrance.

Le docteur Rose Papac, cancérologue éminente à l'université de Yale, découvre un de ces cas presque par hasard en fouillant dans ses archives[1]. Un matin de janvier 1967, Edward Petrelle se présente à l'hôpital des vétérans de West Haven. Il titube, sa température est inquiétante et sa numération globulaire dramatique. Des analyses révèlent que ce réparateur de télévisions de cinquante-deux ans a une leucémie myélomonocytique, cancer du sang rapidement fatal où les cellules anormales étouffent la moelle

1. Rose J. Papac, *in Connecticut Medicine*, 54, n° 4, 1990.

osseuse. À ce moment-là, sans traitement, la survie médiane statistique n'était que de trois mois. Bien que Petrelle ait été déclaré « non justifiable d'une thérapie spécifique », le docteur Papac lui prescrit une chimio. Mais le protocole du traitement est mal recopié, et le patient ne reçoit qu'une faible partie du dosage habituel.

Ce qui ne l'empêche pas de se sentir mieux. Sa fièvre tombe, sa numération globulaire s'améliore, il reprend des couleurs. Un examen microscopique révèle que les cellules anormales ont disparu. Le spectacle de cette résurrection à la Lazare « est une expérience qu'on ne fait pas deux fois dans sa vie », commente le docteur Papac.

Nous avons trouvé Edward Petrelle vivant seul dans la banlieue de Denver. Petit bonhomme ratatiné de quatre-vingts ans, Petrelle est tout fier de nous annoncer qu'il est maître horloger, mais il ne comprend toujours pas comment il a bien pu réparer ses propres mécanismes internes. Assis sur un tabouret de piano avec la partition de *La Vie en rose* ouverte derrière lui, il nous raconte combien il était malade, épuisé, déprimé, comment « ils m'ont donné de la chimio, mais pour rien ».

« Je ne mangeais plus. Tout le monde me disait que j'allais mourir. J'étais réduit à l'état de légume. Mais ma belle-sœur était de mon côté. Elle refusait de croire que j'avais la leucémie, même si les toubibs le disaient. Et le docteur Papac était bien. Je sentais qu'elle avait bon cœur et que je pouvais lui parler. »

Rose Papac, de son côté, le décrit comme « un être terrorisé, paralysé par l'idée de la mort ». Selon toute apparence, Petrelle *était* mourant, passant alternativement de l'état de veille à une sorte de coma. Mais, comme il le dit lui-même, « ils prétendaient que je dormais tout le temps, mais je ne dormais pas. Je me battais, je luttais. Je me sentais entraîné vers le fond d'un tunnel et je résistais en me rejetant en arrière de toutes mes forces ».

C'est alors qu'il commence à se reprendre. Il se souvient comment, après une violente crise d'arthrite, il a réappris à faire claquer ses doigts, forçant le majeur à rejoindre le pouce, péniblement, jusqu'à ce qu'il ait maîtrisé le mouvement. De son combat contre la leucémie, il dit : « Il en faut beaucoup, vraiment beaucoup pour me mettre en colère, mais là j'étais furieux contre moi-même, dégoûté de ne plus pouvoir marcher. Alors je me suis levé et j'ai fait tout le couloir de l'hôpital, malgré la douleur que j'avais aux pieds. J'ai dit à mes pieds : "Si vous voulez avoir mal, c'est votre affaire, mais vous allez venir avec moi tout de même." Je suis d'un naturel plutôt obstiné. Quand quelque chose ne va pas, je rentre dedans et je fais ce qu'il faut, même si c'est le cancer. » Ensuite, malgré la faiblesse et l'ankylose de ses jambes, il s'astreint à faire le tour de la cour. Puis il se force à parcourir jusqu'à huit kilomètres. « Et je fais toujours mes cinq kilomètres par jour, affirme-t-il, je ne m'étais jamais senti aussi en forme avant ma maladie ! »

Aujourd'hui, Edward vit avec son petit-fils et passe son temps à jardiner, en se plaignant comiquement de la « mauvaise terre ». Il estime que sa guérison est en grande partie due à « la façon dont on traite son corps. Tout ce que je sais c'est que si vous restez assis dans un fauteuil toute la journée, au bout d'un moment vous ne bougez plus et vous êtes mort ». Vingt-sept ans après leur première rencontre à l'hôpital, Edward et le docteur Papac échangent encore des vœux au nouvel an.

ÉQUILIBRE (OU ÉVOLUTION INTERROMPUE)

Dans un rapport intitulé « Long délai sans récurrence après opération d'un cancer du sein », dans un numéro de 1925 du *British Medical Journal*, un médecin décrit le cas d'une femme qui, ayant subi une mastectomie pour un « cancer scirrheux typique », se présente à son cabinet vingt-quatre ans plus tard pour :

> une petite grosseur sur la peau, deux doigts sous le milieu de la clavicule droite... L'examen microscopique montre un cancer du sein typique. Un autre examen, sous anesthésie, révèle des tumeurs solides dans la région des deux ovaires, et la malade meurt en un an... Le fait que la tumeur se trouve sur la peau de la poitrine et que ce soit un cancer du sein typique ne laisse aucun doute sur le fait qu'il s'agit bien d'une récurrence de la tumeur originelle et non d'une nouvelle tumeur primaire [1].

Selon Everson et Cole, les pionniers de la rémission, des cas comme celui-là permettent de penser qu'il existe un mécanisme naturel de contrôle biologique du cancer et que la progression de la maladie à travers le corps n'est pas toujours régulière. Elle peut parfois s'interrompre pendant toute une vie. En 1966, le pathologiste William Boyd définit la rémission comme : « l'amélioration temporaire d'un état morbide, qui est suivie, plus tard, d'une aggravation. Le développement d'une tumeur, d'abord rapide, ralentit ou paraît s'interrompre [2]... »

Le délai peut varier. « J'ai vu des cas de cancer du sein sans récidive pendant trente ans, dit le docteur Leo Stohlbach, cancérologue, bien que pour la majorité des patientes la récurrence, s'il doit y en avoir, intervienne au cours des cinq premières années. » Même alors, précise Stohlbach, l'évolution n'est pas entièrement prédictible. Il nous parle alors d'une patiente qui a vécu cinq ans après une récurrence. « Elle travaille encore tous les jours et se porte très bien. Selon toute probabilité, elle aurait dû mourir en un an, mais ce n'est absolument pas obligatoire. »

1. Anthony A. Bowlby, *in British Medical Journal,* 1, 31 janvier 1925.
2. William Boyd, *The Spontaneous Regression of Cancer, op. cit.*

Le docteur Hugh Faulkner, un généraliste de quatre-vingts ans que nous avons rencontré, était mieux placé que quiconque pour comprendre ce qui allait lui arriver. « La radio montrait une ombre sur le pancréas et on m'a tout de suite opéré. Ils ont trouvé une tumeur de la taille d'une balle de tennis à la tête du pancréas, et la biopsie a prouvé qu'elle était maligne. Adénocarcinome, inopérable, il n'y avait rien à faire. » En se référant à l'épidémiologie, Faulkner apprend qu'il ne vivra probablement pas plus de quatre à six mois. « J'ai affronté ça en médecin. J'avais envie de rendre le temps qui me restait aussi agréable que possible et de mourir avec toute la dignité dont j'étais capable. »

Il se souvient alors qu'un de ses amis, lui aussi condamné, avait organisé une fête gigantesque, somptueuse, pour partir « avec panache », entouré de bons amis, de bonne chère et de bons vins. Il se dit que la dignité n'est peut-être pas tout et, bien que le panache, pour lui, consiste plutôt à finir ses jours dans une maison de repos confortable, la seule idée de cette fête lui fait du bien. « Mon organisme, dit-il des années plus tard, a enregistré le message d'espoir avant moi. Je ne me suis rendu compte de rien. Ma femme, si. »

La femme du docteur Faulkner, qui croyait fermement à la connexion corps-esprit, l'incite à essayer le shiatsu et la macrobiotique, même s'il se prépare à mourir. « J'ai trouvé que le premier (le shiatsu) agissait favorablement sur les douleurs et la raideur, dit-il. Mais je savais que le shiatsu ne guérit pas le cancer. » Avec sa réserve typiquement britannique, le bon docteur avait, d'après sa femme, « énormément de mal à parler de lui-même et de ce qu'il ressentait. Il avait également du mal à se rappeler ce qui lui était arrivé de désagréable. Moi, je garde en mémoire les moindres détails, mais lui oubliait tout ce qui ne lui plaisait pas ». De façon inexplicable, l'amour, la confiance et la foi spirituelle de sa femme l'ont aidé à survivre. Hugh Faulkner vécut huit ans après qu'on eut diagnostiqué son cancer mortel et mourut d'une rechute en 1994. Jusqu'à la fin il conserva son scepticisme britannique, s'interrogeant sur les forces inconnues qui lui avaient rendu la vie mais allaient à l'encontre de tout ce qu'on lui avait appris à l'école de médecine. « J'étais conscient de l'influence que j'avais eue sur mon cancer, même si, intellectuellement, je n'en étais pas persuadé. Je ne parle pas encore de guérison, mais j'admets qu'il s'agit de ce que la médecine orthodoxe occidentale appelle rémission spontanée — ce qui est une autre façon de dire qu'on ne comprend pas. »

Survie prolongée

Pour bien mesurer l'ampleur de nos capacités d'autoréparation, il faut tenir compte de ces gens qui, soignés par les techniques conventionnelles, vivent plus longtemps que ne le prévoient les statistiques. Le système de guérison est polymorphe. Il est possible que, dans certains cas, un traitement médical comme la chimiothérapie ne se comporte pas seulement comme un agent extérieur mais aussi comme le détonateur qui met en marche les mécanismes internes de réparation du corps.

Christine Anderson n'avait aucune raison de redouter son check-up annuel. C'était en 1989, et sa vie, sans être parfaite, avait trouvé un certain équilibre. À trente-sept ans, c'était une femme timide, mère d'une belle petite fille de cinq ans, Rachel ; elle occupait un poste intéressant. Son mari était mort quatre ans plus tôt d'un cancer du poumon, et Christine, qui avait travaillé dans les champs de tabac paternels depuis qu'elle savait marcher, s'était battue courageusement pour reprendre pied dans la vie.

Un matin, en prenant une douche, elle découvre une grosseur dans son sein. Elle qui a peur de la mort depuis que, petite fille, elle a pleuré le décès de son père, apprend bientôt qu'il s'agit d'une tumeur maligne de cinq centimètres. Et les événements s'enchaînent selon un rituel malheureusement familier à des millions de femmes : mammographie, biopsie, mastectomie, chimiothérapie.

Christine supporte très mal la chimio. La perte de ses cheveux ne l'affecte pas trop — elle porte une « drôle de perruque » qui fait rire Rachel —, et elle supporte ses terribles accès de fièvre, mais la deuxième prise de médicaments provoque des convulsions et une inquiétante chute de tension qui nécessite une transfusion. Mais, le pire, c'est que le traitement est apparemment inefficace : il s'avère qu'elle a des métastases aux poumons, trop importantes en nombre et en taille pour être opérables. En voyant ses radios, elle a un choc : « Mes poumons ressemblaient à ceux de mon mari au moment de sa mort. » Et elle pense à sa fille, qui a le même âge qu'elle quand elle a perdu son père. Son médecin lui propose d'adopter Rachel « s'il arrive quoi que ce soit » ; maigre consolation ! Son cancérologue lui demande de revenir après les fêtes de fin d'année pour commencer une nouvelle série de traitements. Il ne lui reste que trois mois à vivre, mais il veut lui rendre ces trois mois aussi confortables que possible. Un deuxième médecin confirme le sombre pronostic et lui conseille gentiment de ne pas tarder à rédiger son testament.

Mais, en regardant sa fille et en se rappelant combien elle a lutté pour en arriver là, Christine ne parvient pas à se résigner. Elle commence à lire des livres sur la guérison en priant pour retrouver le chemin de la vie. Et puis, juste après le nouvel an, il se produit un événement décisif : elle se met en colère contre sa sœur, qu'elle héberge et entretient. Elle nous raconte : « J'en avais vraiment marre. La seule chose que je lui demandais, c'était de préparer le dîner. Tout le reste, c'était moi qui le faisais. » Sa sœur le prend mal, fait ses bagages et s'en va. Ce lundi-là,

Christine reprend le travail. Quelques semaines plus tard, elle monte dans sa voiture, roule jusqu'au Tennessee et va escalader Stone Mountain, « pour me prouver que j'en étais capable ».

La religion a toujours joué un rôle central dans sa vie. À douze ans, elle a fait une fugue, et c'est un prêtre et sa femme qui l'ont recueillie. Un dimanche, au temple baptiste qu'elle fréquente, un docteur vient « témoigner », parle de sa maladie et reçoit l'onction d'huile sainte. Elle décide alors, puisqu'un médecin peut réclamer l'aide divine, de demander elle aussi l'onction et l'accolade de toute sa communauté. Pendant ce mois-là, tous les jours, elle répète dans son journal les mêmes certitudes simples : « Je sais que Dieu peut me sauver... Je sais que Dieu guérit... Avec la protection de Dieu... »

La congrégation se réunit la dernière semaine de janvier et accomplit le rituel pour Christine. La semaine suivante, c'est son anniversaire. Ses amis arrivent de partout, sachant qu'ils la voient peut-être pour la dernière fois. Quelqu'un apporte un énorme gâteau avec trente-huit bougies brillant d'une flamme joyeuse. Quelqu'un d'autre crie alors : « Fais un vœu ! » et Christine ferme les yeux, inspire tout l'air que ses poumons peuvent contenir, se recueille un instant et souhaite de toutes ses forces un miracle « pour ma fille ». Fortifiée par son vœu et le regard admiratif de Rachel, elle constate avec surprise qu'elle réussit à souffler toutes ses bougies d'un seul coup. Elle qui croyait ses poumons « complètement fichus » se dit alors que « quelque chose s'est passé » et qu'elle va vivre.

À sa visite médicale suivante, effectivement, elle n'a plus rien aux poumons. Peu de temps après, ses beaux cheveux bruns commencent à repousser. Surmontant sa timidité, elle commence à sortir avec un électronicien qui, cinq mois plus tard, lui propose le mariage devant toute la congrégation baptiste réunie. C'est son cancérologue qui la conduit à l'autel. La fille qu'il a autrefois proposé d'adopter a maintenant treize ans et sert de demoiselle d'honneur.

Les rapports rédigés par ses médecins ne tiennent pas compte de tous ces événements pourtant signifiants et se contentent de résumer l'histoire : ils ont d'abord examiné une « malheureuse jeune femme blanche de trente-sept ans » dont le pronostic n'est pas brillant ; puis une patiente « en complète rémission » six mois plus tard ; « une charmante jeune femme aux poumons sains » peu après ; deux ans plus tard, une patiente dont le cancer du sein métastasé « réagissait remarquablement bien à des séances de chimiothérapie répétées » ; puis, trois ans plus tard, une « jeune femme » qui « s'est mariée et paraît parfaitement heureuse » et qui reste « en rémission ».

Le rapport conclut, sur le ton de la satisfaction incrédule : « S'en sort remarquablement bien si l'on considère qu'il n'existe aucun précédent de guérison ou de survie à long terme avec ce genre de pathologie. »

Aujourd'hui, cinq ans plus tard, Christine a toujours des poumons sains. « Pour moi, ce n'est pas une rémission spontanée, dit-elle, mais bel et bien une intervention divine. » Elle projette de devenir psychologue conseillère auprès de patients cancéreux. Mais, encore une fois, que s'est-il passé ? Certains diraient que sa guérison est due à la chirurgie, ou bien à une réaction tardive à plusieurs prises de médicaments puissants. Mais il est extrêmement improbable qu'on puisse survivre à un cancer du sein métastasé. À un journaliste qui lui demandait s'il rangerait la guérison de Christine dans la catégorie des miracles, son cancérologue a répondu : « Je ne dirais pas non. »

La chimio a-t-elle été efficace ? Peut-être, bien que le pouvoir curatif de ce traitement soit plus limité que ne l'admettent généralement ses défenseurs. Les statistiques indiquent qu'à l'exception de cancers de l'enfant et de certaines formes rares de la maladie le taux de guérison n'a pas beaucoup augmenté depuis vingt ans. Le docteur Shapiro, interne à l'université de Los Angeles, estime que pour les quatre cancers les plus fréquents (côlon, rectum, pancréas et poumon) il n'y a « pas de preuve concluante que la chimiothérapie ait le moindre effet positif[1] », bien que de nombreux patients reçoivent ce traitement.

Dans ses commentaires sur les travaux d'Everson et de Cole concernant cent soixante-seize cas de rémission spontanée, C. I. V. Franklin note que « 60 % des régressions ont duré plus de deux ans et certaines plus de dix ans. En appliquant les mêmes critères aux régressions consécutives à la chimiothérapie hormonale ou cytotoxique, le pourcentage de guérisons ne serait peut-être pas beaucoup plus élevé[2] ! » En 1918, le docteur G.L. Rohdenburg soulevait une question qui, aujourd'hui encore, peut passer pour une hérésie médicale : « L'existence de régressions spontanées partielles ou complètes devrait nous rendre plus exigeants dans l'évaluation des procédures thérapeutiques nouvelles, afin que celles-ci ne soient pas faussement créditées de résultats produits par des forces naturelles dont nous sommes jusqu'ici totalement ignorants[3]. »

La rémission spontanée, ainsi occultée par les statistiques des procédures conventionnelles, serait-elle plus fréquente que nous ne le pensions jusqu'ici ? Quel pourcentage de guérisons revendiquées par la médecine pourrait-on reverser au crédit de la guérison remarquable ? Dans la mesure où nous ignorons la fréquence du phénomène, on peut affirmer sans trop de risque que certaines des réussites des thérapies conventionnelles (et non

1. Martin F. Shapiro, *in Los Angeles Times*, 9 janvier 1987.

2. C. I. V. Franklin, *in Prolonged Arrest of Cancer*, éd. B. A. Stoll, Londres, 1982.

3. G. L. Rohdenburg, *in Journal of Cancer Research*, 3, nº 2, 1918.

conventionnelles) sont en réalité des cas de rémission sans rapport avec les traitements utilisés. On peut également aller plus loin et se demander si, parmi ces traitements, il n'en existe pas un nouveau qui serait le fruit d'une collaboration entre médicament et système interne de guérison.

TRAITEMENT COMPLÉMENTAIRE

Les histoires de guérisons remarquables sont rarement simples. Une fois le diagnostic établi, certains malades reçoivent un traitement chimiothérapique, qui est bien supporté, et se remettent. D'autres ne tirent aucun bénéfice de la chimio, quittent l'hôpital et n'y reviennent que comme des apparitions. D'autres encore, après biopsie et chimio, passent un scanner, boivent des tisanes, commencent le yoga et guérissent.

Mais les dossiers médicaux ne parlent que des traitements éprouvés et n'évoquent même pas ce que font réellement les malades pour guérir, nous privant ainsi d'informations qui pourraient nous aider à comprendre pourquoi tel ou tel fait exception à la règle. Certaines formes de médecines alternatives, encore considérées comme des remèdes de charlatan, des placebos ou, au mieux, des thérapies non avérées, pourraient former les bases de la « vraie » médecine de demain. Le « remède de bonne femme » aujourd'hui méprisé peut très bien devenir le miracle pharmaceutique de demain. L'Institut national pour la médecine alternative étudie toutes les possibilités depuis les antinéoplastons, protéine contenue dans l'urine humaine, jusqu'au cartilage de requin, pour découvrir des substances efficaces contre le cancer.

Même quand elle est dûment étudiée, l'action curative des traitements alternatifs reste largement mystérieuse.

Prenons par exemple le cas de cet homme atteint d'un carcinome hépato-cellulaire, ou cancer du foie. Le traitement médical avait échoué mais, écrit son médecin : « Au cours des six mois suivants, le foie reprit progressivement sa taille normale. Le patient nous apprit qu'il prenait un médicament chinois à base de plantes. À sa dernière visite, fin 1979, il était toujours asymptomatique, travaillait et n'avait apparemment aucune rechute. Son régime alimentaire n'avait pas changé. La composition du médicament chinois fut reproduite et expérimentée par nous sur vingt patients ayant la même pathologie. Aucune amélioration notable n'a pu être observée chez aucun[1]. »

Un autre cas, celui de Suzanna McDougal, illustre bien la difficulté de déterminer les facteurs réellement déterminants dans une guérison. Suzanna croyait être la dernière personne susceptible d'avoir un cancer. Elle avait grandi dans une ferme du Midwest occupée par ses ancêtres agriculteurs écossais, allemands, français et anglais depuis deux siècles. Sa famille avait toujours cultivé des légumes, et sa mère, bibliothécaire, l'avait initiée par la lecture aux bienfaits de la culture biologique. Suzanne devint donc propriétaire exploitante d'un demi-hectare de cultures « biodynamiques » dans le Montana.

« J'appartiens à une longue lignée de pouces verts, dit-elle en riant. Des gens qui pensent que les hommes ont été envoyés sur terre pour s'occuper des plantes. » Suivant leur exemple, Suzanne cultivait des plantes médicinales et en ramassait dans les bois pour élaborer des teintures végétales et des baumes à l'usage des médecins naturopathes.

En février 1987, au cours d'un examen gynécologique de routine, on lui découvre une tumeur à l'ovaire de la taille d'un fœtus de quatre mois. L'échographie révèle

1. K. C. Lam, J. C. I. Ho et R. T. T. Yeung, *in Cancer,* 50, nº 2, 15 juillet 1982.

une grosse tache sombre, inquiétante, au milieu. Malgré son intérêt pour les médecines douces, Suzanna n'a aucun préjugé contre les thérapies conventionnelles — son grand-père et son arrière-grand-père étaient médecins. Toutefois, elle préfère attendre un peu avant de commencer un traitement. Elle décide de modifier son régime alimentaire et de consulter un naturopathe une fois par semaine. Mais, lorsqu'une deuxième échographie montre que la tumeur n'a pas diminué d'un poil, elle prend rendez-vous pour se faire opérer en avril.

Son gynécologue lui demande si elle est d'accord pour qu'il pratique l'hystérectomie au cas où cela s'avérerait nécessaire, mais elle refuse. Le chirurgien lui enlève donc un kyste de treize centimètres et un ovaire. Deux jours plus tard, on lui dit que tout va bien et qu'elle peut rentrer chez elle dès qu'elle s'en sentira capable. « Je ne considère pas l'hôpital comme un endroit idéal pour guérir, alors je suis sortie trois jours après mon opération », raconte-t-elle fièrement. Mais, quelques jours plus tard, un coup de téléphone l'avertit qu'elle a un cancer ovarien particulièrement agressif et qu'il faut l'opérer immédiatement.

Suzanna consulte un spécialiste, qui confirme le verdict : faute d'une hystérectomie suivie de chimiothérapie, elle ne vivra pas un an : « Je me suis mise à pleurer, j'ai serré le docteur dans mes bras en le remerciant de ses conseils et je lui ai dit que je rentrais chez moi pour réfléchir. En arrivant à la maison, j'ai commencé par avaler trois verres de vin, puis j'ai mis de la musique et dansé. J'ai pleuré, ri, dansé, chanté tout mon soûl. Le lendemain, je suis allée voir un naturopathe et j'ai décidé d'essayer de guérir toute seule. J'ai toujours fait confiance à mes intuitions.

« Je crois à l'effort, reprend Suzanna, alors je me suis mise au travail : régime macrobiotique, massages, visualisations, tisanes, méditation deux fois par jour. Les gens venaient me voir et me donnaient toutes sortes de conseils. J'avais une nourriture saine, du bon air, de l'eau pure et de l'espace. » Sa voisine de quatre-vingt-six ans prie pour elle tous les jours. Elle fait beaucoup de marche à pied et « escalade un tas de montagnes ». Elle trouve un professeur de danse africaine et apprend à frapper et à danser des rythmes follement complexes. Elle prend des cours de chant. « Quand j'étais petite, j'aimais bien chanter mais tout le monde me faisait taire, en disant que je leur écorchais les oreilles. Mais là, d'un seul coup, le cancer m'a fait comprendre que je devais chanter. Je ne croyais pas en être capable, mais je fais partie d'une chorale formidable. »

Pourtant, quand elle retourne voir son médecin, au début de l'automne, le pronostic n'est toujours pas brillant : elle a une autre tumeur sur l'ovaire qui lui reste. « J'ai redoublé d'efforts », dit-elle. Sentant qu'elle a atteint un point décisif, elle s'astreint à un jeûne de dix-sept jours avec jus de fruits accompagnés de vitamines, de suppléments minéraux, d'enzymes digestives, « cinquante pilules par jour ». Elle part s'installer dans la cabane d'un ami pour échapper au défilé des visiteurs qui l'empêchent parfois de se concentrer. Ses visualisations deviennent plus précises. Elle se voit par exemple sur une plage avec une vieille femme qui la berce tendrement dans ses bras. D'autres fois, elle monte à cheval, un cheval qui ressemble à celui de ses voisins quand elle était petite. Ou alors c'est Black Beauty, l'Étalon noir ou Crin-Blanc, héros de ses livres d'enfant, qui galope en soulevant des gerbes de sable tandis qu'elle s'accroche d'une main à sa crinière.

Et le médecin constate, au cours de la visite suivante, qu'elle n'a plus de cancer.

Suzanna vient d'acheter quarante hectares dans une vallée et d'y planter sept cents arbres pour « rendre grâce à la terre ». Elle a l'intention d'y installer un centre de guérison.

Qu'est-ce qui a guéri Suzanna ? Avons-nous seulement les moyens d'évaluer l'efficacité relative des facteurs déterminants ? La médecine officielle reste bloquée, coincée dans une confusion des catégories, et rejette tout ce qui n'est pas la « vraie » médecine. Mais est-elle la seule à pouvoir guérir ? Comment le savoir ? Et est-ce nécessaire ?

Suzanna a fait ce qui correspondait le mieux à ses capacités, son expérience, ses préférences, sa formation. Mais, en dehors de son traitement strictement médical, tout ce qu'elle a fait ne peut-il être qualifié de placebo inutile ? Or, chacun sait que les placebos ne peuvent pas guérir le cancer ; pas plus que les vitamines, les jus de fruits ou la camomille. Alors ? Les partisans de chacune des techniques qu'elle a employées revendiqueraient certainement sa guérison mais Suzanna elle-même ne sait pas ce qui a été déterminant. Son médecin écrit : « C'est une personne intelligente, rationnelle et tout à fait décidée à traiter son cancer ovarien par des remèdes non orthodoxes. Elle y a d'ailleurs réussi puisque, pour le moment, elle n'a pas de rechute. Elle accepte les risques en connaissance de cause et pour ma part, je lui reconnais le droit de décider de son sort. »

Miracle

Le premier compte rendu d'un miracle publié dans la presse médicale, intitulé « Régression spontanée d'un cancer », est reproduit dans un article du docteur Shapiro pour le mensuel des oto-rhino-laryngologistes : *Eye, Ear, Nose and Throat Monthly*.

> Vers la fin du XIIIe siècle, un jeune prêtre de l'ordre des servites souffrait d'un douloureux cancer du pied. Il supportait cette épreuve sans un murmure et, quand il fut décidé que l'amputation devait être pratiquée, il passa la nuit précédant l'opération en prière devant son crucifix. Puis il sombra

dans un léger sommeil d'où il émergea complètement guéri, à la consternation des médecins, qui ne purent retrouver la moindre trace de la maladie. Le saint homme vécut jusqu'à l'âge de quatre-vingts ans et mourut en odeur de sainteté[1].

Il fut ensuite canonisé sous le nom de saint Pérégrin, si bien que le saint patron du cancer est lui-même un cas de rémission spontanée. Le docteur Shapiro continue en évoquant la fameuse sœur Gertrude.

Sœur Gertrude, des sœurs de la Charité de La Nouvelle-Orléans, fut hospitalisée à l'Hôtel-Dieu de cette même ville le 27 décembre 1934. Sa santé avait rapidement décliné au cours des mois précédents. À son entrée à l'hôpital, elle était amoindrie et souffrait énormément. Elle avait des nausées, des frissons et une forte fièvre. Elle fut soignée par le docteur James T. Nix, qui l'avait déjà opérée de la vésicule biliaire.

On diagnostiqua un cancer du pancréas, et une cœlioscopie exploratoire, effectuée le 5 janvier 1935, permit de constater que le pancréas avait triplé de volume. La tumeur était inopérable et le pronostic sans espoir. On pratiqua une biopsie qui permit à trois pathologistes de conclure à un carcinome du pancréas.

Les sœurs de la congrégation prièrent feu la mère Seton, fondatrice de l'ordre. En disant leurs neuvaines, elles lui demandèrent d'épargner la vie de sœur Gertrude pour qu'elle puisse continuer à servir Dieu. Celle-ci commença à se sentir mieux, se rétablit peu à peu et put quitter l'hôpital le 1er février, pour reprendre ses activités le 1er mars.

Pendant sept ans et demi elle continua d'accomplir ses durs travaux. Elle mourut subitement le 20 août 1942. L'autopsie fut pratiquée trente-six heures plus tard par le docteur Walter J. Siebert, qui détermina comme cause de la mort une embolie pulmonaire massive. Il ne restait aucun signe de cancer du pancréas[2].

1. S. L. Shapiro, *in Eye, Ear, Nose, Throat Monthly*, 46, nº 10, octobre 1967.
2. Id., *ibid.*

Mère Seton aurait provoqué un autre miracle, celui d'Ann O'Neill. Ann avait quatre ans quand on l'hospitalisa pour une leucémie lympathique aiguë. C'était pendant la semaine sainte de 1952, et, à l'époque, sa maladie était fatale à 100 % (on la guérit aujourd'hui à 73 %). La petite fille effrayée avait déjà reçu l'extrême-onction, et sa tante avait confectionné un petit linceul de soie jaune. Mais ses parents l'enveloppèrent dans une couverture, l'emmenèrent sous la pluie jusqu'au cimetière et la déposèrent sur la tombe de mère Seton alors entourée de nonnes en prière.

Quelques jours plus tard, le miracle avait lieu : il n'y avait plus trace de cancer dans son sang. Le Vatican dépêcha des représentants pour enquêter sur l'affaire. Neuf ans plus tard, l'Église insista pour qu'Ann se soumette à une douloureuse biopsie de la moelle osseuse afin de confirmer sa guérison (l'opération fut supervisée par Sidney Farber, professeur de pathologie à Harvard, qui a mis au point le premier traitement efficace de la leucémie). Le pape authentifia le miracle et, peu de temps après, canonisa mère Seton, qui devint ainsi la première sainte américaine. Y a-t-il une explication scientifique ? Le médecin d'Ann, Milton Sacks, l'un des plus éminents hématologistes du pays, témoigna au tribunal du Vatican qu'avec les plaies sanglantes de son cou et de son dos, son anémie et une fièvre de plus de quarante degrés, elle n'aurait pas dû survivre à une maladie qui était donc « inexorablement fatale ».

S'il n'y a pas d'explication médicale, peut-il y avoir une explication psychologique ? Tous ceux qui étaient présents se rappellent combien la mère d'Ann, Felixana « Sis » O'Neill, était farouchement attachée à sa fille. Les sœurs de la Charité infirmières à l'hôpital racontent comment elle a froidement rabroué l'infirmière-chef qui demandait à l'enfant mourante si elle voulait aller au paradis : « Non, ma sœur, pas encore. » Le docteur John Healy, alors jeune interne au service de pédiatrie, se souvient encore très nettement de la foi inébranlable de cette mère. « Elle n'a jamais douté, même cinq secondes, que sa fille allait s'en sortir[1]. » Enceinte de son troisième enfant, elle veillait jour et nuit, épongeant le front brûlant de sa fille, et ne quitta son chevet que pour aller accoucher.

Existe-t-il une explication biologique ?

Au plus fort de sa maladie, Ann avait eu la varicelle et une forte pneumonie. Plusieurs de ses médecins se sont demandé si cela n'avait pas stimulé son système immunitaire, bien que ce genre de rémission ne dure jamais. Quoi qu'il en soit, Ann est aujourd'hui coiffeuse et grand-mère, à quarante-six ans. Elle a eu sa part de malheur (tout récemment, un divorce et l'assassinat de son fils aîné par un jeune de seize ans). Elle va à la messe plusieurs fois par semaine et deux fois le dimanche. Elle dit que pendant l'office elle se sent comme électrisée par la présence du Saint-Esprit. Sinon, elle mène une existence ordinaire, souvent difficile. Elle se plaint d'avoir passé sa vie sous le regard des journalistes et autres curieux, d'être une « relique vivante ».

La seule existence de cas comme celui-ci — entre tous les cas de guérison exceptionnelle — nous force à nous poser la question d'un facteur de guérison X, d'une variable secrète dans l'équation corps-esprit-conscience qui ne se trouve dans aucun graphique médical. Car nous ne pouvons échapper à cette première série de questions : comment et pourquoi de telles guérisons se produisent-elles, comment pouvons-nous valablement les étudier et quelles implications allons-nous en tirer pour restaurer la santé ?

1. Tamara Jones, *in The Washington Post*, 3 avril 1994.

Notre incapacité à définir — et à distinguer — les différents types de guérisons exceptionnelles a jusqu'ici rendu leur étude et leur portée infiniment limitées. Les médecins sont des gens pragmatiques. Pour la plupart d'entre eux, une rémission spontanée est un ange dansant sur une tête d'épingle — un phénomène rarement observé et impossible à quantifier. En élargissant l'angle d'exploration, en montrant que la guérison exceptionnelle peut intervenir dans un large éventail de cas, nous voulons multiplier les données scientifiques et humaines. Il deviendra alors possible de puiser dans les connaissances de médecins ayant une grande variété d'expériences de la guérison ; d'accumuler suffisamment de cas pour établir des corrélations signifiantes ; d'appliquer ces nouvelles connaissances de façon à élargir notre répertoire de traitements. Si l'homme possède un pouvoir inexploité d'autoréparation, un pouvoir capable de dissoudre une tumeur, de régénérer différents organes, de guérir un corps en phase terminale, il est d'une importance vitale pour la médecine que ce pouvoir soit étudié, scruté, exploré dans ses aspects les plus divers. Et cette connaissance devra s'inscrire dans notre appréhension globale des capacités d'autoréparation du corps — savoir qui constitue le fil d'or reliant toutes les traditions médicales depuis le premier geste thérapeutique du premier guérisseur.

Il est peu probable que le phénomène de la guérison exceptionnelle puisse jamais être réduit aux seules manœuvres microscopiques de « lymphocytes T. tueurs » ou attribué à une anomalie génétique. Nous avons de plus en plus de preuves que la guérison ne peut se comprendre que dans le contexte général d'une vie individuelle. Mais on constate aussi l'émergence d'une biologie des guérisons exceptionnelles. La rencontre du docteur Steven Rosenberg avec M. DeAngelo, par exemple, a marqué le début d'une mission personnelle qui a conduit le médecin à la position de chirurgien-chef au

National Cancer Institute à l'âge relativement tendre de trente-quatre ans. Il y a quelques années, il mettait au point un traitement expérimental pour cancers avancés en utilisant des cellules synthétisées pour produire des NTF, enzyme puissante capable de dissoudre rapidement de grosses tumeurs chez l'animal et qui a peut-être joué un rôle dans la guérison de M. DeAngelo.

Comme l'écrivait avec humeur le docteur William Boyd en 1966 : « Il est peut-être temps que nous arrêtions d'employer des mots comme "stupéfiant", "incroyable", "confondant" quand nous entendons parler d'un cas de rémission spontanée et que nous nous penchions un peu sérieusement sur l'auréole de l'ange, c'est-à-dire l'immunité [1]. »

Le docteur Lewis Thomas, tout en affirmant que « personne n'a la moindre idée » de la façon dont se produisent les guérisons exceptionnelles, pense que les mécanismes biologiques en seront un jour parfaitement compris. « Certains ont suggéré une mobilisation soudaine des défenses immunologiques, écrit-il, d'autres avancent que la survenue d'une infection bactérienne ou virale a aidé à la destruction des cellules cancéreuses, mais personne n'a de certitude. C'est un mystère fascinant mais en même temps une solide base d'espoir pour l'avenir : si plusieurs centaines de patients ont réussi à éliminer par eux-mêmes un grand nombre de cellules malignes, la possibilité que la médecine apprenne à faire la même chose ne saurait dépasser les capacités de l'imagination [2]. »

1. William Boyd, *The Spontaneous Regression of Cancer, op. cit.*
2. Lewis Thomas, *Une science naissante : carnets d'un médecin, op. cit.*

3

Les pouvoirs du corps. Existe-t-il une explication biologique ?

À considérer la biologie du cancer, on peut se demander s'il n'est pas absolument vain de parler de guérison, car la malveillance de cette maladie ne connaît pas de bornes. Si le poumon, le gros intestin et le sein constituent ses cibles favorites dans la moitié des cas, il peut s'attaquer à n'importe quoi : foie et os, ovaires et testicules, cerveau, nez, langue, canal auditif ou glandes salivaires, canal déférent, cœur et coude. Lorsque deux cellules normales entrent en contact, elles cessent poliment de se diviser au nom d'une pratique de respect mutuel, l'« inhibition de contact ». Mais le cancer ne respecte rien. « La cellule cancéreuse, dit le cancérologue français Lucien Israël, est un individu sauvage et complètement asocial, programmé pour proliférer sans contrainte, disputer la nourriture à ses voisins et, pour finir, détruire l'organisme aux dépens duquel il survit[1]. »

La principale caractéristique du cancer n'est pas sa rapacité mais une soif de mobilité apparemment insatiable. Les cellules normales sont fixes et dotées d'un sens très développé de leur place dans l'organisme. Une tumeur bénigne reste à l'endroit précis où elle s'est formée. Mais le cancer est nomade. Par un procédé appelé métastase, il envahit progressivement les tissus et les organes, l'un après l'autre, ignorant superbement toute frontière osseuse.

1. Lucien Israël, *Le Cancer aujourd'hui*, Paris, Grasset, 1976.

La cellule cancéreuse se développe suivant une progression géométrique classique, se dédoublant comme un zygote. Après le treizième dédoublement, la tumeur atteint la taille d'un centimètre et peut ainsi être détectée dans les organes internes. Il est rare qu'elle atteigne le quatorzième dédoublement — diamètre dix centimètres, un milliard de cellules — sans que des complications fatales interviennent. « Si bien que pour ces tumeurs-là, explique Israël, nous ne sommes en mesure de proposer un traitement qu'au dernier quart de leur évolution, ce qui est extrêmement tardif[1]. »

Mais les guérisons remarquables prouvent que le cancer n'est pas toujours invulnérable. Le corps réussit parfois à freiner et même à éliminer la maladie. Il doit donc exister une biologie de la rémission qui expliquerait comment un objet aussi opiniâtre et mortel qu'une tumeur avec ses satellites métastatiques peut s'évaporer. Quelque part dans l'écheveau complexe de nos systèmes internes — immunitaire, circulatoire, respiratoire, nerveux, digestif — ou sur une infime parcelle de gène, inestimable noyau posé en un point ignoré de notre double hélice d'ADN, quelque part, donc, doit se trouver la clé du mystère.

Pour enquêter sur les mécanismes de la guérison exceptionnelle, nous avons dû remonter jusqu'aux temps les plus anciens de la pratique médicale et explorer les prémices de la médecine de demain.

Dans le formidable travail de compilation effectué par les chercheurs Everson et Cole, il est dit : « L'existence de la régression spontanée... milite en faveur de l'idée d'un contrôle biologique du cancer et permet d'espérer la mise au point d'une forme de traitement plus satisfaisante que l'ablation ou l'irradiation[2]. » Cette étude est un véritable

1. Id., *ibid.*
2. T. Everson et W. Cole, *Spontaneous Regression of Cancer*, W. B. Saunders Co., Philadelphie, 1966.

trésor non seulement pour les cas qu'elle présente mais aussi pour les hypothèses d'explications biologiques qu'elle propose. Les auteurs remarquent par exemple que les rémissions semblent concerner certains types de cancer : neuroblastome (un cancer de l'enfant) ; cancer du rein ; mélanome (cancer de la peau qui peut s'étendre au poumon, au cerveau et à d'autres organes) ; et choriocarcinome (cancer particulièrement agressif de l'utérus).

Les comptes rendus de ces guérisons sont surprenants : certains malades guérissent après une simple biopsie, suggérant une mobilisation du système immunitaire pour chasser un hôte indésirable ; d'autres guérissent à la suite d'une transfusion de plasma ou de sang, laissant supposer l'existence d'une composante du sang capable de réagir contre l'envahisseur ; d'autres encore guérissent après une infection accompagnée de forte fièvre. Une femme souffrant d'un mélanome, par exemple, fit une grave infection à l'endroit de sa maladie et guérit après ablation partielle de sa tumeur. L'infection ou la fièvre avaient-elles déclenché une alarme capable de mobiliser le système naturel d'autoréparation du corps ? Quant au mystérieux M. DeAngelo, après que les médecins lui eurent retiré les deux tiers de l'estomac, il avait eu une grave infection et beaucoup de fièvre. Dix jours après l'opération, une nouvelle intervention révélait que du pus envahissait tout son abdomen. Et, quelque temps après, il était guéri.

Toutes sortes d'hypothèses ont été émises sur les mécanismes naturels qui pourraient provoquer la guérison : hormones, réactions allergiques, restriction de l'alimentation sanguine (donc, de l'apport de substance nutritive) de la tumeur, suppression d'agents cancérigènes, sensibilité exceptionnelle à des traitements habituellement inefficaces, choc grave comme un coma ou une hémorragie et facteurs génétiques.

La question des moyens employés par le corps pour combattre le cancer constitue l'arrière-plan de toute prise de position sur le traitement. Certains cliniciens, les stratèges, attaquent la maladie à coups de bistouri, de chimiothérapie et d'irradiation. Mais d'autres, dont la position paraît de moins en moins hérétique à mesure que le temps passe, agissent en fonction de l'hypothèse selon laquelle la médecine pourrait se contenter de donner un coup de pouce pour stimuler les défenses naturelles du corps.

Il y a presque cent ans, le docteur William Coley, l'un de ces héros peu reconnus de la médecine, remarquait que la fièvre, réaction naturelle du corps contre l'infection, semblait favoriser la rémission de certains types de cancer. Coley, que certains qualifient aujourd'hui de « père de l'immunologie », offre un exemple de la façon dont un praticien peut faire progresser la science médicale en se passionnant pour le phénomène des guérisons remarquables.

Coley était un chirurgien débutant quand, en 1890, il vit mourir son premier patient, une jeune femme de dix-neuf ans, amie de cœur de John D. Rockefeller junior. Un sarcome à développement rapide avait attaqué le bras droit, et même une intervention radicale n'avait pas suffi à sauver la patiente. Effondré, Coley se plongea dans la lecture des archives du New York Hospital (aujourd'hui rattaché à l'institut Sloan-Kettering), qui remontaient aux années 1700. Il y découvrit plusieurs cas de « rémission spontanée » de sarcomes et d'autres cancers ayant un point commun : le patient avait fait une grave infection accompagnée de fortes fièvres avant d'échapper aux griffes de la mort.

Il fut d'autant plus ravi que, parmi les derniers cas répertoriés, il découvrit un survivant qui était encore de ce monde. Il trouva ses coordonnées et, en l'interrogeant, apprit qu'il avait eu une infection de la peau due à des streptocoques avant de guérir. Sûr d'avoir percé le mystère — l'infection avait mobilisé le système immunitaire contre le cancer — le docteur Coley mit au point un traitement fondé sur l'induction artificielle d'une infection qui devait inciter le corps à combattre le cancer. Dans un premier temps, il injecta des streptocoques vivants dans les tumeurs, avec un succès limité. La procédure était risquée car difficile à maîtriser. Les patients avaient de fortes fièvres avec frissons et tremblements violents. Alors, Coley eut l'idée qui devait constituer un pas décisif vers un traitement efficace. Il ajouta une autre bactérie à sa préparation et, pour éliminer certains des risques liés à une infection trop violente, tua les deux bactéries en chauffant le mélange.

La première expérimentation de cette toxine, qui allait devenir célèbre dans le monde médical sous le nom de sérum de Coley, fut faite en 1893 sur un garçon de dix-neuf ans atteint d'un sarcome inopérable de l'abdomen et du pelvis. Pendant presque quatre mois, Coley lui fit des injections localisées, faisant monter sa fièvre jusqu'à 40 degrés et plus. Le garçon ne reçut aucun autre traitement mais se remit complètement et resta en bonne santé jusqu'à sa mort, seize ans plus tard, due à une crise cardiaque.

Encouragé par ce succès, Coley poursuivit l'expérience. C'était avant l'invention des antibiotiques ; la science de la bactériologie était encore balbutiante. Selon les capacités de chaque système immunitaire, il arrivait que l'infection artificielle se développe sans contrôle ou, au contraire, qu'elle soit impossible à provoquer malgré des injections renouvelées.

Mais Coley persévère. « En voyant les résultats que j'obtenais, écrit-il en 1909, personne n'aurait pu douter de ma méthode. Voir de pauvres gens au dernier stade de sarcomes inopérables montrer des signes d'amélioration, assister à la disparition progressive de leurs tumeurs et les voir finalement revenir à la vie et à la santé suffisaient à soutenir mon enthousiasme[1]. »

Il provoque en effet des « rémissions spontanées » chez des patients ne pouvant bénéficier d'aucun autre traitement. Sur un total de deux cent dix patients inopérables

1. William B. Coley, *in Practitioner*, 83, 1909.

traités par Coley, 50 % des cas de sarcome des tissus mous ont survécu cinq ans ou plus ; 38 % des cas de lymphome (cancer des ganglions lymphatiques) ont atteint les cinq ans[1]. (Chez les patients atteints de cancers osseux, qui nécessitaient souvent l'amputation, les résultats furent moins bons. Selon une étude, le taux de survie à cinq ans des malades inopérables n'était que de 13 %[2].)

À quatre-vingt-six ans, le docteur William Curtis est le deuxième parmi les plus anciens survivants des patients de Coley (le premier a quatre-vingt-onze ans). Il a évoqué pour nous cet été de 1920 où il est resté couché, malade, incapable de manger autre chose que des biscottes trempées dans du lait. Le médecin de famille pensait qu'il avait la scarlatine. À la rentrée, l'automne suivant, le jeune garçon se cogne la jambe contre un banc et constate avec surprise que l'hématome enfle et devient dur. On lui diagnostique alors un sarcome osseux et on le soumet au traitement habituel à l'époque, rayons X et aiguilles de radium insérées directement dans la tumeur. Mais cela n'empêche pas ladite tumeur de continuer à grossir et son état de se détériorer. C'est à ce moment-là qu'un de ses médecins, connaissant les travaux de Coley, a l'idée de lui administrer la toxine.

Curtis se rappelle encore très bien « les frissons, la fièvre de cheval » qui durent entre douze et vingt-quatre heures. Cette réaction n'est pas suffisante, on doit l'amputer sept mois plus tard, mais il semble que l'infection ait stoppé la progression des métastases, lui sauvant la vie. En 1921, la probabilité de survie à cinq ans pour un sarcome osseux n'était que de 1 ou 2 %. Le docteur Curtis nous dit : « Dans mon cas, la toxine n'a pas eu d'effet visible sur la tumeur primaire. Mais j'ai quatre-vingt-six ans, il faut bien que

1. C. O. Starnes, *in Nature*, 387, 7 mai 1992.

2. Helen Coley Nauts, lors du symposium international sur l'endotoxine, Giovinazzo, Italie, 29 mai-1er juin 1986.

quelque chose m'ait aidé à atteindre cet âge vénérable ! De toute évidence, ajoute-t-il, j'avais des millions de cellules cancéreuses dans le sang, mais aucune ne s'est développée. » Il suppose que la toxine de Coley a permis à son corps de produire des anticorps contre le cancer.

Par la suite, Curtis fait ses études de médecine à Chicago où, en 1933, les Archives nationales du sarcome osseux lui décernent le diplôme du « seul patient cité dans ces annales à être resté vivant ».

Un incident assez incroyable lui rappelle, deux ans plus tard, combien il a frôlé la mort de près. Lors d'un oral d'examen, on lui demande d'examiner un spécimen emprunté à un musée de pathologie. « Quand je suis arrivé à la table, on m'a donné une jambe d'enfant. Le diagnostic était facile, sarcome. Je l'ai rendue au pathologiste. » Celui-ci jette un coup d'œil sur la fiche accompagnant la jambe et devient tout pâle. « Oh ! mon Dieu, Curtis, je suis désolé, bégaie-t-il, cette jambe, c'est la vôtre. »

L'histoire fait beaucoup rire Curtis. En quinze ans de pratique comme généraliste, cette jambe ne lui a jamais manqué, et pendant la guerre, bien campé sur sa prothèse, il a mis au monde un millier de bébés.

Aujourd'hui à la retraite sur une île au large de Seattle, il chante dans une chorale, joue du violoncelle et fait de l'aquarelle.

Quand nous avons demandé au docteur Curtis à quels facteurs il attribuait sa guérison, il a cité : « Le soutien moral et psychologique de ma sœur, les rayons X et le radium, une famille stable et positive et le sérum de Coley. »

Le docteur Curtis, qui a pratiqué la médecine en un temps où emplâtres de moutarde et cataplasmes d'oignon étaient encore prescrits contre la pneumonie, n'est pas très au courant des dernières nouveautés de la médecine immunologique mais il estime que cette approche tombe sous le sens. Il nous raconte un cas de guérison exceptionnelle rencontré dans sa pratique : « Un cancer ovarien avec métastases pulmonaires. Impossible à soigner — les métastases étaient grosses et denses —, alors on se contentait de surveiller la malade. On lui faisait des radios tous les deux ou trois mois. Une fois, ses métastases étaient énormes, la fois suivante, elles avaient diminué de moitié. Je l'ai suivie pendant plusieurs années, j'ai même présenté ses radios à l'occasion d'une conférence ; tout le monde est resté bouche bée mais personne n'a pu trouver d'explication. Cette personne avait la faculté — partagée par beaucoup de gens, à mon avis — de limiter la prolifération de son cancer grâce à son système immunitaire. De nos jours, les médecins sont acharnés à détruire le cancer, ils taillent dedans, le brûlent, l'empoisonnent, mais cela ne l'empêche pas de vagabonder à travers tout le corps. La solution se trouve forcément dans nos défenses naturelles. Si nous arrivions à comprendre comment cette dame s'y prenait, nous aurions gagné. »

Effectivement, le système immunitaire devrait être le premier endroit où chercher les mécanismes biologiques de la guérison.

Bien des chercheurs ont signalé cette relation entre infection grave et régression d'une tumeur, et nous l'avons nous-mêmes constatée plusieurs fois au cours de notre enquête. Les cellules cancéreuses sont plus sensibles à la chaleur que les cellules normales. Se pourrait-il qu'une forte température — ou plus exactement une alchimie biologique complexe associée à la fièvre — mobilise le « système guérisseur » ?

Prenons l'exemple de cette femme qui suivait une chimiothérapie dont on n'attendait aucun résultat. Elle nous raconte : « Quand les médicaments s'infiltraient dans mes veines, j'avais l'impression qu'ils me chauffaient la peau, jour et nuit. Toutes les nuits, j'avais des accès de fièvre. Mon mari me prenait dans ses bras et il me passait de l'eau fraîche sur le front et le cou. J'étais perpétuellement en nage. » Ces accès de fièvre sont-ils pour quelque chose dans sa guérison ?

Nous avons recherché un médecin qui signalait, en 1964, « le premier cas de régression complète d'un carcinome bronchique qui soit mentionné dans les textes ». Il dit n'avoir « aucune explication. Le patient était un homme tout à fait ordinaire, sans rien de particulier. Quelqu'un lui a conseillé d'aller travailler dans une ferme et de manger sainement, vieille recette de santé bien connue ». Il se tait un moment puis ajoute, d'un air détaché : « Pendant quatre ou cinq jours, il a eu une très forte fièvre qu'on n'a jamais pu expliquer[1]. »

Le docteur Coley ne croyait pas que la fièvre soit la seule explication aux guérisons qu'il a lui-même obtenues. « Si c'était le cas, écrit-il en 1933, toutes les maladies fébriles associées à... des tumeurs malignes provoqueraient des régressions sensibles. Or, nous savons bien que tel n'est pas le cas[2]. » Coley voyait plutôt cette réaction comme faisant partie d'un « système guérisseur » plus vaste, idée qui a été reprise par la recherche immunologique moderne.

Le fait que, dans un temps où les fonctions du système immunitaire étaient encore mal connues, les idées de Coley soient admises par une large partie de la communauté médicale témoigne de son succès. (Sur les centaines de malades traités par le sérum de Coley, seule une partie l'a été par Coley lui-même, les deux tiers des rapports sont signés par d'autres médecins.) Il faut aussi mettre à son crédit le fait que, dans les années trente, l'American Medical Association a inscrit le sérum de Coley comme seul traitement systémique du cancer. Mais c'était un remède artisanal surtout efficace pour une faible population de patients puisque les sarcomes des

1. J. W. Bell, J. E. Jesseph et S. R. Leighton, *in Journal of Thoracic and Cardiovascular Surgery*, 48, n° 6, décembre 1964.
2. W. B. Coley, *in American Journal of Surgery*, 14, 1931.

tissus mous ne représentent que 0,7 % de tous les cancers[1]. Après sa mort, en 1936, des techniques plus largement utilisables comme la chimiothérapie et l'irradiation avaient supplanté son sérum.

Le sérum de Coley aurait risqué d'ailleurs de finir dans les poubelles de l'histoire médicale si sa fille, Helen Coley Nauts, n'avait pas œuvré pour sauvegarder son héritage.

La priorité de Helen n'était pas cette croisade en faveur du sérum. Comme elle nous l'a raconté, elle voulait simplement écrire une biographie de son père pour la famille. Mais, un jour, « je suis allée dans la grange et j'y ai trouvé un monceau de papiers ». Coley avait archivé, en bon ordre, dans des dizaines de boîtes, quinze mille lettres, son journal et des dossiers médicaux remontant au début du siècle.

« Il ne jetait rien », dit Helen avec un rire tendre. En parcourant ces papiers, elle comprend qu'elle est tombée sur une documentation pouvant avoir des implications scientifiques très importantes. Peu de temps après, elle vend la collection de livres rares de Coley pour financer ce qu'elle appelle désormais l'« Œuvre ». Peu après, son mari doit vendre sa police d'assurance pour alimenter le feu dévorant de l'Œuvre. Elle sollicite l'aide de cancérologues et refuse de les entendre quand ils lui conseillent d'abandonner, lui disant que, dans la mesure où elle est sans diplômes ni relations dans le domaine médical, personne ne lira ses conclusions ; que les idées de son père sont soit archaïques, soit trop novatrices.

Mais Helen Coley Nauts est une personne dynamique et obstinée. Elle continue à étudier ses archives (soixante-dix mille documents, manuscrits pour la plupart, sur l'infection, la fièvre, la rémission) dans un bureau où s'entassent boîtes et dossiers. À quatre-vingt-cinq ans, après

1. V. T. DeVita, S. Hellman et S. A. Rosenberg, *Cancer : Principles and Practice of Oncology*, Lippincott, Philadelphia, 1993.

plusieurs dizaines d'années de campagne pour la préservation et le développement de l'héritage paternel, elle reste incroyablement alerte. Autodidacte, elle est devenue une spécialiste de l'histoire médicale, elle a digéré des dizaines de milliers d'articles et découvert de passionnants antécédents aux théories de Coley. Au XVIIIe siècle, par exemple, Schwenke rapporte le cas d'une femme atteinte d'un cancer du sein inopérable qui avait épuisé tous les remèdes connus de l'époque. Elle était au stade terminal quand un abcès se forma sur sa jambe. Il grossit, se mit à suppurer, et plus il suppurait, plus le cancer diminuait. L'ulcère finit par se refermer et le cancer reprit. Quand le médecin ménagea une nouvelle « issue » pour le pus dans l'abcès, la suppuration reprit, et le cancer du sein disparut à nouveau [1].

Helen Coley Nauts a découvert d'autres médecins convaincus que l'infection pouvait guérir le cancer. Au XVIIIe et au XIXe siècle, ce paradoxe inspira diverses expériences consistant à inoculer « pus, sanies et écoulements appropriés » à des patients cancéreux inopérables. Ainsi naquit l'immunothérapie. Helen décrit ainsi une expérience relatée dans une monographie du XIXe siècle.

> Un médecin français, Dussosoy, appliquait de la charpie trempée dans des sanies gangréneuses sur des cancers du sein ulcérés ou inoculait la « gangrène » dans de petites incisions... La réussite fut complète. L'ulcération détruisit la tumeur tout entière, qui se désintégra le dix-neuvième jour. Dussosoy se préoccupa alors de limiter la progression de la gangrène, y réussit, et en quelques jours l'ulcère devint rouge et se couvrit de granulations saines [2].

1. H. Coley Nauts, *in Cancer Surveys*, 8, n° 4, 1989.
2. ID., *ibid.*

Mais Helen Coley Nauts n'a pas limité ses efforts à la recherche. Elle a décidé de redonner vie à l'Œuvre elle-même, tâche comparable à une recréation de Pompéi à partir de fragments de poteries et de fresques calcinés.

Les obstacles techniques, à eux seuls, paraissent infranchissables. Mais, avec une patience et une ténacité extraordinaires, Helen se plonge dans son océan de documents jusqu'à y pêcher des instructions précises concernant les micro-organismes titrés, mesurés, mélangés dans le sérum : dosage, fréquence, localisation et durée du traitement. « Coley, écrit sa fille, n'avait aucune formation en bactériologie et s'en remettait à des tiers pour les préparations. » Et, dans les cent quarante-trois articles publiés entre 1896 et 1936, il omet de préciser comment et combien de temps le traitement doit être administré. En sorte que, même parmi ses contemporains, certains médecins ne peuvent utiliser son remède [1]. Pourtant, sur 523 cas inopérables, Coley et ses collègues obtiennent 238 succès — cancers certifiés restés non mortels après cinq ans — et 285 échecs, taux surprenant de presque 50 %.

En 1976, Helen Coley Nauts contacte Lloyd Old, médecin et chercheur éminent à l'institut Sloan-Kettering, et lui demande d'étudier le sérum de Coley au moyen de toutes les techniques modernes de laboratoire disponibles. Croyant la décourager, le docteur Old lui demande de lui fournir une centaine de cas bien documentés. Elle fait immédiatement porter à son bureau les comptes rendus de mille cas.

Impressionné, Old entreprend une étude sur des souris et découvre que le sérum incite leur système immunitaire à reproduire ce qu'on appelle aujourd'hui le Tumor Necrosis Factor (facteur de nécrose de la tumeur), ou

1. Helen Coley Nauts, article lu à l'occasion d'un congrès de la Société internationale d'hyperthermie clinique, à Rome, en mai 1989.

TNF. Cette substance, produite par le système immunitaire en réponse à l'infection et à la fièvre, a ensuite été clonée et testée cliniquement sur des patients — en particulier par le docteur Steven Rosenberg qui, après avoir constaté la guérison de l'irascible M. DeAngelo, a entrepris son propre parcours immunologique.

Le sérum de Coley (aujourd'hui rebaptisé vaccin bactérien mélangé, pour faire plus rassurant, plus technocratique) a enfin été reconnu comme la semence première qui a permis la riche moisson de thérapies à base de « modificateurs de réponse biologique » — comme le TNF ou le fameux interféron — qui sont dérivés du système immunitaire lui-même et font espérer aux cliniciens la défaite prochaine de la maladie.

À propos des travaux de Coley, Steven Rosenberg écrit : « Ceux qui ont étudié de près les résultats de Coley n'ont plus beaucoup de doutes sur l'efficacité de ce sérum bactérien sur certains cancers. » En 1979, Rosenberg et ses associés ont entrepris de traiter des patients souffrant de lymphomes, à l'exception de celui de Hodgkin, en combinant sérum de Coley et chimiothérapie. Cinq ans plus tard, l'évaluation permit de constater que les patients ayant reçu ce double traitement ont mieux réagi et vécu plus longtemps que les patients n'ayant subi qu'une chimiothérapie[1].

En s'inspirant indirectement des travaux de Coley, Rosenberg a eu l'idée d'inoculer des gènes stimulant les TNF dans les cellules, isolées en laboratoire, d'un patient et de lui réinjecter des cellules ainsi modifiées, provoquant des rémissions notables de mélanomes avancés.

Mais d'autres chercheurs estiment que le TNF ne serait qu'une pièce du puzzle. Comme nous le dit l'un d'eux : « Chez Coley, le TNF n'était qu'un élément éphémère parmi une cascade d'effets déclenchés dans l'organisme.

1. V. T. DeVita, S. Hellman et S.A. Rosenberg, *Biologic Therapy of Cancer*, Lippincott, Philadelphia, 1991.

Je ne suis pas sûr qu'on puisse jamais isoler en laboratoire un seul ingrédient actif déterminé. »

L'énumération des multiples effets déclenchés par le traitement de Coley devient vite familière à qui se plonge dans l'étude des guérisons exceptionnelles : fièvre, inflammation, régénération des tissus et de l'os. N'est-il pas étrange que toutes ces manifestations rappellent le phénomène banal et complexe de la cicatrisation ? Ce même mécanisme d'autoréparation qui guérit les plaies pourrait-il jouer un rôle dans la guérison du cancer ?

Rappelez-vous ce patient qui, renvoyé chez lui pour mettre ses affaires en ordre, avait vu disparaître sa tumeur et était revenu voir son médecin « frappé de stupeur ». « Je le considérais comme mort, écrit ce dernier. Mais il était en parfaite santé et il ne lui restait de sa tumeur que des tissus cicatriciels lisses [1]. » La cicatrice est le point final d'un processus de guérison qui intervient chaque fois qu'une égratignure, une coupure, une plaie s'infectent.

Depuis l'Antiquité, quatre étapes de la cicatrisation ont été décrites : rougeur, chaleur, tuméfaction et douleur. Aujourd'hui, les mécanismes à l'œuvre dans ce processus sont bien connus : afflux de sang expliquant la rougeur et la sensation de chaleur ; agrégation de globules blancs provoquant tuméfaction et douleur quand le plasma sanguin contenant des protéines et des anticorps est dépêché pour combattre l'envahisseur et diluer les toxines. Des globules blancs spécialisés, que l'on appelle granulocytes, forment le pus qui s'accumule dans la plaie. Enfin, la croissance de fibres — le tissu cicatriciel — forme une sorte de filet pour piéger cellules sanguines et bactéries afin de contenir l'infection.

Comparons maintenant ce scénario biologique avec les observations faites par un médecin, le docteur Eugene Hodenpyl qui, en 1910, eut l'idée de prélever de l'ascite

1. Frank Godfrey, *in British Medical Journal, op. cit.*

(liquide qui s'accumule souvent dans l'organisme quand la « plomberie » normale du corps se trouve obstruée par un cancer) sur un patient guéri pour l'injecter à des patients souffrant du même mal.

> L'effet presque uniformément observé de ces injections sur l'homme est de provoquer *rougeur, mollesse et gonflement* temporaires des tissus proches des tumeurs, qui disparaissent bientôt (c'est nous qui soulignons). Puis le tissu tumoral lui-même devient mou, se nécrose, se trouve résorbé ou rejeté vers l'extérieur. Intervient ensuite la formation de tissu plus ou moins conjonctif. Dans tous les cas, les tumeurs ont diminué ; dans certains cas, elles ont complètement disparu [1].

Eugene Hodenpyl, qui mourut avant d'avoir terminé le rapport détaillé de ses découvertes, supposait que la production d'ascite (ou d'une substance contenue dans ce liquide) pouvait ne pas être purement pathologique et constituer au contraire l'ultime offensive du corps contre la maladie.

Nous avons trouvé une autre allusion au pouvoir éventuel des substances contenues dans l'ascite en réexaminant l'un des premiers dossiers que nous ayons trouvé dans les archives, le rapport du docteur MacKay intitulé « Un cas qui semble suggérer quelques éléments d'une solution possible au problème du cancer ». Sa patiente, souffrant d'un cancer du sein, avait quitté l'hôpital pour rentrer chez elle « dans un état désespéré et pendant plusieurs semaines du mois de décembre elle sombra dans un état semi-comateux ». Sa poitrine prit une teinte bleu sombre. Le sein gauche, « siège d'une énorme tumeur maligne », était enflé et dur. « Il lui était parfois impossible... d'avaler la moindre chose, fût-ce une cuillerée d'eau », écrit MacKay. Il n'avait pu faire mieux, pour soulager ses souffrances, que de « drainer » ses poumons, lui enlevant plus d'un litre d'ascite teintée de sang.

1. E. Hodenpyl, *in Medical Record,* 77, 1910.

Pourtant, dans le courant du même mois, son état s'était brusquement amélioré : « Elle allait beaucoup mieux et se sentait relativement plus à l'aise. Elle déglutissait tout à fait normalement. » Parallèlement à cette amélioration, le liquide contenu dans sa poitrine disparaissait à mesure que sa tumeur se résorbait. MacKay ne propose aucune explication mais s'interroge : « Est-il trop idéaliste d'espérer que soit un jour découverte une méthode fondée sur la reproduction de ce qui semble s'être passé ici [1] ? »

Devinant intuitivement les possibilités de ce que nous appelons maintenant « modificateurs de réponse biologique », MacKay avait également envisagé, avant Hodenpyl, une expérience de même nature : injecter le liquide ascitique d'un patient guéri à des patients atteints du même cancer.

G. A. Boyd a, lui aussi, remarqué comment le corps se remplit rapidement de liquide ascitique puis comment ce fluide, sa tâche apparemment accomplie, est vite réabsorbé par l'organisme. Son imagination reste frappée par l'image d'une substance sécrétée par le corps dans le but d'inonder et, par un quelconque pouvoir corrosif du système immunitaire, de tuer et de dissoudre une tumeur mortelle. Boyd écrit, avec un mélange de joie et de frustration : « Je sens que la nature m'a révélé le secret de son traitement et que mes yeux n'ont pas su le voir [2]. »

La signification exacte de ces expériences pour les malades d'aujourd'hui n'est pas claire. Il n'existe peut-être pas d'« arme magique » capable de provoquer la dissolution des tumeurs. Il faut peut-être l'association de différents composants travaillant en synergie pour éliminer le cancer.

Mais le fait que le corps, dans certains cas au moins, sache comment se débarrasser de tumeurs a des implications profondes. Les manifestations du pouvoir de notre système immunitaire, recueillies dans les rapports sur les guérisons

1. C. MacKay, *in British Medical Journal, op. cit.*
2. G. A. Boyd, *in Colorado Medicine*, 11, 1914.

exceptionnelles, ont constitué le fer de lance de la recherche au cours des dernières décennies. Lors d'une conférence sur les rémissions spontanées tenue en 1974 — la seule qui ait jamais été réunie sur le sujet —, un chercheur a résumé l'opinion générale en annonçant : « Je vais tout miser sur le système immunitaire. Nous avons un dada, poussons-le à fond pour voir ce qu'il a dans le ventre ! »

Il y a plus de cent ans que les cliniciens discutent de la relation entre le cancer et son environnement interne, le corps humain. Au début de ce siècle, William Handley observait : « Les cas avérés de guérison naturelle du cancer, loin d'être anormaux ou exceptionnels, illustrent simplement de façon plus frappante les lois naturelles qui régissent tous les cas de cette maladie. L'ordre de la Nature n'admet pas de vraies anomalies et il n'est jamais aussi bien mis en lumière que par l'étude approfondie de ce qui apparaît comme une exception[1]. »

Ces exceptions à la règle de l'incurabilité du cancer — les guérisons exceptionnelles — ont poussé les chercheurs à étudier les cancers connus pour la fréquence de leur régression. On sait depuis longtemps que le neuroblastome, par exemple, cancer de l'enfant qui se développe dans les tissus nerveux du fœtus et se manifeste souvent par des tumeurs abdominales chez le nourrisson, se résorbe assez fréquemment. C'est même un des seuls cancers où la régression spontanée soit *prévisible*. Le docteur Audrey Evans, spécialiste travaillant au Children's Hospital de Philadelphie, a mis au point une méthode permettant de distinguer entre une « bonne » et une « mauvaise » forme de neuroblastome. La « bonne » forme, qui représente 7 % des cas[2], n'est récurrente que chez un enfant sur cinq, alors que la « mauvaise », plus

1. W. S. Handley, *in British Medical Journal*, 1909.
2. Gloria Hochman, *in Science Digest*, été 1980.

agressive, l'est à 90 %[1]. À l'aide d'une formule qui prend en compte l'âge de l'enfant, le degré d'évolution de la maladie et le taux dans le sang d'un composant nommé ferritine, le docteur Evans et ses collègues peuvent prédire les chances de régression avec une telle précision qu'ils limitent généralement le traitement de la « bonne » forme à l'ablation chirurgicale de certaines tumeurs.

« On a longtemps ignoré la régression spontanée parce que le neuroblastome est tellement horrible qu'on ne laissait personne sans traitement, dit le docteur Evans. Je suis sûre que les cas de régression spontanée sont beaucoup plus fréquents qu'on ne le croit. Un nombre signifiant de nos patients n'est traité que par la chirurgie. Nous savons qu'après l'opération il leur reste environ 5 % de la maladie, car nous ne pouvons jamais tout enlever. Et pourtant, sans que nous fassions rien d'autre, la maladie ne revient pas[2]. »

Quand Irene Markham apprit, juste après son accouchement, que Kendall, son quatrième enfant, avait un neuroblastome, elle en fut horrifiée. Divorcée, elle se battait déjà contre ses propres démons : l'alcoolisme, la pauvreté et les séquelles d'une enfance malheureuse. Avec cette nouvelle tragédie, elle crut atteindre les limites du supportable. Quand l'état du bébé empira, Irene — d'origine inuit et témoin de Jéhovah — dit aux médecins qu'elle voulait que son fils meure chez elle et non à l'hôpital.

« Mais une de mes amies est venue me voir, raconte-t-elle, et nous avons récité quelques prières ensemble. Cela m'a rappelé que quand j'étais petite j'avais été très malade, une infection de l'oreille avec des complications, mal de gorge, cœur dilaté et jointures enflées. Mes tantines avaient prié pour moi et j'avais guéri parce que j'étais dans une maison esquimaude avec pour

1. S. S. Hall, *in Health,* avril 1992.
2. *Ibid.*

compagnes les étoiles du ciel. Alors, avec mon amie, nous avons prié, même si je m'attendais à ce que Kendall soit mort le lendemain. Mais il a commencé à désenfler et le lendemain il était encore en vie. »

Les médecins avaient obtenu de la justice l'autorisation d'effectuer la transfusion sanguine que nécessitait l'état du bébé et à laquelle sa mère s'opposait pour des raisons religieuses. « Quand j'ai vu mon bébé, il était tellement rouge, de la tête aux pieds, que je ne voulais pas le prendre dans mes bras, mais le docteur s'est mis en colère et m'a dit de rester avec mon fils, que mon amour pouvait l'aider à guérir plus vite. Ça faisait vraiment bizarre ce bébé plein de bosses grosses comme des billes. En plus, il avait des plaques rouges et irritées sur tout le corps. Mais je suis restée avec lui. Et on a eu des petites conversations tous les deux. Je lui disais : "Est-ce que tu vas bien ?" et lui, entre deux gargouillis, avait l'air de me répondre : *Oui, je vais bien*. "Est-ce que tu vas bien ? — *Oui, je vais bien*". Et on a continué comme ça jusqu'à ce qu'on s'endorme, tous les deux. »

L'état de Kendall continua à s'améliorer. Il a deux ans quand une amie parle à Irene des propriétés curatives d'une plante, l'hysope. Ayant constaté que chaque fois qu'elle lui en donne le taux de l'indicateur de neuroblastome (acide vanillymandelique) dans son urine diminue, Irene en fait prendre à Kendall tous les jours. La première fois qu'elle lui montre une photo du bébé « bosselé » qu'il a été, il lui dit : « Je devais venir d'une graine drôlement cabossée. » Mais aujourd'hui c'est un garçon de quinze ans bien portant. Presque tous ses nodules ont disparu, et les quelques-uns qui lui restent sont surveillés de très près par Irene et par un médecin.

Irene n'a pas encore d'opinion bien arrêtée sur ce qui a causé la guérison de son fils. « Comme il n'a eu ni chimio ni irradiation, c'est sûrement les transfusions, selon eux, dit-elle en parlant des médecins, mais pour moi les herbes y sont pour quelque chose, et surtout l'amour. L'amour est parfois plus puissant que la médecine. » Son avis n'est peut-être pas scientifique, mais la médecine est encore incapable de donner une explication claire de ce genre de guérison. Un spécialiste comme le docteur Evans, qui a examiné des centaines de neuroblastomes et vu des douzaines de rémissions, peut dire : « Tous les immunologistes ne sont pas d'accord, mais je pense que le système immunitaire de ces bébés participe à leur guérison. Si nous réussissons à comprendre le rôle que joue le système immunitaire, ce sera déjà un progrès. Par exemple, on découvrira peut-être que les médicaments fatiguent le système immunitaire et on cessera peut-être d'en distribuer sans compter. Pour le moment, on peut seulement supposer que le patient très malade qui s'en sort par lui-même élabore une sorte de réaction de rejet [1]. »

D'autres théoriciens avancent que la guérison presque systématique des enfants atteints du « bon » neuroblastome est causée par les mécanismes habituels de maturation des cellules. Les différentes cellules d'un embryon évoluent normalement d'une forme indifférenciée à des formes hautement spécialisées dotées de fonctions spécifiques — ongle ou paupière, cerveau ou estomac. Chez l'enfant, les cellules cancéreuses refusent, en fait, de grandir (alors que chez l'adulte elles cessent de se différencier pour revenir à une forme embryonnaire). Selon cette hypothèse, les cellules cancéreuses de Kendall auraient évolué en même temps qu'il grandissait pour devenir des tissus sains, différenciés. Ce qui impliquerait que le corps contient des mécanismes de « redressement » — en partie génétiques, sans doute — capables de transformer des cellules immatures en cellules normales.

Mais le docteur Evans pense que les gènes ont aussi un rôle dans la guérison. Elle remarque en effet que les

1. Gloria Hochman, *in Science Digest, op. cit.*

enfants atteints de la « mauvaise » forme de neuroblastome ont des anomalies chromosomiques plus nombreuses que les enfants souffrant de la « bonne » forme. La génétique pourrait donc nous aider à comprendre comment le cancer arrive parfois à s'éliminer de lui-même.

Le cancérologue Wally Sampson nous a dit : « Notre chance, c'est qu'il existe un programme génétique intégré qui, en général, stoppe la prolifération des cellules. J'ai toujours été intrigué par le fait que les cellules du rein, une fois arrivées à maturité, tendent à ne plus se diviser. Elles connaissent peut-être le secret qui permet de ne pas se remettre à évoluer. Il est temps de nous intéresser aux tumeurs qui ont le plus de chances de régresser pour voir ce qu'elles ont en commun, même si elles appartiennent à des tissus différents. » Cette idée soulève à nouveau la question controversée de savoir si certaines améliorations, qui semblent être des réponses au traitement, appartiennent en fait à un processus naturel de régression. Certains types de cancer — sarcomes, mélanomes et lymphomes, par exemple, qui constituent un large pourcentage des cas de rémission (et des guérisons obtenues par Coley et Rosenberg) — sont-ils génétiquement marqués pour guérir de temps à autre ?

La carte du chromosome humain et de ses gènes constitue pour le monde médical une sorte de quête du Graal. L'ère moderne a commencé en 1970, quand un savant suédois a découvert que, si les cellules étaient colorées pendant leur division, les bandes claires et les bandes sombres représentant les gènes devenaient apparentes. Il était dès lors possible de repérer les éventuelles irrégularités — bandes manquantes ou cassures —, souvent liées à des irrégularités physiques.

Après quelques tâtonnements et des problèmes techniques dus à la consistance particulière des chromosomes, la recherche accomplit un progrès décisif avec la mise au point, par le docteur Jorge Yunis, d'un procédé permettant au microscope électronique de lire quelque dix mille bandes colorées[1]. Grâce à cette haute résolution, les savants sont à même de constater que la fréquence de corrélation entre anomalies chromosomiques et cancer n'est pas de 50 %, comme on le croyait jusque-là, mais de 97 %. On s'aperçoit en outre que les réarrangements chromosomiques sont des indicateurs de la vitesse et de l'agressivité avec lesquelles le cancer va circuler dans l'organisme — information d'une importance inestimable pour le pronostic et la stratégie thérapeutique.

Yunis découvre encore que la présence d'un segment renversé sur le seizième chromosome, le plus grand, indique d'excellentes chances de survie. Par ailleurs, les patients présentant cette particularité chromosomique sont parfois plus sensibles à la chimiothérapie. Existe-t-il des marqueurs génétiques désignant les malades capables de rémission ? Ces mêmes personnes ont-elles aussi le don de bien réagir au traitement ? Poussant plus loin la réflexion, on peut se demander s'il existe un lien entre ces deux observations, c'est-à-dire si les patients déjà favorisés par rapport à la guérison se servent aussi de leur traitement pour catalyser leurs mécanismes d'autoguérison internes.

L'un des participants à la conférence de 1974 sur les rémissions spontanées, le docteur David Weiss, évoquait un autre aspect biologique susceptible de jouer un rôle dans la guérison. Il rappelait que le cancer peut être considéré comme un organisme parasite qui se nourrit littéralement de son hôte, une tumeur ayant besoin, comme tout tissu vivant, de manger pour vivre. Ne peut-on imaginer, poursuivait Weiss, que, si l'environnement de la tumeur devenait moins hospitalier, celle-ci aurait

1. Kathleen MacAuliffe, *in Omni*, 8, février 1986.

du mal à croître ? Ne peut-on imaginer un type d'alimentation qui permette de rééquilibrer le système, de le remettre sur la voie d'une croissance normale ?

Bon nombre de dossiers sur des rémissions spontanées, notamment parmi les plus anciens, font référence à des régimes alimentaires parfois hautement farfelus. Dans un rapport de 1887, par exemple, un homme atteint d'un « ostéosarcome..., une tumeur à l'omoplate grosse comme un bol » consulta un médecin alternatif qui lui dit de « cueillir dans le ruisseau qui traversait sa ferme natale une plante qui y poussait (sans préciser laquelle) et de ne plus boire autre chose qu'une infusion de cette plante, tous les jours, jusqu'à disparition de la tumeur. Par ailleurs, il ne devait manger que du pain. Le conseil fut ponctuellement suivi ; la plante utilisée était une sorte de patience ». Quand l'homme retourna voir son médecin deux ans plus tard, celui-ci constata que « la tumeur avait presque entièrement disparu, il n'en restait apparemment qu'un léger épaississement de la peau [1] ».

À propos d'un cancer du poumon, un rapport médical publié en 1984 raconte : « L'état général du patient à ce moment-là était médiocre (épuisement et perte de huit kilos en trois mois). Il entreprit un régime, supprimant fruits, pommes de terre, sucre, protéines et graisses animales de son alimentation. En quelques mois son état s'améliora progressivement [2]. » Dans un autre cas de cancer du poumon, les médecins notent que le patient « prit deux capsules d'huile de foie de flétan par jour pendant une période de temps considérable, quatre comprimés à base de légumes par jour, un barbiturique de temps en temps pour dormir et de la vitamine B1. L'analyse des

1. Ephraïm Cutter, *in Albany Medical Annals*, 8, juillet 1887.
2. B. Grillet, M. Demedts, J. Roelens, P. Goddeeris et E. Fossion, *in Chest*, 85, n° 2, février 1984.

comprimés montra qu'ils contenaient asperge, persil, cresson et brocoli[1] ».

Les régimes alimentaires mentionnés dans les documents que nous avons consultés vont de la phytothérapie à la consommation de grandes quantités de viande en passant par le végétarisme le plus strict. Une femme souffrant d'un mélanome malin dit même n'avoir mangé « que du raisin[2] ». Le chercheur Harold Foster, qui a étudié deux cents dossiers de guérisons exceptionnelles, note que presque 80 % des patients parlent d'un changement radical de leur régime alimentaire, « suppression de la viande, en général[3] », précédant leur guérison.

Il est difficile de savoir comment ou si un régime alimentaire peut aider le corps à reconnaître et à éliminer une tumeur. On sait qu'une nourriture pauvre réduit l'apport en oxygène et rend les tissus plus vulnérables à une attaque. On sait aussi que les cellules cancéreuses étant plus aptes à survivre sans oxygène, une nourriture pauvre peut leur permettre de proliférer. Au contraire, un régime qui augmente l'oxygénation du sang et des tissus peut être le stimulant qui permet au système immunitaire d'attaquer et d'éliminer une tumeur (rendant le milieu inhospitalier pour la maladie, comme le disait le docteur Weiss). Toutefois, malgré la diversité des régimes cités par Foster, une chose est claire : nombreux sont ceux qui changent leurs habitudes alimentaires quand ils apprennent qu'ils ont un cancer, pour des raisons qui relèvent soit de la théorie médicale (ou quasi médicale), soit du simple bon sens.

1. B. Blades et R. G. MacCorkle Jr., *in Journal of Thoracic and Cardiovascular Surgery*, 27, 1954.
2. U. Niethe, *in Klinische Monatsblatte für Augenheilkunde und Augenartzliche Fortbildung*, 166, nº 1, janvier 1975.
3. H. Foster, *in International Journal of Biosocial Research*, 10, nº 1, 1988.

« Ils me disent que j'ai des leucocytes dans le sang, du sodium et du carbone dans la chair, écrit George Bernard Shaw. Je les remercie de l'information et je leur dis que j'ai des cancrelats dans ma cuisine, de la poudre à laver dans ma lingerie et du charbon dans ma cave. Je ne nie pas leur existence, mais j'entends que chacun reste à sa place. »

C'est avec un pragmatisme similaire que Norman Arnold affronta sa maladie. À cinquante-deux ans, il était marié depuis vingt ans et père de trois fils. Il dirigeait l'une des plus grosses firmes de distribution d'alcool du pays et s'investissait beaucoup dans les activités de différentes organisations, clubs de jeunes et associations diverses à l'échelon local ou national.

Mais, à l'automne 1981, Norman ressent une douleur aiguë et persistante dans le bas du dos. Un premier diagnostic conclut à des calculs biliaires, mais Norman ne se sent pas rassuré. « Quelle est la probabilité que vous trouviez autre chose ? » demande-t-il au chirurgien la veille de son opération. Celui-ci, un ami de toujours, lui assure qu'elle est nulle, mais découvre le lendemain une tumeur sur la tête du pancréas, avec des métastases au foie et aux ganglions lymphatiques. Le rapport d'intervention indique : « Adénocarcinome métastasé du pancréas avec métastases nodales et métastases isolées au foie. »

Sa femme, Gerry, est la première à apprendre la nouvelle, à entendre prononcer le mot tant redouté : « Je me rappelle que j'étais complètement sous le choc et que j'ai dit au médecin, sans réfléchir : "Mais nous devions aller aux sports d'hiver pour Noël." Il m'a affirmé qu'il n'y avait pas de problème. Alors j'ai continué en lui parlant de la bar-mitsva des jumeaux qui était prévue pour le mois d'avril. Là, il m'a demandé si on ne pouvait pas avancer la date, et c'est alors que j'ai compris ce qui nous attendait. »

Le cancer du pancréas est une maladie virulente, presque toujours fatale, pour laquelle il n'existe aucun traitement efficace ; 95 % des personnes atteintes meurent dans les six à huit mois et 99,7 dans les dix-huit mois suivant le diagnostic. Norman, après une brève période de dépression — « J'espérais avoir un peu plus de temps pour voir les enfants grandir » —, réagit avec vigueur et détermination. « Ça, c'est leur avis, dit-il à sa femme, maintenant on va voir ce que *moi* je peux faire. »

À l'hôpital, en parcourant le numéro de *Life*, il était tombé sur un article parlant d'un médecin qui s'était débarrassé d'un cancer avec un régime macrobiotique essentiellement composé de légumes et de riz. Norman sentit renaître l'espoir. « J'ai toujours été très porté sur les trucs de santé que je comprenais, comme l'exercice. Mais je dois admettre que je me nourrissais très mal ; je croyais que manger de la viande trois fois par jour, c'était nécessaire pour un grand corps comme le mien, et j'étais capable d'avaler deux litres de glace au chocolat à la fin d'un repas. »

Galvanisée elle aussi par cet article, Gerry engage un couple de Japonais spécialistes de la cuisine macrobiotique le jour même où Norman sort de l'hôpital. Ils montrent à Gerry comment préparer le riz complet, les algues et les graines d'adzuki. « Ils y croyaient tellement, dit Norman. Et puis c'était la première idée qui me semblait valable. Il ne s'agissait plus seulement de gagner du temps, mais de m'en sortir. »

Il trouva ensuite un livre écrit par une femme qui racontait comment son mari, professeur d'université, avait apparemment guéri d'un cancer du pancréas grâce à la macrobiotique. Norman s'empressa de décrocher son téléphone pour appeler la dame. Elle commença par lui dire que son mari était mort. Dépité, Norman demanda : « Alors, ça n'a pas marché ? — Mais si, il est mort de la grippe », répondit-elle, ajoutant qu'il avait vécu sept longues et bonnes années après qu'on lui eut donné quelques semaines de sursis.

Ravi, Norman poursuit son enquête en téléphonant à Michio Kushi, l'homme qui a popularisé la macrobiotique aux États-Unis. Apprenant qu'il part en voyage le soir même, Norman insiste : « Je veux le voir aujourd'hui. — Très bien, si vous pouvez être là à cinq heures », promet sa secrétaire. Norman trouve une place dans un avion, car Kushi habite dans un autre État, loue une voiture en arrivant à destination et se présente devant sa porte à cinq heures pile.

Quand le philosophe japonais modeste et effacé dit à l'homme d'affaires américain qu'il peut recouvrer la santé : « Je l'ai tout bonnement serré contre mon cœur, raconte Norman. Tous les autres m'avaient laissé espérer que je pouvais gagner quelques mois mais lui m'a dit que je pouvais vaincre ce truc. »

Norman décide alors de confier son avenir à la macrobiotique et charge son avocat de chercher dans les archives de Kushi un cas de cancer du pancréas. Les recherches conduisent l'homme au Minnesota, où il trouve un pilote de ligne retraité, effectivement guéri d'un cancer du pancréas, puis deux autres cas. « Bon, conclut Norman en recevant son rapport. Maintenant je sais que je peux faire confiance à ce régime. »

Il s'abonne à différents journaux médicaux et services d'information par ordinateur. Son cousin, spécialiste en immunologie et également des allergies, devient son conseiller pour la partie médicale de la bataille et l'envoie consulter un cancérologue, le docteur Philip Schein.

Schein raconte à Norman qu'il a réussi à garder quelques patients en vie jusqu'à dix-huit mois avec la chimiothérapie. Norman, dont le pronostic ne dépasse pas six mois, décide de tenter cette thérapie agressive parce qu'il est impressionné par la personnalité de Schein. Après le premier traitement, il s'écroule. Après le deuxième, il refuse de s'allonger et passe le reste de la journée à travailler dans son jardin. « Il sentait certainement que s'il s'allongeait, il ne se relèverait pas », commente Gerry.

Et il continue à chercher des traitements alternatifs. Il consulte un médecin spécialisé dans la visualisation, va voir un hypnothérapeute et, après sa cinquième prise de chimio, prend finalement l'avion pour descendre à Dallas au centre de Carl Simonton, l'auteur de *Guérir envers et contre tout*[1]. « Vous auriez dû voir le tableau que nous formions, raconte sa femme en riant, avec notre cuisinier macrobiotique qui ressemblait à un hippie des années soixante, et l'affreux caoutchouc que Norman trimballait partout avec lui. Kushi lui avait dit qu'il aurait besoin d'"oxygène vert" dans sa chambre. Il avait donc acheté cette horreur et, comme il ne voulait plus s'en séparer, nous avons dû le prendre avec nous dans l'avion. »

Assis en cercle, le premier jour, les patients de Simonton doivent se présenter et raconter leur histoire. Norman se lève et sort, sous le prétexte d'aller aux toilettes. « Je suis du genre solitaire, nous explique-t-il, et je me suis senti mal à l'aise en écoutant les autres se livrer. J'avais l'impression d'être un voyeur. » Comme il ne revient pas, quelqu'un est désigné pour aller le chercher. De retour dans le cercle, Norman découvre le sens du groupe, la communauté et « pour moi ce fut un tournant très important », dit-il.

L'imagerie mentale qu'il choisit pour ses exercices correspond bien à sa personnalité. Refusant de visualiser le traditionnel « petit chien blanc qui mange les cellules malignes », il imagine un sang « fort, viril, puissant qui attaque sa tumeur comme l'acide chlorhydrique érode le ciment. Mes gosses en ont même fait des dessins. Toute la famille m'a assisté dans cet effort ».

Le régime macrobiotique qu'il suit très strictement transforme son existence. « J'avais l'impression d'être relié à un cordon ombilical. Il fallait que je sois chez moi tous les midis ou que j'emporte mon déjeuner au bureau. Je ne pouvais plus sauter dans le premier avion pour New York

1. Traduction française, Desclée de Brouwer, Paris, 1982.

quand j'en avais envie. » Dans la ville où il habite, tout le monde sait qu'il est malade (« Ce fut un choc pour la communauté, raconte Gerry. Il était tellement connu et aussi relativement jeune ») ; personne n'ignore que toute la famille suit un régime astreignant. Certains amis cessent de les inviter à dîner, d'autres acceptent de les voir arriver avec leurs plats tout préparés, certains restaurants leur font un menu spécial. « Mais certaines personnes ricanent, se souvient Gerry. Elles pensent : "Quelle pitié ! Ce type est en train de mourir et il essaie n'importe quoi !" Tout le monde nous guettait pour savoir ce qui allait se passer. »

Ainsi, Norman improvise la règle du jeu au fur et à mesure. Par son cousin, il apprend qu'à Philadelphie un institut de recherche poursuit une étude sur les anticorps monoclonaux.

Gerry raconte : « Norman ne correspondait pas à leur programme. Mais il a fait le voyage pour les rencontrer et il s'est arrangé pour avoir l'air fort et en bonne santé. C'était une façon d'affirmer : "Je suis un battant, je peux y arriver." À mon avis, ils se sont dit qu'un type tellement déterminé méritait qu'on lui donne sa chance. » Un mois plus tard, il recevait une dose d'anticorps monoclonaux de souris à prendre en une seule injection.

À sa cinquième séance de chimio, Norman était passé de quatre-vingts à cinquante-six kilos. Il commençait à se décourager d'être seulement en sursis, comme disaient ses médecins, mais pas guéri. Finalement, contre l'avis du docteur Schein, il décide d'abandonner la chimio. « Si vous laissez ce truc vous distancer, lui dit Schein, jamais vous n'arriverez à le rattraper. Vous y laisserez le meilleur de vous-même. »

Puis les Arnold vont passer les vacances qu'ils attendent depuis longtemps dans une toute petite île des Bahamas où ils ont loué une maison. Norman passe de longues heures à contempler la mer en écoutant ses cassettes de visualisation. Toute la famille se retrouve pour jouer au Monopoly, se baigner, faire du bateau. Au retour des vacances, Norman déclare qu'il se sent mieux.

Quelques mois plus tard, il retourne voir le docteur Schein, qui n'en revient pas de lui trouver si bonne mine et croit qu'il a repris la chimio. Norman confirme qu'il a cessé tout traitement. « J'ai bien cru que le docteur allait laisser tomber son bloc et son stylo tellement il était choqué. "Alors qu'est-ce que vous avez fait ?" a-t-il demandé, "vous paraissez plus en forme que moi".

« "J'ai suivi ce régime et fait des visualisations mentales." »

Le médecin s'est alors tourné vers Gerry pour lui dire : « Eh oui, le patient sait toujours avant le médecin quand il va mieux. »

Si l'on en croit Michio Kushi, l'alimentation à base de céréales complètes, de soja, de légumes et d'un peu de poisson de temps en temps permet à l'organisme de se débarrasser de toxines accumulées tout en apportant aux tissus oxygène et substances nutritives. Les effets parfois étranges ressentis en cours de régime — symptômes de grippe passagers, langue épaisse et noire — sont des « décharges » de toxines tout à fait typiques. Norman en ressentit tous les bénéfices, se sentant plus tonique que jamais.

Pour les Arnold, la macrobiotique est devenue non seulement une habitude alimentaire, mais un mode de vie. Kushi, qui est un philosophe, et non un scientifique, a bien insisté sur le fait que ce mode de vie incluait de bonnes relations familiales, de l'exercice et une attitude positive. Norman peut dire aujourd'hui : « La grande force de la macrobiotique, ce n'est pas seulement le régime mais le fait de se rappeler, chaque fois qu'on mange, c'est-à-dire cinq à six fois par jour, qu'on accomplit quelque chose d'utile. C'est bon pour le moral parce qu'on se sent responsable. Il n'y a personne qui vient vous dire : "On va vous faire ceci ou cela" ou : "C'est l'heure de votre pilule." »

Sept mois après son opération, Norman fait un scanner de l'abdomen qui révèle un pancréas normal et « plus aucune trace de métastases au foie ». Six mois plus tard, toute trace de la tumeur a disparu et ni l'analyse de sang, ni les ultrasons, ni aucun examen ne montrent le moindre signe pathologique. Huit ans plus tard, pour son soixantième anniversaire, Norman part pour l'Afrique escalader les 6 000 mètres du Kilimandjaro.

Qu'est-ce qui a guéri Norman ? Les anticorps monoclonaux n'ont fait preuve d'aucune efficacité contre le cancer du pancréas et d'une efficacité limitée sur la plupart des autres cancers. Il est difficile de déterminer l'influence de la macrobiotique, de la visualisation mentale et de la méditation.

« Pour moi, dit Norman, le plus important, c'est que tout cela m'a donné un courage qui a renforcé mon système immunitaire. » Quand nous lui avons demandé d'indiquer sur un « camembert » les pourcentages relatifs des facteurs qu'il estime déterminants pour sa guérison, il a répondu « volonté » : 10 % ; « régime » : 9,999 % ; « traitement médical » : 0,001 % et « inconnu » : 80 % (voir annexe 2, page 380).

Sa femme nous rapporte une conversation avec un groupe de médecins qui eut lieu peu après la guérison de Norman. « Il y en a un qui a regardé les autres et qui a dit : "Oui, bien sûr, c'est ce qu'on appelle une rémission spontanée." Alors j'ai dit : "N'est-ce pas étrange que personne ne nous en ait jamais parlé ? Vous savez, quand il était tellement malade et qu'on demandait sans arrêt s'il y avait un espoir, personne ne nous a dit : "Il se peut qu'il y ait une rémission spontanée." »

L'une des propriétés les plus extraordinaires des systèmes vivants est leur capacité de se reproduire mais aussi de se réparer eux-mêmes, de s'organiser. Le microbiologiste René Dubos a dit : « Il est facile de deviner que toute chose vivante, y compris les êtres humains, doit posséder un mécanisme de guérison spontanée, car, si ce n'était pas le cas, rien de vivant ne pourrait survivre aux agressions permanentes de l'environnement. »

Quel que soit ce mécanisme chez l'homme, il est certainement aussi complexe que l'individu auquel il appartient. Pour guérir, il faut autre chose que des données génétiques et biochimiques. L'explication biologique des guérisons exceptionnelles doit donc comprendre le système immunitaire, la biologie cellulaire, la biochimie, la génétique et les relations hôte-parasite — domaines les plus fréquemment étudiés par des savants exceptionnels qui ont compris qu'il fallait chercher dans l'organisme lui-même les moyens de combattre la maladie. Aujourd'hui, la médecine commence même à faire entrer dans l'équation la personnalité de l'individu, cet individu qui avait disparu de la littérature médicale depuis tant d'années.

La façon dont les gens luttent avec une maladie mortelle n'est pas dépourvue de mystère. Certains, parmi ceux qui ont guéri, disent avoir subi de profondes transformations psycho-sociales, qui, d'après des études récentes, seraient susceptibles de modifier le fonctionnement du système immunitaire. Pour ce qui touche aux complexités de la guérison, plus nos questions seront étroites, prosaïques, plus nous obtiendrons des réponses limitées en nombre, et peu intéressantes. Mais il suffit peut-être d'une seule bonne question pour faire tomber en série toute la rangée de dominos que sont nos préjugés. C'est pourquoi nous avons commencé tous nos entretiens en posant la question la plus simple et la plus profonde qui soit : voulez-vous nous raconter votre histoire ?

4

Existe-t-il un mécanisme corps-esprit ?

Même quand elles reconnaissent le phénomène de la guérison remarquable, les instances médicales montrent peu d'intérêt pour l'idée que pensées et émotions peuvent y être pour quelque chose. Les gens que nous avons rencontrés, en revanche, attribuaient tous à leurs convictions, à l'idée qu'ils se faisaient d'eux-mêmes, à leurs sentiments pour autrui et à leur relation au monde une certaine influence sur le comment et même sur le *pourquoi* de leur maladie. Pour certains, cette influence était même plus importante que le traitement. Nous en avons rapidement conclu que pour aborder le mystère — et la réalité — de la guérison, il fallait un cadre conceptuel nouveau, des techniques de recherche adaptées et même, peut-être, une nouvelle forme de médecine. Si quelque chose, dans la relation corps-esprit, pouvait être associé à la disparition ou à la stase d'une tumeur, ne pourrait-on s'en servir pour élaborer différents programmes de prévention et de traitement ?

La foi est-elle capable d'influer sur le développement d'une maladie mortelle ou faut-il ranger cette idée au rayon du folklore ? Prenons le cas célèbre de ce patient souffrant d'un lymphome au stade terminal et connu sous le pseudonyme de « M. Wright ». Cela se passait dans les années cinquante, et M. Wright avait, selon son médecin, le docteur West, « des masses tumorales grosses comme des oranges dans tout le corps ». Il lui fallait un masque à oxygène pour respirer car sa poitrine était remplie d'un « liquide laiteux ». Trop mal en point pour être traité par les méthodes de l'époque, gaz moutarde et rayons X, le malade s'accrochait comme le naufragé à sa planche à un dernier espoir : le Krebiozen, alors célébré dans la presse populaire comme le médicament miracle, devait être testé dans l'hôpital où il séjournait.

Malheureusement, M. Wright ne remplissait pas les conditions requises pour participer à l'expérimentation. Les candidats devaient non seulement avoir dépassé le stade du traitement standard mais être capables de survivre encore trois mois au moins. Or, « dans son cas, un pronostic de plus de douze semaines, écrit West, paraissait impensable ». Par ailleurs, on n'avait attribué à la clinique que les doses nécessaires pour une douzaine de patients, et la liste était close. Mais l'enthousiasme de M. Wright « ne connaissait pas de bornes. J'avais beau essayer de le dissuader, il continuait à supplier qu'on ne le prive pas de cette "occasion en or". Pour finir, trahissant mon propre jugement et les règles du comité d'essai du Krebiozen, j'ai décidé de l'inclure dans l'expérimentation [1] ».

Les injections devaient être faites trois fois par semaine. Cloué au lit, proche de l'étouffement, M. Wright reçut sa première piqûre un vendredi. En revenant travailler le lundi suivant, le docteur West était persuadé qu'il serait « moribond ou mort et que sa dose du produit pourrait servir à un autre malade », mais il se trouva devant un véritable miracle. Alors que l'état des autres patients participant à l'expérience restait inchangé, M. Wright circulait dans le pavillon, « plaisantant avec les infirmières et répandant partout la bonne humeur ». En l'examinant, le docteur West fit l'observation suivante, désormais célèbre : « Les masses tumorales avaient fondu

1. Voir Bernie Siegel, *L'Amour, la Médecine et les Miracles : Messages de vie*, coll. « Réponses/Santé », Paris, Robert Laffont, 1989.

comme neige au soleil et réduit de moitié en l'espace de quelques jours. »

Dix jours plus tard, M. Wright quittait l'hôpital, toute trace de sa maladie ayant pratiquement disparu. Pourtant, après deux mois de santé presque parfaite, il lut que les résultats des tests cliniques du Krebiozen étaient décevants et commença à perdre espoir. Son état se détériora rapidement. C'est alors que le docteur West eut une idée audacieuse. Il avait là l'occasion de comprendre comment les « charlatans » obtenaient parfois des guérisons par des procédés apparemment inefficaces sur le plan médical : « Connaissant mieux l'optimisme inné de mon patient, j'en tirai délibérément profit, avec des motivations purement scientifiques. C'était l'occasion d'effectuer la contre-expérience parfaite qui répondrait à toutes les questions déroutantes soulevées par le cas de M. Wright. D'ailleurs, ce projet ne pouvait lui nuire en aucune façon, j'en avais la certitude, de même que rien ne pouvait l'aider.

« Mentant délibérément, je lui dis que je ne croyais pas à ce que disaient les journaux, que le produit était finalement très prometteur. »

Quand le patient, logique, lui demanda pourquoi les tests avaient échoué, West affirma que « le principe actif s'était détérioré pendant le stockage », mais qu'un produit « superraffiné, doublement actif » arriverait le lendemain. West alla même jusqu'à prétendre que l'arrivage fictif était retardé, pour que « son espoir d'être sauvé atteigne son but culminant ». Quand je lui annonçai que la nouvelle série de piqûres allait bientôt commencer, il était gonflé à bloc.

« Avec beaucoup d'emphase et de mise en scène (que j'estimais pardonnable dans ces circonstances), je lui injectai simplement quelques centilitres d'eau pure. » La seconde guérison de M. Wright fut encore plus spectaculaire. Ses tumeurs fondirent une deuxième fois, le liquide de sa poitrine disparut et il redevint « la santé incarnée ». Mais, deux mois plus tard, le rapport final de l'Académie de médecine concluait à l'inefficacité du Krebiozen. La semaine suivante, M. Wright revenait à l'hôpital avec toute la panoplie de ses symptômes plus marqués que jamais, et il mourut en deux jours.

Se prononcer sur le mystère constaté pendant cette expérience interdite n'est pas simple. Certains diront qu'il s'agit d'étranges coïncidences — certaines tumeurs ayant la réputation de s'effacer et de revenir selon un processus biologique qui leur est propre, bien que cela arrive rarement, surtout en synchronisme aussi parfait avec l'injection d'un placebo. On a montré que les sarcomes et les lymphomes réagissaient bien au sérum de Coley.

M. Wright avait-il eu de la fièvre ? Le docteur West avait remarqué, en quittant son patient après la première injection, qu'il était « fébrile[1] ».

Par ailleurs, l'extraordinaire expérience du docteur West est peut-être la seule de ce genre — c'est-à-dire exclusivement fondée sur la certitude du patient — jamais entreprise ouvertement et délibérément par un médecin sur un malade cancéreux.

Sous la forme classique de pilules de sucre, le placebo avait autrefois sa place dans toute sacoche de médecin digne de ce nom. En décrivant sa formation à l'école de médecine de Harvard, le docteur Richard Cabot écrit : « On m'a appris, comme à tous les médecins, je suppose, à utiliser des placebos, pilules de pain, piqûres d'eau et autres trucs pour agir sur les symptômes du patient par le biais de son esprit[2]. »

1. Bruno Klopfer, *in Journal of Projective Techniques*, 21, 1957.
2. Cité dans un article de S. Myers et H. Benson, *in Behavioral Medicine*, 18, 1992.

Un mémoire du début du siècle raconte comment le fameux docteur William Osler fut appelé au chevet d'un garçon souffrant d'une grave coqueluche et d'une bronchite. En ces temps où les antibiotiques n'existaient pas, peu d'armes étaient capables de lutter contre ces maladies et la guérison paraissait improbable. L'enfant était mourant, écrit l'auteur du mémoire (qui est aussi le frère du garçon), « incapable de manger et rebelle à toute tentative de ses parents ou des infirmières pour le forcer à s'alimenter ».

Le docteur Osler fit sa première visite à l'enfant revêtu de la magnifique robe écarlate des professeurs d'Oxford. « Pour un petit garçon, cette apparition ne pouvait être que celle d'un docteur arrivant d'une autre planète. Ou alors c'était le Père Noël en personne. Après avoir rapidement examiné son patient, ce visiteur inhabituel s'assit, pela une pêche, la sucra et la coupa en morceaux. Puis il présenta les morceaux un par un, avec une fourchette, à l'enfant médusé, en lui disant de tout manger et qu'il ne serait plus malade, qu'il irait même beaucoup mieux car c'était un fruit très spécial. »

Avant de partir, Osler prit le père à part et déclara avec de grandes manifestations de douleur que les chances de l'enfant étaient faibles. Mais il revint tous les jours pendant plus d'un mois, ne manquant jamais de passer sa robe magistrale avant d'entrer dans la chambre du petit malade, ni de lui offrir de la nourriture de ses propres mains. N'est-ce pas une image incroyable que celle de ce médecin, l'un des plus renommés et des plus occupés de tout Londres, faisant quarante visites consécutives à un malade pour lui administrer un placebo ? Mais cette « conduite magique, indépendante des plus hauts diplômes et de toutes les trouvailles de laboratoire [1] » aida

1. Patrick Mallam, *in Journal of the American Medical Association*, 210, n° 12, 22 décembre 1969.

l'enfant à amorcer un retour aussi complet qu'inattendu à la santé.

Pareil exemple ne montre-t-il pas le pouvoir de l'esprit sur la matière ? Et si la réalité biologique des guérisons remarquables ne fait aucun doute, il nous a semblé que cet aspect-là méritait également d'être exploré. Il était d'ailleurs familier aux praticiens d'antan. Mais à un certain moment, l'efficacité du placebo — le pouvoir de la conviction — sur autre chose que les maux « psychosomatiques » les plus bénins fut complètement discréditée.

Mais en 1845, quatre médecins allemands influents (Helmholz, Ludwig, DuBois-Reymond et Brucke) firent le vœu célèbre de rendre compte de tous les processus physiologiques uniquement en termes physico-chimiques. Bien que l'influence de l'école allemande se soit rapidement étendue (quinze mille médecins américains firent le voyage pour aller étudier en Allemagne l'expérimentation de laboratoire), elle s'opposait à un style vieux de plusieurs siècles — voire de millénaires — qui voyait dans la vie intérieure et l'être social du patient des composantes essentielles de tout diagnostic et de tout traitement.

Ils retentissent encore, les échos de ce combat épique autour de l'art de guérir, véritable guerre civile qui opposa, jusqu'à ces dernières années, le parti de la tête à celui du corps ! L'un des théoriciens du parti mécaniste affirma plaisamment que l'influence de l'esprit sur le corps n'existait pas, l'esprit n'étant rien de plus que « le sifflet à vapeur de la locomotive, qui accompagne le travail du moteur mais ne peut en influencer le fonctionnement ». En réponse, un article du docteur W. L. Conklin, lu en 1895 devant un congrès de médecins, proclamait : « Autant pour un mécanicien qui voudrait connaître parfaitement une mécanique compliquée négliger le volant d'équilibre que pour un médecin ne pas tenir compte de l'esprit. »

Les praticiens, comme Conklin, pour qui le diagnostic devait tenir compte non seulement de données biologiques mais aussi de facteurs moraux, psychiques et spirituels, pratiquaient une observation clinique fine de leurs patients. Mais cette méthode cessa d'être un modèle vers la fin du siècle dernier, quand un mode de traitement spécifique de la maladie remplaça le mode de traitement spécifique au malade. Toute tentative d'établir un rapport entre état psychique et fonctions organiques fut dès lors considérée comme hérétique, subjective, non mesurable, donc scientifiquement irrecevable. Pour être valable, la recherche devait être conduite en laboratoire, sur des constituants isolés — micro-organismes, composants du sang et de l'urine, tissus, organes — et permettre d'élaborer des médications universelles, indépendantes des personnalités à traiter.

Cette approche a mis la médecine moderne dans l'étrange obligation d'avoir à réapprendre ce qu'elle savait encore il y a cent ans, à savoir que sentiments, pensées et convictions affectent le fonctionnement physiologique. Le cardiologue Herbert Benson, célèbre pour avoir démontré dans les années soixante-dix les effets thérapeutiques objectifs de la relaxation, note que dans les années trente il n'y avait pas un seul article dans l'*Index medicus* concernant les effets du psychisme sur l'organisme, la chose étant alors considérée comme impossible. L'efficacité des placebos était tenue pour négligeable, tout juste bonne à modifier l'expérience subjective de la douleur mais en aucun cas à guérir une maladie. Le docteur Norman Sartorius, de l'Organisation mondiale de la santé, écrit : « Le processus de guérison a été relégué à la position d'un effet perturbateur, réduit à la notion de "placebo", assimilé à une sorte de bruit dans le système[1]. »

1. Cité par B. O'Regan et T. J. Hurley, *in Investigations* (bulletin de recherche de l'Institut des sciences noétiques), 2, n° 1, 1985.

Mais, comme les cliniciens de ces dernières décennies ont commencé à le comprendre, ce « bruit » peut parfois devenir presque assourdissant ; la réaction au placebo peut avoir sur le corps des effets puissants qui ne sauraient être imputés à la médecine. On trouve par exemple, cachée derrière le bruit de fond d'un article de 1983 du *World Journal of Surgery*, une remarque extraordinaire. Il s'agit de l'expérimentation d'un médicament sur des malades atteints d'un cancer de l'estomac, et il est signalé qu'un tiers du groupe de contrôle — qui n'a donc reçu qu'un placebo — a souffert d'alopécie [1]. L'alopécie, spectaculaire et humiliant effet secondaire des médications puissantes, consiste pour le patient à perdre ses cheveux par poignées. Or, sans prendre le moindre produit chimique, une personne sur trois du groupe de contrôle avait manifesté une altération physiologique évidente.

C'est peut-être aussi l'effet placebo qui permettra d'expliquer ce cas déroutant, rapporté dans une publication médicale. Le 12 mars 1956, un homme de quarante-six ans est admis à l'hôpital des vétérans de Portland pour une grosseur à l'oreille gauche. Après auscultation, les médecins diagnostiquent un mélanome malin avec des métastases dans un ganglion lymphatique. Neuf mois plus tard, dit le rapport, on lui découvre :

> Un nodule de cinq millimètres sous-cutané, profond, situé juste derrière l'angle de la mâchoire... Le patient souffrait énormément mais refusa de se faire hospitaliser et on lui prescrivit des analgésiques. Il ne se présenta pas à la visite de contrôle prévue et l'on supposa qu'il était mort. Il réapparut pourtant, treize mois plus tard, le 15 juillet 1958, apparemment en bonne santé... On lui posa toutes sortes de questions sur l'évolution de son état au cours des treize derniers mois. Il n'avait pris conseil d'aucun médecin, suivi aucun traitement, se contentant d'appliquer des compresses

1. J. W. L. Fielding, *in World Journal of Surgery*, 3, 1983.

et de la vaseline à l'endroit de sa tumeur... Il attribuait sa guérison à la prière[1]...

Il est peu probable que l'alternance vaseline-compresses soit retenue par la Faculté comme traitement du cancer au stade terminal, pas plus que la prière, d'ailleurs. C'est donc un cas typique de guérison placebo, même si la suggestion — en l'occurrence, l'autosuggestion — n'est généralement pas comptée au nombre des facteurs de rémission du cancer. Pourtant, plusieurs cas mentionnés dans les annales médicales mettent en jeu le pouvoir de suggestion.

Prenons par exemple le rapport suivant, qui remonte à une époque où, l'utilisation de l'éther n'étant pas généralisée, l'anesthésie par hypnose était encore en vogue. Dans ce « Rapport d'une rémission du cancer associée à l'hypnose », daté de 1846, une femme souffrant d'un cancer du sein est hypnotisée par un prêtre, Le Roy Sunderland, inventeur d'une méthode qu'il a baptisée « pathétisme ». Le prêtre et la malade, dont la tumeur est « plus grosse qu'un œuf de poule », préparent ensemble, pendant plusieurs jours, l'anesthésie générale qui va être nécessaire pour l'ablation de la tumeur. Le prêtre accompagne la malade dans la salle d'opération et l'hypnotise, donc, mais il se passe alors une chose surprenante. Voici, mot pour mot, le témoignage de l'ecclésiastique.

Au moment convenu, j'ai hypnotisé Mme Nichols dans la position indiquée par le chirurgien. Tout son système musculaire s'est figé dans un état de rigidité semblable au sommeil de la mort. Quatre chirurgiens attendaient en bas et, dès que je les eus prévenus que tout était prêt, ils entrèrent dans la pièce où se trouvait la patiente. Immédiatement, ils étalèrent leurs instruments sur la table où se trouvaient déjà

1. H. W. Baker, *in American Surgeon,* 30, n° 12, décembre 1964.

l'eau, les éponges et tous les ustensiles nécessaires en pareilles circonstances.

Le premier soin du docteur Walker fut de situer l'emplacement du cancer. Après quelques minutes de palpation, il se tourna vers son confrère le plus proche et lui dit : « Les contours de la tumeur ne paraissent pas très bien définis. » Puis il laissa sa place au deuxième chirurgien, qui essaya lui aussi de localiser la tumeur et abandonna, pour être remplacé par le troisième puis par le quatrième. Alors le docteur Walker examina la patiente une fois de plus et prit un air quelque peu embarrassé. Chacun des chirurgiens examina encore une fois la patiente, et ils passèrent vingt minutes à chercher cette tumeur que l'un d'entre eux avait traitée pendant un an et demi. Ensuite, les quatre chirurgiens s'éloignèrent de la patiente pour se concerter dans un coin de la pièce, chuchotant des choses que je ne pouvais entendre, et le docteur Walker dit : « Nous avons conclu qu'il valait mieux ne pas intervenir. » Je demandai : « Pourquoi ? » et il répondit : « Nous n'avons pas trouvé de tumeur à opérer. »

Sur ce, les pansements adhésifs, scalpels et autres instruments disparurent et je reportai mon attention sur la patiente qu'il m'appartenait de réveiller... Pendant les quelques jours où elle avait été « pathétisée », la tumeur et la douleur avaient disparu comme par magie, et, puisqu'elles ne sont toujours pas revenues quatorze ans plus tard, il semble que la patiente puisse être considérée comme guérie... J'y vois un cas remarquable d'autoguérison et une manifestation des énergies restauratrices de l'organisme humain [1].

Quelles énergies ? En interrompant la domination de la conscience ordinaire, l'hypnose a-t-elle libéré un processus corps-esprit profondément inconscient ? Un nombre croissant de recherches modernes suggèrent que l'hypnose a le pouvoir d'agir directement sur le système

1. M. A. Gravitz, *in American Journal of Clinical Hypnosis*, 28, n° 1, juillet 1985.

immunitaire, lequel constitue certainement une des clés biologiques de la guérison exceptionnelle.

Ainsi, des chercheurs japonais ont sélectionné pour une étude treize lycéens fortement allergiques à une certaine plante. L'expérience consistait à leur dire de fermer les yeux et à leur toucher le bras avec les feuilles d'une plante quelconque en leur disant : « C'est la plante empoisonnée. » Tous les treize eurent une réaction allant de la simple rougeur à une enflure avec éruption cutanée.

Puis la procédure fut inversée. Quand les garçons fermaient les yeux, on les caressait avec la plante qui leur causait des allergies mais en leur disant que c'en était une autre. Deux des garçons seulement manifestèrent une réaction cutanée[1].

Cette étude a de vastes implications pour l'immunologie car elle indique que certaines réactions immunitaires au moins s'avèrent beaucoup plus influencées par les émotions, les pensées et les certitudes qu'on ne le croyait jusqu'ici.

Dans le domaine de l'hypnose, le docteur Theodore X. Barber est l'un des meilleurs théoriciens (doublé d'un expérimentateur passionné). Encore étudiant, dans les années cinquante, il est tombé par hasard sur un article du *British Medical Journal,* où le docteur Mason décrivait l'utilisation de l'hypnose pour traiter une affection congénitale de la peau, l'hyperkératose ichtyosiforme, ou « maladie de la peau de poisson ». C'est une affection horrible, généralement incurable, où la peau s'épaissit, noircit, devient aussi dure que l'ongle, craque et suinte quand on la plie. Mais, dès la première séance d'hypnose, Mason avait dit au garçon atteint de cette affection de sentir la peau de son bras gauche redevenir normale. En cinq jours, la peau ramollit et tomba. Les progrès suivants

1. Y. Ikemi et S. Nakagawa, *in Kyushu Journal of Medical Science,* 13, 1962.

furent tout aussi rapides : les deux bras du garçon, 90 % de son dos, 50 à 70 % de ses cuisses, ses jambes et ses fesses reprirent miraculeusement une apparence normale. Cinq ans plus tard, la peau qui avait été guérie le restait tandis que celle qui ne l'avait pas été restait inchangée. Cela prouvait, devait écrire Barber, que « chez certains individus au moins, des cellules de la peau dysfonctionnelles se mettent à fonctionner normalement quand l'individu est exposé à certains mots ou messages spécifiques ».

L'article de Mason convainquit Barber que l'hypnose était la « voie royale » menant à la résolution du problème corps-esprit. Mais, en cours de route, il prit des positions légèrement hérétiques en contestant l'opinion généralement admise selon laquelle l'hypnose est un état de conscience particulier qui doit toujours être induit délibérément et qui suscite des capacités inaccessibles dans l'état de veille ordinaire. Pour Barber, il s'agit simplement d'un état de conscience plus fin provoqué par l'adhésion du sujet à une série de suggestions particulières.

Et ce n'est pas sans une nuance belliqueuse qu'il s'adresse à ses collègues : « Au lieu de rester dans le vague et de se demander : "Comment l'hypnose peut-elle altérer des fonctions et des processus organiques immuables ?", posons-nous la question plus précise et plus productive : "Comment la suggestion de sentir-penser-mémoriser-imaginer de façon différente, inhabituelle, en abandonnant toute préoccupation superflue, provoque-t-elle la guérison de verrues, l'amélioration de maladies de peau incurables, l'inflammation cutanée et l'apparition de cloques, l'inhibition de réactions allergiques ?"... [1] »

La question a été souvent débattue de savoir exactement ce qui constitue l'état d'hypnose. Le docteur David

1. T. X. Barber, *in Advances*, 1, nº 2, printemps, 1984.

Spiegel, psychiatre à l'université de Stanford, démystifie le concept en y décelant trois composantes distinctes. Tout d'abord, l'*absorption* : « L'état hypnotique est comparable à un téléobjectif : on voit peu de choses avec énormément de précision et de détails mais en perdant de vue la perspective d'ensemble. » Ensuite, la *suggestibilité* : « Une sensibilité accrue à toute information provenant de l'environnement..., plus l'attention se concentre étroitement sur une instruction, moins la faculté critique du sujet est susceptible de s'exercer..., et plus la réaction est susceptible de se manifester. » Enfin, la *dissociation,* comparable au sommeil éveillé de l'automobiliste sur l'autoroute, qui ne s'interrompt que plusieurs kilomètres après le retour à une voie normale.

Le docteur Spiegel ajoute : « Un phénomène hypnotique comme la dissociation fait partie intégrante de l'expérience du trauma[1]. » Un certain nombre de chercheurs ont suggéré que le diagnostic et le traitement du cancer peuvent constituer en eux-mêmes un trauma suffisant pour induire ces états dissociés. En effet, l'annonce d'une grave maladie constitue un choc et un moment de dislocation quand la souffrance ou la mort paraissent inévitables. Les praticiens spécialisés dans les désordres post-traumatiques constatent que le trauma crée des états altérés qui semblent court-circuiter les processus de pensée rationnelle du cortex et envoyer l'information directement au système limbique, siège des émotions et de nombreuses fonctions autonomes du corps. Le trauma pourrait-il agir comme un stimulus et déclencher les mécanismes corps-esprit que nous croyons indissociables du système de guérison ? Bien des cas que nous avons étudiés semblent militer en faveur de cette possibilité.

1. D. Spiegel, *in Psychiatric Clinics of North America,* 12, n° 2, juin 1989.

Cindy Zeligman menait une existence de privilégiée dans la banlieue résidentielle d'Evergreen, dans le Colorado. Ancien mannequin, elle était devenue « chasseur de têtes » pour une firme internationale. Son mari était le directeur prospère de sa propre entreprise de construction, et ils avaient un fils. Passionnés de ski tous les deux, ils n'hésitaient pas à prendre un hélicoptère pour aller tracer dans la poudreuse de longs sillons parallèles qui démentaient passagèrement la mésentente du couple.

Un vendredi soir, Cindy descendit au sous-sol avec son fils pour nourrir une portée de chatons. Le réservoir de propane qui alimentait leur demeure montagnarde venait d'être rempli, et Cindy sentit comme une odeur de gaz. Elle éteignit les veilleuses du chauffe-eau, de la chaudière et remonta en courant prévenir son mari. Celui-ci, ne partageant pas son inquiétude, lui conseilla d'aller préparer un bon feu de cheminée pendant qu'il rallumerait les veilleuses.

« Ne fais pas ça », lui dit-elle, tout va sauter.

« Mais non », répondit-il avec un sourire gentiment moqueur.

Ce fut le monde qui explosa soudain en une gerbe de flammes. Cindy sentit plus qu'elle ne vit une boule de feu bleuâtre soulever la maison de ses fondations. Puis elle fut transformée en torche vivante, ses bas brûlant comme du napalm. Elle roula sur le sol, 90 % de la surface de sa peau déjà consumée, au troisième et au quatrième degré par endroits. De son corps à peine éteint, elle enveloppa le corps de son fils pour en étouffer les flammes ; puis, avec un calme incroyable, elle composa le numéro de l'antenne de secours locale du bout de son index carbonisé jusqu'à l'os. Elle eut encore la présence d'esprit de signaler qu'elle-même et son fils étaient allergiques à la pénicilline et d'appeler sa voisine, qui était infirmière. Puis elle s'évanouit.

Elle se réveilla quand l'estafette venue à leur secours gravissait avec peine le lacet de la route, pour sortir du brouillard et trouver un endroit où un hélicoptère pourrait se poser. Pendant tout ce temps-là, Cindy se battait pour survivre. « Je m'efforçais de calmer Zacharie en lui disant : "Accroche-toi à la vie, petit ; accroche-toi. Garde à l'esprit une image de bonheur, l'image de nous trois ensemble, papa, maman et toi, en train de rire et de nous amuser, et pense toujours à cette image. Promets à maman que tu penseras toujours à cette image." Et il me répondit : "Oui, maman." »

Elle se souvient d'avoir « tenu le coup » jusqu'au moment où on la transporta sur une civière vers l'hélicoptère et où elle entendit son fils crier : « "Non, non, je veux rester avec maman, ne l'emmenez pas, s'il vous plaît." Et là je suis partie. »

En fait, elle était morte. Pendant deux minutes et trente-deux secondes, les sauveteurs n'ont vu que la ligne plate de son électrocardiogramme, tandis que l'hélicoptère se rapprochait des lumières de Denver. Mais elle était déjà ailleurs, contemplant avec pitié le pauvre corps brûlé. « Je savais que c'était moi. Je les regardais se démener pour me sauver la vie, mais j'avais la sensation d'être dans cette lumière, soutenue par deux mains, et je me sentais tellement bien, tellement aimée et paisible que s'il n'y avait pas eu mon fils je serais restée là. »

Expérience religieuse ou état d'hypnose spontané provoqué par le trauma, Cindy sut alors qu'elle avait été choisie pour continuer à vivre. Plus tard, elle lut le rapport où les sauveteurs affirmaient nettement qu'il n'y avait aucun espoir de garder la mère et l'enfant vivants jusqu'à l'hôpital. Son mari, qui avait été pris en charge par une autre équipe, était brûlé au second degré, mais elle et l'enfant avaient des brûlures profondes, très étendues et tout à fait critiques. Malgré un déploiement de soins frénétique — oxygène, injections, intubation gastrique, pose d'un cathéter —, trop de temps avait passé avant qu'on réussisse à leur injecter les sérums qui pouvaient les sauver. Cindy fit une prière silencieuse, renonçant à une vie qui n'était déjà plus la sienne, demandant d'être guidée. « Je me souviens d'avoir dit : "Oh ! mon Dieu ! j'ai mon enfant à élever, et je n'ai encore jamais été heureuse, je t'en prie, donne-moi encore une chance, permets-moi de vivre, je t'en prie !" »

Puis l'hélicoptère se posa et elle revint à elle. « Je me suis soudain retrouvée dans mon corps, j'ai ouvert les yeux et j'ai pensé : *Je suis là, je suis là.* » Mais elle n'était qu'une plaie vive et intensément douloureuse. La morphine qu'on lui avait administrée avant de nettoyer ses chairs brûlées et de racler ses nerfs mis à nu ne suffisait pas à émousser le tranchant permanent de sa fulgurante douleur. Cindy entra dans un état de dissociation. « La souffrance était tellement insupportable que j'ai instantanément transporté mon esprit vers une grotte au bord de la mer. Je me voyais marcher tranquillement sur la plage avec Zacharie pendant qu'ils m'étrillaient avec une brosse en acier deux fois par jour. »

Cindy avait appris à se dissocier très jeune, appris à survivre, quand l'angoisse qui l'étreignait était celle de l'inceste, des grandes mains qui se posaient sur elle pour la contraindre. « Il prenait mon corps pour son plaisir contre ma volonté, et ma seule façon de survivre à son contact, c'était de m'"absenter". Je flottais vers le plafond et, d'un coin de la pièce, je le regardais faire, mais ce n'était pas moi. » Enfant, cette faculté avait préservé sa santé mentale. Grande brûlée, si l'on croit au pouvoir de la relation corps-esprit, on peut dire qu'elle lui a sauvé la vie.

Chaque fois qu'elle quittait son corps, elle se sentait traverser une série de conduits et de tunnels, elle voyait la texture striée de ses muscles, entendait la douce pulsation fluide de son sang. « Mes portes physiques se refermaient derrière moi à mesure que je sortais pour me retrouver libre, totalement libre ! » Elle resta dans le coma pendant dix jours. Elle voyait sa famille pleurer, sa mère et sa grand-mère déjà en deuil, son frère suppliant qu'on la ramène à la vie tandis que les médecins leur conseillaient à tous de lui faire leurs adieux. Elle ne pesait plus que trente-six kilos, son corps de mannequin réduit à l'état de squelette aux grands yeux bleus brûlants. On ne lui donnait qu'une chance sur cent de s'en tirer.

Des infections se déclarèrent l'une après l'autre dans son corps ravagé. Les médecins avaient à peine le temps d'identifier une bactérie qu'une autre, tout aussi incurable, se manifestait. Et il n'y avait rien à faire. « Et puis soudain, dit-elle, je me suis mise à aller mieux. »

L'équipe de trente médecins qui s'occupait d'elle n'en revenait pas. Mais elle-même n'a aucun doute sur ce qui lui a permis de survivre à la morsure des flammes et à vingt-sept opérations en deux mois et demi. Secrètement, guidée par on ne sait quel instinct, elle découvrit les liens qui unissaient son esprit à son corps, apprit à « actionner certains coupe-circuits », à réactiver sa force vitale. « Je me voyais toujours, toujours en train de guérir, j'envoyais mentalement des émeraudes, des rubis, des saphirs dans le flux de mon sang.

« J'imaginais cette chose, noire comme de la poix, sortir de moi par le sommet de ma tête, en drainant du plus profond de mon corps tous les poisons et toutes les toxines pour les évacuer. Ensuite, je remplissais tout mon être de lumière blanche et d'une paix ineffable. Et je restais là à me reposer, à guérir. »

Aujourd'hui, sa peau a cicatrisé au-delà de toute espérance, bien qu'elle garde encore des traces de brûlures. « Ils adoreraient continuer leur travail sur moi, mais je préfère garder mes petites cartes topographiques. Les cicatrices ne me dérangent pas. Nous avons tous des cicatrices intérieures invisibles, moi, maintenant je porte les miennes à l'extérieur. » Cindy est aujourd'hui présidente de la fondation Zach, association de soutien aux enfants gravement brûlés. « J'ai dédié ma vie à ce travail, dit-elle. C'est ma passion, un feu qui m'anime et m'embrase sans me consumer. »

L'hypnose, qu'elle soit spontanée comme pour Cindy ou provoquée, a démontré qu'elle peut accélérer la cicatrisation, provoquer l'inflammation, augmenter ou diminuer le flux sanguin et faire monter la température, autant de phénomènes impliqués dans la guérison exceptionnelle. Une étude a montré comment, avec un minimum d'entraînement, on peut rapidement augmenter ou diminuer de quatre à huit degrés la température superficielle de la peau en des endroits précis [1].

Une fois reconnu, ce phénomène a été utilisé avec succès dans le traitement de brûlures graves, l'afflux de sang dans les zones concernées pouvant être déterminant pour le processus de guérison. La stratégie instinctivement adoptée par Cindy n'aurait pas surpris Dabney Ewin, spécialiste des grands brûlés et fondateur de la Société d'hypnose médicale de La Nouvelle-Orléans. Le docteur Ewin a en effet observé comment un trauma pouvait instantanément précipiter un patient dans « un état équivalent à la transe, c'est-à-dire que ses perceptions vont être enregistrées et déterminer des comportements comme le feraient des suggestions posthypnotiques [2] ». En tant que chirurgien, Ewin suggère également que tout thérapeute s'occupant de brûlés devrait « s'immiscer dans la transe spontanée du patient, établir une relation avec lui, lui

1. E. Taub, *in Biofeedback : Theory and Research*, cité par T. X. Barber, *Advances*, *op. cit.*
2. E. K. Stampley, *in Tourovues*, été 1989.

apprendre à contrôler sa douleur avant de lui suggérer le recours à l'imagerie dirigée [1] ». En d'autres termes, il s'agirait de transformer la force de conviction du patient en force de guérison.

Ewin engage ses patients à s'installer mentalement dans un endroit, très semblable à la « grotte au bord de la mer » évoquée par Cindy, où ils se sentent bien, heureux, détendus, paisibles et totalement libres de toute responsabilité. Il a remarqué qu'avec cette technique les brûlés font moins souvent d'œdèmes et cicatrisent mieux. Il en a fait l'expérience pour la première fois avec un jeune ouvrier de vingt-huit ans qui avait plongé la jambe jusqu'au genou dans une cuve d'aluminium en fusion à plus de 350 degrés Celsius. Le docteur Ewin lui suggéra, sous hypnose, que la température et l'état de sa jambe étaient tout à fait normaux, agréables même, et qu'il en serait ainsi jusqu'à sa guérison. Le jeune homme recouvra l'usage de sa jambe et put quitter l'hôpital dix-neuf jours plus tard.

En pratiquant l'hypnose à temps pour atténuer les effets des brûlures, Ewin ne fait qu'appliquer les découvertes d'un certain Joseph Delbœuf. En 1887, ce savant belge, philosophe et passionné d'hypnose, avait fait deux petites brûlures sur la peau d'un patient hypnotisé en lui suggérant que l'une serait douloureuse et l'autre non. Le résultat fut une cicatrisation rapide et sans problème d'un côté, tandis que de l'autre côté il se forma une cloque qui suppura et laissa une cicatrice [2]. Avant Ewin, ce chercheur a donc démontré qu'en intervenant très vite sur la douleur du patient on peut accélérer le processus de guérison.

1. D. M. Ewin, *in Psychiatric Annals,* 16, nº 2.
2. E. Taylor, *William James on Exceptional Mental States : The 1896 Lowell Lectures,* Université of Massachusetts Press, 1984, et Barber, *Advances, op. cit.*

Le mécanisme de la douleur a fourni aux explorateurs de la guérison corps-esprit des indices précieux bien qu'il pose parfois plus de problèmes qu'il n'en résout. En 1978 paraissait dans la revue médicale anglaise *The Lancet* une étude courte mais importante. On avait donné à des patients souffrant après une extraction dentaire des pastilles de sucre en leur disant qu'il s'agissait d'un analgésique puissant. La plupart avaient été soulagés, effet placebo bien connu. Mais les chercheurs avaient poursuivi l'expérience sur un groupe séparé de personnes à qui ils avaient donné, en plus du placebo, de la naxolone, substance capable de bloquer la production d'endorphines, l'analgésique naturel du cerveau. Dans ce groupe, moins de personnes furent soulagées que dans le premier[1].

Voilà donc une étude qui désigne un mode d'action spécifique des placebos — les endorphines — sans lequel l'effet magique ne se produirait pas. Certains savants pensent que les endorphines servent de médiation pour *une bonne partie* des effets de l'esprit sur le corps, qu'ils soient déclenchés par un trauma, un placebo, l'hypnose ou quoi que ce soit d'autre. Il paraît clair que la suggestion hypnotique et les placebos (« suggestion sous une forme physique », comme le dit un chercheur) donnent des résultats similaires. On a pu le montrer pour les verrues, par exemple, qui disparaissent avec les deux techniques.

Mais le tableau n'est pas entièrement clair. Deux études différentes ont montré que la naxolone, tout en bloquant la production d'endorphines, n'empêchait pas la disparition de la douleur chez les sujets hypnotisés[2].

1. Jon. D. Levine, Newton C. Gordon et Howard L. Fields, *in The Lancet*, 23 septembre 1978.

2. E. Goldstein et E. Hilgard, *in Proceedings of the National Academy of Sciences*, 95, 1975, et Spiegel et Albert, *in Psychopharmacology*, 81, 1983.

Et une autre étude a montré que, même avec le placebo, la naxolone n'empêchait pas la réduction de la douleur [1]. On peut expliquer ce phénomène en supposant que d'autres formes d'endorphines réussissent à passer le barrage de la naxolone. Il existe probablement beaucoup de liaisons corps-esprit, bien des mécanismes capables de produire un même effet [2]. Il est même possible que différents états d'esprit affectent le corps en empruntant des parcours différents. Ou que la même substance puisse avoir des effets multiples : qui sait si le soulagement de la douleur ne stimule pas la fonction immunitaire, puisque les endorphines sont des molécules messagères qui s'adressent aussi au système immunitaire.

Des molécules messagères, autrefois appelées neuropeptides, ont été trouvées tant dans le cerveau que dans le corps, ce qui permettrait d'expliquer une infinité de liaisons entre pensée, émotion et guérison. Si quelqu'un est capable d'expliquer comment fonctionnent ces liaisons, c'est Candace Pert, qui a participé à la découverte des endorphines et dirigé le service de biochimie du cerveau de l'Institut national de santé mentale.

« Ceci est une coupe de mon cerveau vue par résonance magnétique », annonce-t-elle à une foule d'étudiants en pharmacologie pendant une conférence. Elle pointe un doigt de propriétaire vers une image géante projetée derrière elle, l'image d'une forme ovoïde et nimbée de lumière bleue, un œuf de Fabergé avec une tache crénelée flottant en son centre. Les signaux qui s'échangent entre l'esprit et le corps, explique-t-elle, sont des drogues sécrétées en permanence par les laboratoires internes du corps qui produisent tout, depuis les stimulants jusqu'aux antibiotiques en passant par l'insuline.

1. R. H. Gracely, *in Nature*, 306, 17 novembre 1983.

2. D'après White, Tursky et Schwartz, *Placebos : Theory, Research and Mechanisms*, Guilford Press, New York, 1985.

« Des drogues dangereuses », plaisante-t-elle, comme la testostérone et la progestérone, qui saturent toutes les perceptions de l'adolescence. Des drogues qui altèrent la conscience ; qui modifient la physiologie ; et surtout — *par définition* — des drogues qui transforment l'une et l'autre.

Les neuropeptides et leurs récepteurs sont généralement décrits comme des mécanismes clé-serrure : un seul peptide de forme spécifique s'adaptant à un récepteur donné. Mais le docteur Pert engage son auditoire à imaginer une situation plus souple : « de longues protéines dynamiques, qui se tortillent et changent de forme. Sous une certaine forme, elles peuvent déclencher un processus dans une cellule, sous une autre forme, elles mettront fin à un autre processus. Toutes ces molécules messagères, changeant de forme à chaque instant, font de nous de gigantesques centraux de communication, bourdonnant et clignotant en permanence. »

Dans l'état actuel des connaissances scientifiques, on ne peut que se demander si Cindy Zeligman, au moment où elle s'imaginait « actionner certains coupe-circuits » dans son corps torturé, ne donnait pas aussi l'ordre à un standard interne de prendre la direction de sa guérison. L'état de dissociation dans lequel son trauma l'avait plongée aurait permis aux neuropeptides de se glisser plus facilement dans des récepteurs particuliers ; sa certitude de vivre aurait envoyé un message codé à son organisme ; l'intensité de ses émotions aurait déclenché la production d'une substance curative diffusée à travers tout le circuit encore inconnu de la guérison exceptionnelle. L'émission-réception de signes dans le cerveau est une activité en grande partie émotionnelle, affirme Candace Pert. Tout en se tortillant, les minuscules neuropeptides sont capables de dévier le flux sanguin, créant, dit-elle, une « onde d'amour » en orchestrant la dilatation et la constriction des vaisseaux. Il paraît difficile de ne pas entendre tomber le couperet sur notre hypothèse des mécanismes biologiques de la guérison.

Les cellules immunitaires, apparemment, ont toutes des récepteurs pour les neuropeptides, ce qui signifie, explique Candace Pert, « que la biochimie des émotions modifie la migration des cellules NK *(natural killers)* à travers le corps ». Même les cellules cancéreuses disposent de ces récepteurs, ajoute-t-elle, si bien que les émotions peuvent modifier *leurs* mouvements aussi. « Il n'est pas excessif d'imaginer un traitement du cancer fondé en partie sur une intervention émotionnelle, dit-elle. Il n'est d'ailleurs pas rare qu'une catharsis se produise juste avant la guérison ; c'est comme un coup de pied qu'on donne à un vieux téléviseur pour le remettre en marche. »

Michael Ruff, le mari de Candace Pert, est un neurochimiste dont l'allure décontractée et légèrement débraillée dément la responsabilité dans la découverte essentielle que nous venons d'évoquer, le fait que les cellules immunitaires soient équipées de récepteurs pour les molécules d'endorphines. Les implications de cette découverte sont saisissantes. Une émotion comme la joie, par exemple, est associée à la sécrétion d'endorphines. Et ce couple émotion/sécrétion (les deux termes étant d'ailleurs presque synonymes à ce niveau biochimique) pourrait activer le système immunitaire et enclencher le processus de guérison.

Ruff propose un scénario où les cellules cancéreuses recevraient des messages leur intimant l'ordre de mourir. Toute cellule est programmée pour recevoir des signaux qui activent un programme codé conduisant à sa mort. Cette sorte de hara-kiri cellulaire est nécessaire au bon fonctionnement de l'organisme. « Quand la réponse immunitaire est activée, différentes cellules se multiplient pour combattre l'infection. Mais il faut aussi un mécanisme régulateur pour arrêter le processus et éliminer les cellules supplémentaires une fois leur travail terminé. » Il se tait et réfléchit en se caressant la barbe.

« C'est peut-être la réception de ce message qui explique les rémissions. Une cellule cancéreuse est aussi vulnérable qu'une autre au message chimique qui active les gènes qui vont dissoudre son ADN, condenser sa chromatine et finalement faire fondre la cellule. »

Pour Ruff, les émotions pourraient très bien jouer un rôle dans la mort d'une tumeur, par la même réaction de survie qui mobilise chaque fibre du corps et nous fait sauter sur le côté quand un camion fou menace de nous écraser. « La stimulation n'a même pas besoin d'être énorme. Le cancer est une aberration considérable, mais c'est le résultat d'altérations subtiles pendant une période de temps prolongée. La guérison peut aussi être un rééquilibrage délicat, comme celui d'une balance dont un plateau revient à sa place. Il suffit peut-être d'un coup de pouce donné par les molécules de l'émotion. »

Sa description des défenses de l'organisme n'est pas sans rappeler l'exemple fameux de la théorie du chaos, où le frémissement d'une aile de papillon à Tokyo finit par provoquer, par une escalade progressive d'effets cumulatifs, un typhon au large des côtes de la Californie. « C'est une cascade cellulaire. Une cellule, affectée par un certain peptide, va sécréter dix peptides qui vont modifier dix autres peptides, et, d'un coup, voilà cent peptides. Le cancer est une perturbation dans l'activation de cette cascade. La guérison consiste peut-être à la remettre en marche. »

Contrairement à l'optique conventionnelle selon laquelle les forces psychiques sont trop faibles pour influer sur le cancer, l'hypothèse corps-esprit dévoile un monde où la victoire s'acquiert par la ruse autant que par la force, où l'information est toute-puissante. Le cerveau est plein de récepteurs pour les molécules associées à l'émotion, ces mêmes molécules que l'on retrouve en première ligne quand il faut combattre la maladie. Les cellules immunitaires sont reliées en permanence au cerveau quand elles circulent à travers le corps pour faire leur rapport, recevoir des instructions, transmettre des messages urgents, organiser la cicatrisation des blessures. Les guérisons remarquables permettent de penser que dans certaines circonstances le cancer serait moins une forteresse imprenable qu'un château de cartes à la merci d'une bourrasque d'informations.

Wally Shore (pour employer un pseudonyme) s'était toujours cru invincible. Toute sa vie, il avait eu la conviction que « rien de mal ne pourrait arriver au petit garçon de maman Ethel ». Il est vrai qu'après avoir survécu au débarquement de Normandie, il se trouvait sur un navire partant en opération dans le Pacifique qui avait fait demitour en apprenant la fin de la guerre avec le Japon.

Il ne s'inquiétait donc pas trop de ses douleurs au ventre, jusqu'au jour où son médecin lui apprit qu'il avait un cancer du côlon. Wally, qui tient à affirmer son indépendance et sa débrouillardise, décida de se trouver lui-même un chirurgien. Il téléphona donc à l'institut Sloan-Kettering, obtint de parler à une infirmière en chirurgie et lui demanda : « Si votre frère avait un cancer du côlon, par qui le feriez-vous opérer ? » L'infirmière hésitant à le conseiller, il insista : « Connaissez-vous mon nom ? — Non, dit-elle. — Bien, reprit-il, est-ce que je connais le vôtre ? — Non. — Eh bien, sachez que je suis profondément vous-devinez-quoi et que j'ai besoin de votre aide. » Elle finit par lui recommander un chirurgien.

Quelques jours après son opération, en 1982, Wally « traîne déjà la patte dans les couloirs de l'hôpital » en tirant allégrement derrière lui la potence de sa perfusion. Mais, quand il voit arriver son chirurgien, il s'arrête net devant l'expression solennelle de son visage. Les nouvelles ne sont pas bonnes : bien que le chirurgien ait réussi à enlever la tumeur, il reste des métastases inopérables dans le foie. Wally passe le reste de la journée à se demander avec angoisse comment il va annoncer la nouvelle à sa femme et leurs trois filles. Il est en plein désespoir lorsque se produit un événement qui, pense-t-il, a changé sa vie : un visiteur bénévole de l'hôpital lui offre un livre, *Guérir envers et contre tout*.

En feuilletant l'ouvrage célèbre de Carl Simonton, cancérologue, et de Stephanie Simonton, psychologue, Wally se sent en territoire connu. Il a toujours été fasciné par les mystères de l'esprit humain. Enfant, il s'efforçait d'hypnotiser tout le monde, surtout, dit-il avec un sourire, « la petite sœur de mon copain quand j'avais envie qu'elle joue au docteur avec moi ». Mais il trouve l'imagerie des Simonton « un peu simpliste et dépassionnée » et préfère puiser dans ses propres souvenirs pour élaborer des images fortes. Il évoque le moment où, pendant le Débarquement, il a entendu une balle siffler à ses oreilles avant de tuer son voisin. Il retrouve les images d'un cauchemar où il transborde avec une grue deux tonnes d'explosif d'un bateau à un autre dans une mer agitée, terrifié à l'idée d'écraser des hommes avec son chargement. Curieusement, il se rappelle aussi le battement du tam-tam dans les vieux films de Tarzan, chaque coup sonnant comme un cri de guerre, « Tue ! Tue ! Tue ! » Il est sûr que certaines émotions peuvent affecter le fonctionnement du corps depuis qu'il a lu cet article sur « un enfant de dix ans qui a soulevé un camion pour dégager son père ». Et il se souvient de « ce petit maigrichon » à l'armée : quand il avait trop bu, il fallait dix costauds pour le maîtriser.

Wally choisit de fixer son imagination sur ce qu'il ressentirait « si un mec menaçait mes gosses avec un couteau — je lui arracherais le cœur ! ».

Au cours d'une longue nuit, il met au point son propre programme de psychoneuro-immunologie : « J'ai décidé de combiner l'imagerie où il est question de tuer le cancer avec une méthode capable de provoquer des montées d'adrénaline, comme au karaté quand on se prépare à casser des briques à main nue. » Il se représente son cancer comme une méduse, « ces choses répugnantes de couleur irisée que l'on trouve échouées sur les plages ». Puis il mobilise toute sa rage. « J'ai eu l'impression de sortir de mon corps tellement j'étais furieux, raconte Wally. La rage m'a littéralement fait grimper aux murs. J'avais soixante ans et je venais d'être grand-père. Mon petit-fils allait fêter son premier anniversaire. Je voulais vivre à tout prix. » Ses poings se serrent en évoquant cette violente détermination. « Je voulais quitter ce fichu hôpital. Je voulais être en bonne santé. Je voulais voir le film de ma vie jusqu'au bout. »

Le livre des Simonton conseillant de faire de l'exercice, Wally mit ses tennis pour aller arpenter les couloirs de Sloan-Kettering. « Vous auriez dû me voir, raconte-t-il en pouffant de rire. Ma potence à la main, un tuyau planté dans la gorge comme une pousse de bambou, et mon cathéter qui ballottait derrière moi. Je ne risquais pas de passer inaperçu, mais je m'en fichais. » Calculant que trois dalles du carrelage font à peu près un mètre, il se force à marcher mille cinq cents mètres, puis progressivement passe à cinq kilomètres par jour. « Je voyais ça comme un véritable combat, dit-il, et j'ai décidé de m'entraîner comme jamais aucun combattant ne l'a fait. » Toujours curieux, il lit des articles sur les endorphines et apprend que l'exercice physique provoque la sécrétion de substances « qui combattent la dépression et vous euphorisent ».

Il devient vite la coqueluche de son pavillon, et tous ses supporters l'encouragent, depuis le personnel médical jusqu'aux femmes de ménage. Ils criaient : « Vas-y, Wally, vas-y. » Bavard passionné, il ne tarde pas à convaincre d'autres patients de lacer leurs tennis pour le suivre sur son parcours improvisé. Et il est suffisamment en forme pour quitter l'hôpital à temps pour l'anniversaire de son petit-fils.

Dès son premier jour à l'institut Sloan-Kettering, Wally, personnalité chaleureuse qui inspire immédiatement confiance, s'est mis à conseiller d'autres malades atteints d'un cancer. Certains, raconte-t-il, « ont l'œil terne et l'air prostré. Mais, quand je commence à leur raconter mon histoire, je vois leur regard s'allumer et leur posture changer complètement. J'ai parlé à un type, comme ça, qui n'était pas sorti de chez lui depuis un an. On a discuté, discuté, et le lendemain il s'est inscrit dans un club de remise en forme ».

Un mois après son opération, Wally commence une chimiothérapie qui, selon ses médecins, ne pouvait que ralentir la progression de la maladie, mais dont il dit : « J'aurais tenté n'importe quoi pour m'en sortir. » Il fait ses exercices de visualisation cinq fois par jour et maintient sa forme physique en jouant au tennis six heures par jour « sauf le troisième jour après ma chimio, où je ne joue que trois heures ». Sa femme et ses filles lui offrent un chien qui l'accompagne dans ses cinq kilomètres quotidiens, courant de ses petites pattes derrière son maître qu'il pleuve, qu'il neige ou qu'il vente.

Au bout d'un an de ce traitement censé contenir les inévitables progrès du cancer, le médecin est assez troublé de constater que les tumeurs ont totalement disparu. Encore quelques mois de chimio et, ses examens étant toujours négatifs, Wally arrête tout simplement le traitement. « Ma femme et moi avons décidé que j'étais guéri, dit-il, pas en "rémission", cet horrible mot qui veut dire que ça va recommencer. » Wally n'est pas retourné au centre anticancer depuis 1985. Tous les ans, l'hôpital lui fait remplir un questionnaire « pour voir si je suis toujours vivant. Mais jusqu'ici personne ne m'a jamais demandé pourquoi ».

Pourquoi ? La question reste effectivement posée. On ne peut qu'imaginer le tumulte biochimique provoqué dans le corps de Wally par une avalanche d'images offensives et sans cesse renouvelées, par des émotions pressantes dirigées contre son cancer. La violence de ses sentiments a-t-elle déterminé ses neuropeptides à augmenter ses défenses immunitaires ? Le fait de se mettre cinq fois par jour dans un état d'autohypnose profond a-t-il contribué à altérer le flux sanguin autour de ses tumeurs et à les dessécher comme des méduses échouées sur le rivage ? Toujours est-il que son travail d'autoguérison, comme celui de Cindy Zeligman et de dizaines d'autres patients, a été nourri par ce que chacun avait de plus profondément personnel — croyances et expériences.

Mais nous nous sommes demandé s'il existait des moyens de stimuler délibérément les mécanismes corps-esprit pour guérir. Le livre des Simonton, *Guérir envers et contre tout,* qui a galvanisé l'énergie de Wally, est devenu une sorte de bible pour les malades cancéreux. Mais Stephanie Simonton se rappelle très bien la tempête qu'il a soulevée dès sa parution.

> Nous avions franchi une étape théorique considérable en appliquant les stratégies comportementales au cancer et en rendant public notre travail. Cela a immédiatement suscité une flambée de controverses. C'était la première fois qu'une autorité en la matière — Carl était en effet cancérologue spécialisé dans l'irradiation — suggérait que le psychisme pouvait affecter positivement l'évolution du cancer et que des pratiques comme la visualisation et le biofeedback donnaient des résultats. Certes, il existait une théorie psychanalytique indiquant le rôle du psychisme dans la prédisposition au cancer, mais nous étions parmi les premiers à envisager que l'esprit puisse être mobilisé pour contribuer à une guérison.

En apprenant la visualisation à des patients cancéreux, Stephanie Simonton obtient rapidement des résultats impressionnants. Après seulement trois mois d'entraînement, à raison de deux séances par semaine, la fonction immunitaire de ces patients a augmenté de 47 %. Elle écrit : « L'accroissement de 47 % de la fonction immunitaire ainsi constatée était aussi significative du point de vue statistique que du point de vue physiologique. En effet, on estime qu'il faut au moins deux ans au système immunitaire pour récupérer après une chimiothérapie. Notre champion, avec ses soixante-dix ans — un âge où le système immunitaire est censé être le plus paresseux —, atteignait le score de 30 %. »

Stephanie Simonton constate également une relation avec le « dosage » : plus les patients écoutent leur cassette de visualisation, plus leur réponse immunitaire augmente, « exactement comme s'ils prenaient un médicament ». Mais c'est l'un de ses « échecs » qui lui en apprend le plus, un homme pour qui la visualisation n'a aucun effet physiologique. « Il avait un cancer avancé et un très mauvais pronostic. Mais, dès qu'il l'avait su, il avait littéralement transformé sa vie, mis fin à une relation malheureuse, restreint ses obligations professionnelles, consacré plus de temps à sa famille et aux occupations qui lui donnaient du plaisir. Il vécut plus de trois ans, avec une qualité de vie inespérée, et ne cessa de faire du sport que quelques mois avant sa mort. Même si son système immunitaire ne bénéficiait pas de la visualisation, il vécut bien plus longtemps et bien mieux que son état ne permettait de l'espérer[1]. »

Voici la conclusion qu'en tire Mme Simonton : « Cette question de la guérison est loin d'être simple. Les mécanismes en sont multiples. Je ne crois pas qu'on puisse

1. S. Simonton, communication écrite, 22 novembre 1994.

dégager une cause unique. » La pratique de la visualisation elle-même peut avoir de nombreux effets en dehors de son influence directe sur la physiologie. Elle écrit : « Elle constitue pour le patient une raison logique d'espérer, ce qui peut améliorer son moral et entraîner des modifications immunitaires et neuroendocriniennes. La visualisation a aussi un effet de relaxation, de réduction du stress, qui permet à l'organisme d'augmenter la production de lymphocytes. Le simple fait de créer des images mentales en état de transe peut affecter la fonction cérébrale de façon à susciter un impact biologique direct. » Elle énumère un certain nombre d'autres facteurs susceptibles de contribuer à la guérison : nutrition, prière, environnement social, plaisir, exercice physique et même « le fait de s'inventer jour après jour ces petites joies qui font la qualité de la vie[1] ».

Mais il semble que l'imagerie mentale puisse avoir des effets hautement spécifiques. Un article récemment publié dans l'*International Journal of Neuroscience* décrit une fascinante expérience en « cyberphysiologie » (*cyber* : du grec, « celui qui gouverne » ou, plus simplement « l'homme de barre », le « timonier »). L'article s'intitule « Modification volontaire de la capacité d'adhérence des neutrophiles grâce à une stratégie cyberphysiologique ». (Les neutrophiles sont des cellules immunitaires qui défendent l'organisme contre l'infection et réparent les tissus lésés par une réaction inflammatoire.)

Voici un descriptif de l'expérience : les étudiants d'un groupe expérimental apprennent à pratiquer l'autohypnose et la visualisation, puis on leur explique les propriétés et les fonctions spécifiques des neutrophiles. Chacun crée alors l'imagerie qu'il estime la plus appropriée pour augmenter la capacité d'adhérence des neutrophiles. Une jeune femme imagine par exemple des

1. Id., *ibid.*

balles de ping-pong couvertes d'une couche de miel qui englue tout ce qu'elles touchent.

Après deux semaines d'entraînement, des échantillons de salive et de sang sont comparés avec les prélèvements effectués en début d'expérience. On examine les composants immunitaires comme les neutrophiles, les lymphocytes, les monocytes et les plaquettes. Or, la seule différence statistiquement signifiante que l'on puisse constater, c'est la tendance des neutrophiles à adhérer aux corps étrangers. Même le nombre total de neutrophiles reste inchangé.

Wally Shore s'imaginait en train de tuer son cancer-méduse au rythme d'un tam-tam meurtrier. Cindy Zeligman voyait circuler dans son sang des pierres précieuses guérisseuses. L'un et l'autre croyaient à cette étrange vérité suggérée par l'expérience des neutrophiles : il est possible d'altérer la physiologie de façon spécifique à l'aide d'une imagerie mentale adaptée.

Cette découverte ne surprendrait pas les moines tibétains qui, depuis des siècles, utilisent des visualisations religieuses pour provoquer des effets surprenants et mesurables dans leur organisme. Il y a près de dix ans, le cardiologue Herbert Benson, auteur de plusieurs ouvrages sur les effets thérapeutiques de la méditation, fut intrigué en entendant parler de moines qui s'enveloppaient dans des draps mouillés qu'ils réussissaient à sécher, par des températures glaciales, grâce à une « chaleur psychique » provoquée par leur corps[1].

Avec la bénédiction du dalaï-lama, Benson se rendit en Inde, marcha jusqu'aux vallées de l'Himalaya et raccorda les moines à différents appareils de mesure pour étudier ce qu'il se passait pendant leurs exercices de méditation.

1. H. Benson, *in Nature,* 295, 21 janvier 1982.

À son grand étonnement, il constata que certains pouvaient faire monter leur température de dix degrés au-dessus de la normale, par une température extérieure proche de zéro, tout en continuant à drainer leur flux sanguin pour réchauffer leurs organes internes. « Si une personne ordinaire essayait, dit Benson, elle serait saisie de frissons incontrôlables et finirait probablement par mourir de froid. Mais là, au bout de trois à cinq minutes, les draps se mettaient à fumer et en trois quarts d'heure ils étaient complètement secs. »

Voilà peut-être un élément de réponse pour l'hypnothérapeute T. X. Barber, qui se demandait comment certaines personnes peuvent « sentir-penser-mémoriser-imaginer » de façon à modifier leur flux sanguin, leur température, leurs réponses immunitaires et même peut-être le cours de leur maladie.

L'exemple le plus fameux, le plus banal, le plus quotidien de guérison par l'esprit est celui de la modeste verrue. Des générations d'internes, de dermatologues et de grand-mères avisées ont su que ces excroissances disgracieuses, dures comme de l'écaille de tortue, peuvent être annihilées par le mental pour peu que le patient y croie. Dans une étude rapportée par le docteur Lewis Thomas, quatorze patients littéralement couverts de verrues sont hypnotisés, et on leur dit que toutes les verrues situées sur un côté de leur corps vont disparaître. En quelques semaines, toutes ou presque toutes les verrues désignées ont disparu tandis que les autres continuent à prospérer [1].

« Et alors ? » me direz-vous. Une verrue n'est qu'un détail, peu seyant mais sans gravité, et non une maladie mortelle. Mais le docteur Thomas, ancien patron de l'institut Sloan-Kettering, souligne la valeur potentiellement

1. A. H. C. Sinclair et D. Chalmers, *in The Lancet*, 2, 3 octobre 1959, cité par Lewis Thomas dans *The Medusa and the Snail*, Bantam Books, 1980.

signifiante de la verrue. C'est, explique-t-il, le bastion fortifié d'un virus, entité qui défie parfois le traitement médical conventionnel. Bien que la structure de la verrue soit dense et dure, souvent plus dure qu'une tumeur, elle peut être renvoyée au néant par simple suggestion hypnotique. En d'autres termes, il s'agit d'une guérison exceptionnelle uniquement due au pouvoir de l'esprit.

Tout d'abord, le docteur Thomas a pensé que ces guérisons pouvaient être provoquées par une modification du flux sanguin qui bloquait les artères précapillaires dans la verrue et autour d'elle « jusqu'à la strangulation ». Mais on découvrit ensuite l'origine vitale des verrues et, par conséquent, « l'idée que les mécanismes immunologiques sont probablement impliqués[1] » dans leur guérison. Si c'est le cas, a raisonné Thomas, il doit y avoir dans l'esprit un pouvoir inconnu capable de régler le trafic moléculaire incroyablement complexe des lymphocytes B et T, des globules blancs suppresseurs ou tueurs. Les pirouettes biologiques nécessaires pour éliminer ces hôtes indésirables défient l'imagination.

> L'appareil mental capable de rejeter une verrue est encore autre chose. Ce n'est pas le genre de processus confus, désordonné que l'on peut attendre de ce type d'inconscient dont parlent les livres, à la lisière des choses, origine des rêves, des lapsus ou des crises d'hystérie. Ce qui, ou celui qui est responsable d'une telle guérison agit avec la précision d'un chirurgien...
>
> Imaginez ce que nous gagnerions si nous avions la moindre idée de ce qu'il se passe quand une verrue disparaît par suggestion hypnotique... Cela vaudrait une guerre des verrues, une victoire sur les verrues, un Institut national des verrues[2].

1. L. Thomas, *Une science naissante..., op. cit.*
2. Id., *ibid.*

L'Institut magico-réaliste du docteur Thomas n'a jamais vu le jour, mais il s'est développé à sa place une sorte de collège invisible de « verrologistes », chercheurs fascinés par ces modestes escarboucles de la peau. Comme tout phénomène lié au « système guérisseur », les mécanismes de disparition des verrues ont fait l'objet de controverses. Deux chercheurs au moins, Thomas Clauson et Richard Swade, ne tardent pas à établir un parallèle entre cette affection bénigne et une autre, plus grave : « Nous voyons dans les verrues un modèle des tumeurs à métastases. » Ils constatent que les verrues dispersent sur tout le corps, par l'intermédiaire de virus, des cellules non malignes et que, comme les tumeurs, elles sont alimentées par des vaisseaux capillaires, ce qui permet de les détruire en bloquant la circulation du sang dans ces vaisseaux. En conseillant à des patients de se concentrer sur la diminution progressive de l'apport sanguin à la verrue, Clauson et Swade ont montré que, dans un délai de quelques jours à deux mois, les verrues « diminuaient, se ratatinaient et disparaissaient tout simplement[1] ».

Bloquer le processus par lequel les cellules cancéreuses contraignent les tissus avoisinants à construire des aqueducs veineux pour les nourrir est une des stratégies anticancéreuses actuellement à l'étude.

En ce qui concerne l'étude du domaine mal délimité qu'est la médecine corps-esprit, il n'existe pas de méthodologie pré-établie. Même des yogis accomplis comme les moines tibétains testés par le docteur Benson restent très vagues dans leur description du pouvoir de l'esprit sur l'anatomie. Ces yogis, explique un savant occidental,

1. T. A. Clawson et R. H. Swade, *in American Journal of Clinical Hypnosis*, 17, 1975.

disent que leurs visualisations stylisées « ne sont pas des réalités tangibles que l'on peut désigner comme les parties du corps physique, bien que les gens essaient souvent de faire des identifications exactes ». Si les images sont hautement élaborées et précises, « les variantes dans la description qu'ils en font soulignent le fait que chaque adepte doit les trouver par et pour lui-même[1]. »

Cette dernière phrase contient peut-être l'un des plus grands secrets quant à l'accès aux ressources du « système guérisseur » : pour ouvrir la porte, il n'existe pas deux clés semblables.

Nous avons souvent constaté que les patients attribuaient leur survie à ces choses éminemment personnelles qu'ils faisaient pour eux-mêmes. Le corps médical qualifie généralement ces efforts de fantaisistes et n'y voit que le besoin d'exercer un contrôle illusoire sur les assauts aveugles de la biologie.

Mais, alors, que penser du cas Garrett Porter ? Quand Garrett Porter n'avait que neuf ans, il ressentit un engourdissement du côté gauche. Ses parents, inquiets, le firent examiner, et le médecin diagnostiqua une tumeur maligne au cerveau, inopérable. Garrett commença une radiothérapie mais également une psychothérapie, avec une femme nommée Pat Norris.

Pat Norris est la fille des célèbres chercheurs Elmer et Alyce Green, qui ont virtuellement inventé le biofeedback. Le biofeedback est fondé sur l'idée que les processus organiques régis par le système neurovégétatif — les fonctions d'entretien tels que battements de cœur, température de la peau et respiration, longtemps considérées comme automatiques — peuvent, jusqu'à un certain point, être soumis à un contrôle conscient. À l'aide d'instruments reliés au corps qui rendent visible ou audible

1. Terry Clifford, *Tibetan Buddhist Medicine and Psychiatry : the Diamond Healing*, Samuel Weiser, Maine, 1984.

toute variation dans ces activités physiologiques, on peut apprendre, en observant les réactions du corps « en temps réel », à réduire la pression sanguine, à chasser la migraine, à réguler le rythme cardiaque, à diminuer ou à augmenter le flux sanguin et même, dans certaines expériences, à limiter l'excitation à une seule cellule nerveuse. Pat Norris a assisté aux expériences de son père avec un yogi hindou nommé Swami Rama, qui démontra qu'il pouvait à son gré ne chauffer qu'une moitié de sa main, ralentir les battements de son cœur et réaliser des exploits qui bousculèrent toutes les théories de l'époque sur la maîtrise des processus physiologiques.

Mais Pat Norris s'intéressait plus aux applications pratiques qu'à la théorie et se demanda à quoi ce contrôle des fonctions autonomes pourrait servir. Elle entreprit un travail avec des prisonniers pour essayer de leur donner confiance en eux. En leur apprenant à modifier volontairement la température de leurs mains, elle prouvait à ces criminels, drogués ou voleurs que, si leurs pensées avaient un pouvoir sur leur corps, « ils n'étaient pas des marionnettes manipulées par d'autres et qu'ils pouvaient peut-être affirmer davantage leur humanité ».

Son éducation lui avait appris que l'homme peut maîtriser son sort jusque dans les moindres détails. Quand, petite fille, elle se plaignait d'avoir mal au ventre, ses parents lui répondaient : « C'est toi qui commandes à ton ventre. » Et quand elle rencontra Garrett pour la première fois, ce petit garçon malade mais têtu comme une mule, sûr de lui et formidablement imaginatif, elle sut ce qu'elle avait à faire. « Si vous dites à vos globules blancs de se réunir dans un endroit précis, il se peut qu'ils le fassent, nous dit-elle. Je n'avais jamais travaillé avec un malade atteint d'un cancer, mais il me semblait que Garrett était capable de mobiliser ses propres défenses et de gagner. »

Le traitement par irradiation se révéla inopérant et fut interrompu, mais le travail avec Pat Norris continua. Garrett apprit d'abord le training autogène : « Je m'imaginais tendant les mains vers un feu de camp et l'appareil de biofeedback montrait que le sang se précipitait vers mes mains. » C'était une technique de débutant, nous dit Garrett, « comme imaginer qu'on coupe un citron, qu'on voit le jus couler et qu'on croque dedans. Il suffit d'être un peu doué pour saliver. Ça n'a rien de sorcier. Mais ça montre que ce n'est pas le corps qui dirige l'esprit mais bien l'esprit qui dirige le corps. En me chauffant les mains, je disais à mon sang où aller. »

Garrett ne tarda pas à trouver ces exercices ennuyeux. « Je voyais ma tumeur comme une planète venue envahir mon espace intérieur, raconte-t-il, alors je me suis demandé si je ne pourrais pas l'attaquer avec des globules blancs tirés depuis un vaisseau spatial[1]. »

Pat Norris s'inspira de la fascination qu'exerçait sur Garrett l'univers de *La Guerre des étoiles* et de *Galactica* pour construire des scénarios où les lymphocytes T étaient des vaisseaux spatiaux et la tumeur un envahisseur étranger. Elle le mettait en état de relaxation en le faisant voyager mentalement à travers tout le corps, des pieds à la tête. Dans le livre qu'ils écrivirent ensemble plus tard, une photo les représente en plein travail : Garrett est allongé sur un divan, Mme Norris a la main tendrement posée sur son épaule et son visage respire la bienveillance et une tranquille assurance. Leurs séances de visualisation, explique le livre, étaient de véritables mises en scène avec montée dramatique et émotions fortes. En voici un exemple.

> Pat Norris : Bien, mets les gaz en douceur. Nous resterons en contact vocal pendant toute l'opération. Tes appareils apparaissent nettement sur l'écran radar. Nous approchons

1. G. Porter et P. A. Norris, *Why Me ?* Stillpoint Publishing, Walpole NH, 1985.

de l'objectif. Bon, dès que tu le pourras, dis-moi ce que tu vois. Dès que tu apercevras quelque chose.

Garrett : Je vois une sorte de ballon rond, mon commandant. D'après l'ordinateur, il s'agirait de notre objectif... C'est un truc tout rond qui a l'air idiot.

Pat Norris : Très bien, prépare-toi à l'attaque. Pointe le pistolet laser numéro un. Pointe le pistolet laser numéro deux. (Effets sonores.)

Garrett : Paré, mon commandant.

Pat Norris : Feu !

Garrett : Escadrille, nous commençons à tirer. (Bruits de missiles en vol et atteignant leur cible.) Touché, mon commandant !

Pat Norris : En tir direct ! En tir direct ! Bravo ! Excellent ! Vois-tu quelque chose se désintégrer ?

Garrett : Oui, mon commandant. Un côté de la chose se désintègre. Nous n'allons pas tarder à larguer nos bombes à globules blancs.

Garrett pratiquait la visualisation tous les soirs. Mais un soir, alors que son vaisseau spatial Lymphocyte T explorait le territoire étranger, il ne trouva plus de tumeur. Garrett eut beau sonder l'espace en tous sens, il ne trouva qu'une petite tache blanche. Il se précipita pour le dire à son père, qui resta sceptique. Mais, quelques mois plus tard, un scanner permit de constater que la tumeur avait bien disparu, ne laissant qu'une petite tache blanche.

Pat Norris raconte : « Certains médecins me demandent si ce n'est pas maladroit, cruel, contraire à l'éthique de suggérer aux patients qu'ils sont capables d'influer sur le cours de leur maladie par la visualisation. Mais on ne perd rien à essayer. On peut même y gagner. Le simple fait d'essayer dégage de la puissance, de l'énergie, c'est-à-dire des forces de guérison[1]. »

1. Id., *ibid.*

« Il est parfaitement naturel de guérir, affirme-t-elle. Rémission spontanée est une expression trop mystique, comme "génération spontanée", que l'on employait à l'époque médiévale quand la science n'était pas encore capable de découvrir les germes. Les médecins pensent que les facteurs psychosociaux n'interviennent que pour une faible part dans la guérison du cancer. Mais les patients qui guérissent leur attribuent une importance majeure. Si notre culture encourageait ce genre de pratique, je crois que beaucoup de gens pourraient gagner la victoire du cancer en fortifiant eux-mêmes leur système immunitaire. »

Comment ? À leur manière, les visualisations de Garrett ne sont pas moins précises que celles des moines tibétains qui, pour sécher des draps, se représentent mentalement des milliers de prétendus « nerfs » psychiques, des rayons lumineux de cinq couleurs émanant d'une infinité de minuscules explosions de forme triangulaire [1]. Mais les mécanismes par lesquels ces images se traduisent en effets physiquement signifiants ne sont pas encore connus.

La circulation de messages entre l'esprit et le corps — si l'on peut employer une terminologie aussi simpliste — peut être illustrée par un exemple, celui d'un neuropeptide nommé angiotensine. L'angiotensine est une sorte de molécule de la soif. Injectée dans le cerveau d'un rat, elle provoque une irrépressible envie de boire, même si l'animal vient de se désaltérer. On trouve des récepteurs de l'angiotensine non seulement dans le cerveau mais dans tout le corps. Si l'on en introduit dans le poumon du rat, le tissu pulmonaire va retenir la vapeur d'eau au lieu de la laisser s'échapper avec l'expiration. Si

1. Garma Chang, *Teachings of Tibetan Yoga*, Carol Publishing Group, New York, 1993.

l'on met de l'angiotensine dans les reins, ceux-ci vont résolument maintenir l'eau dans leur domaine.

L'angiotensine semble donc transporter le même message partout où elle va : besoin d'eau. Et la même molécule est perçue de façon analogue par différents systèmes physiologiques. De la même façon, le neuropeptide humain associé à la joie, par exemple, pourrait-il se traduire par une amélioration sensible du moral quand il atterrit parmi les forces défensives de l'organisme ? La volonté de vaincre est-elle capable de rassembler des molécules qui vont insuffler un esprit combatif à des armées de lymphocytes T ? Les puissantes émotions souvent évoquées par les malades guéris se transforment-elles en vents moléculaires qui gonflent les voiles de l'armada immunitaire ?

Et, d'ailleurs, pourquoi les « messages de guérison » émaneraient-ils des seules molécules messagères ? L'environnement, lui aussi, envoie des informations au corps. Un diagnostic une fois prononcé devient une image, une émotion, qui peut se convertir en neuropeptides dans le système immunitaire du malade. Les encouragements d'un ami, le soutien d'un parent constituent une information transformable. Les paroles d'un thérapeute qui croit aux capacités d'autoguérison, la conviction émanant d'un directeur spirituel, une attitude culturelle, un rituel, un geste de tendresse, une histoire, une psychanalyse, un morceau de musique, une œuvre d'art, l'amour lui-même peuvent circuler dans le corps sous forme de peptides et participer à la guérison. Yujiro Ikemi, chercheur spécialisé dans l'étude de la rémission, propose une explication : « Tous les niveaux d'organisation sont liés les uns aux autres dans une relation hiérarchisée, si bien que tout changement intervenant à un niveau nécessite un changement aux autres niveaux[1]. »

1. Y. et A. Ikemi, *in Advances,* 3, n° 4, automne 1986.

L'histoire de Garrett Porter, par exemple, montre bien que le spectre des stimuli potentiels du système guérisseur est assez large pour contenir relaxation et autohypnose, visualisation, émotions provoquées par des scénarios inventés, amour entre un thérapeute et un petit garçon mourant, et une stratégie inspirée par une passion spécifique. Garrett, condamné par la médecine à neuf ans, est aujourd'hui, à vingt-trois ans, étudiant dans une université du Kansas. Il garde des séquelles physiques et émotionnelles de son combat contre le cancer — il est confiné à son fauteuil roulant, connaît des difficultés d'apprentissage et conserve une calvitie partielle due à l'irradiation. Mais il vient de se fiancer et s'efforce de tourner le dos au passé.

Sa passion des appareils volants est restée entière et il n'a jamais cessé de construire des modèles réduits. Il s'est engagé dans une force auxiliaire civile de l'armée de l'air américaine et vole sur Cessna 172 en qualité de sondeur chargé de repérer les appareils abattus. Contacté par la famille d'un garçon de cinq ans souffrant d'une tumeur au cerveau inopérable, Garrett a passé tout son temps libre auprès de l'enfant pendant cinq mois, jusqu'au soir où la famille l'a prévenu que le petit était mourant. Alors il a enfilé son plus bel uniforme pour aller le saluer une dernière fois.

Quand nous avons évoqué avec lui ce qui l'avait aidé à vaincre le cancer, il a cité les médecins, le dévouement de Pat Norris et le soutien de ses parents, tous les deux travailleurs sociaux. (« Ils étaient formidables. Ils analysaient toujours tout. J'avais l'impression d'avoir Freud comme parents. ») Il reconnaît aussi l'importance du biofeedback et de la visualisation, mais il conclut en attribuant sa guérison au « pouvoir de l'esprit humain ».

Médicalement parlant, nous ne pouvons que deviner la nature de ce pouvoir, bien qu'il soit très souvent évoqué dans nos conversations avec des malades guéris.

Tout ce qu'on peut dire, dans l'état actuel de nos connaissances, c'est que nous n'en savons rien. En essayant de décrire ce qui se passe quand une verrue disparaît, le docteur Lewis Thomas adopte le ton légèrement rêveur de celui qui vient de prendre un coup sur la tête : « Il faut presque que Quelqu'un s'en occupe, se charge de détails complexes et minuscules qui échappent à toute compréhension, un ingénieur spécialisé, un contremaître, un chef de l'exécutif, le patron de toute l'affaire [1]. » Mais jusqu'ici, ajoute-t-il, « quoi que ce soit ou qui que ce soit », cela reste incompréhensible.

Le docteur William Osler, l'un des meilleurs savants et cliniciens de son époque, aurait partagé cette opinion. En conclusion d'un travail sur l'effet placebo, il écrivait : « La foi en Dieu et ses saints guérira un malade, la foi en mes petites pilules guérira le deuxième, la suggestion hypnotique le troisième, la confiance en la médecine le quatrième... La foi sur laquelle repose notre travail... a ses limites (mais), telle qu'elle est, la foi est notre plus précieux allié, sans elle nous serions bien mal partis [2]. »

1. L. Thomas, *Une science naissante..., op. cit.*
2. W. Osler, *in Aequanimitas*, H. K Lewis, Londres, 1914.

5

En quête du miracle, enquête sur le miraculeux

Plus nous avancions dans notre découverte des guérisons remarquables, plus il nous apparaissait que la foi — que ce soit en un traitement, une personne, un système — constituait une variable déterminante dans la relation corps-esprit. Mais la dimension proprement spirituelle de l'esprit paraît toujours difficile à aborder parce qu'elle est floue, abstraite et non réductible aux lois de l'analyse scientifique.

L'esprit nous touche différemment, se révèle à nous dans des contextes variés. Qu'est-ce qu'une expérience spirituelle ? Pour l'un ce sera la contemplation émerveillée de la nature au bord du Grand Canyon, toute pensée annihilée par la majesté du site ; pour l'autre ce sera une courte prière quotidienne. Certains sont touchés par la magie du quotidien — « l'univers dans un grain de sable » ; d'autres par une expérience mystique qui semble venir d'en haut ; d'autres encore estiment que la véritable transcendance réside dans un moment de tendresse partagée.

Mais une chose est sûre, l'esprit se manifeste dans la façon dont il nous touche. De même qu'un neuropeptide moléculaire peut apparaître dans différentes parties du corps avec un message identique, l'esprit se manifeste sous différents aspects sans être limité à aucun. Plénitude du cœur ou euphorie de la pensée, décharge d'endorphines ou mobilisation des leucocytes, l'important n'est pas la nature ultime de l'esprit — question ineffable — mais la façon dont chacun d'entre nous va le ressentir.

En commençant notre étude, nous pensions qu'il vaudrait mieux ne pas tenir compte des guérisons associées à la spiritualité, c'est-à-dire des guérisons prétendues miraculeuses. Mais nous nous sommes rendu compte que, si elles défient souvent notre crédulité et les canons de la médecine, ces guérisons ne se laissent pas oublier.

Dans un article du *British Medical Journal* de 1910, le docteur Osler ne voyait aucune raison de les écarter : « Les textes fourmillent d'exemples de guérisons dues au pouvoir de l'imagination, qui n'est qu'une phase active de la foi... Les guérisons extraordinaires, et même ce qu'on peut appeler des miracles, ne sont pas rares. Comme les autres, j'ai vu des cas qui, dans des conditions favorables, auraient mérité un sanctuaire ou donné naissance à un pèlerinage. »

Il n'existe aucune culture au monde qui n'ait ses sanctuaires, ses lieux saints où venir implorer la divinité quand tout autre recours a été refusé. L'historien Diodore de Sicile a répertorié tous les cas de guérison attribués à la déesse égyptienne Isis, qui avait la réputation de guérir les aveugles et les estropiés[1]. Les pèlerins musulmans vénèrent les eaux de Zam-Zam, à La Mecque, où beaucoup de guérisons ont été attestées. Le sanctuaire grec d'Asclépios abritait, croit-on, une source sacrée où les malades venaient se rafraîchir avec respect. Les Indiens Mohawks racontent comment leur chef Nekumonta découvrit une eau miraculeuse qui guérit sa femme frappée par la peste[2].

Mais l'eau de Lourdes est certainement la plus célèbre de tous les temps. Les guérisons attribuées à ses pouvoirs

1. Richard E. Peschel et Enid Rhodes Peschel, *in Perspectives in Biology and Medicine,* 31, n° 3, 1988.
2. *Op. cit.*

ont été largement étudiées, commentées, non seulement par l'Église catholique mais aussi par les membres d'une commission médicale officielle.

L'histoire commence en février 1858, quand une jeune bergère de quatorze ans, Bernadette Soubirous, sortie pour chercher du bois, a une vision de la Vierge Marie. L'apparition, vêtue d'une robe blanche à large ceinture bleue et parlant le patois local, lui apparaît dix-huit fois. Elle indique à Bernadette l'emplacement d'une source souterraine, et la jeune fille creuse la terre de ses mains jusqu'à ce que l'eau jaillisse. En un mois et sans que l'apparition ait fait allusion à ce pouvoir, la source provoque trois « guérisons miraculeuses ». Rome, toujours sceptique devant les rapports émanant de provinces lointaines, finit par envoyer une commission d'enquête qui conclut à l'authenticité des visions de Bernadette. Une énorme basilique est construite au-dessus de la grotte, et Lourdes devient rapidement le sanctuaire de guérison le plus fréquenté de toute la chrétienté. Quant à Bernadette, elle meurt à l'âge de trente-cinq ans d'un cancer osseux ou d'une tuberculose disséminée, selon les interprétations.

Bien que l'Église n'ait reconnu que soixante-cinq miracles en plus de cent ans, des millions de pèlerins — dont un sur six est officiellement enregistré comme malade[1] — s'y pressent, venant chercher la guérison dans ce haut lieu de la foi et du racket touristique. Les sceptiques, écrit Ruth Cranston dans son *Miracle de Lourdes,* peuvent y voir « un gigantesque canular, un exemple de propagande magistralement orchestrée... conçu par des ecclésiastiques habiles pour ramener au troupeau quelques fidèles égarés[2] ». Mais Ruth Cranston fut profondément touchée par ce qu'elle vécut à Lourdes

1. J. Dowling, *in Journal of the Royal Society of Medicine,* 77, août 1984.
2. R. Cranston, *The Miracles of Lourdes,* Image Books/Doubleday, New York, 1988.

et finit par se convertir. Elle décrit sa première arrivée, en 1955, dans un train bourré de pèlerins où, « à chaque fenêtre des visages apparurent, rayonnants d'espoir et d'impatience, pour saluer leur terre promise ». Et elle décrit comment ces gens, malades pour la plupart, entonnèrent spontanément un Ave Maria en approchant de la gare, le chant se propageant de wagon en wagon jusqu'à ce que « le train tout entier en résonne ».

Lourdes est peut-être un parc d'attractions religieux, mais son thème dominant, c'est la guérison. Tout y est conçu, jusqu'aux plus petits détails, pour stimuler le « système guérisseur » interne, dissiper le doute, confondre les sens, faire taire le bavardage de la raison et susciter une absolue dévotion.

« C'est toute une ville de... gens qui sont venus des quatre coins du monde dans un seul but : prier et guérir », écrit encore Ruth Cranston.

Comme tout sanctuaire religieux, Lourdes mobilise ce que le psychologue Jerome Frank appelle « l'espérance de la foi » dont l'efficacité dépend, selon lui, « de l'adéquation du système de croyance » entre le pèlerin et le lieu, entre le malade et le guérisseur[1].

Au début du siècle, les savants professaient un intérêt passionné pour Lourdes, ne serait-ce que comme laboratoire d'observation des phénomènes corps-esprit. La guérison par la foi était alors considérée avec un mélange de fascination et de scepticisme. Le sommaire du *British Medical Journal* où sir William Osler faisait cette déclaration sur la foi, citée plus haut, choquerait probablement la plupart des médecins de notre fin de siècle.

La publication médicale la plus renommée de l'époque annonce des articles au titre évocateur : « Considérations sur l'occulte » ou « Les interactions de l'esprit, du corps et de l'âme ».

1. J. Frank, *in John Hopkins Medical Journal*, 137, nº 3, sept. 1975.

« À l'heure même où nous écrivons, affirme un professeur de médecine distingué, la religion et la médecine échangent des baisers. » Alors comme aujourd'hui, cette démonstration d'affection rebutait bien des médecins. Les malades qui affluaient à Lourdes étaient décrits comme des individus facilement influençables, des « neurasthéniques sentimentaux » en proie à l'« hystérie » et à l'« autohypnose ». Quant à leur guérison, elle passait pour être fondée sur un diagnostic erroné. Le spécialiste anglais du cancer H.T. Butlin, président du Collège royal de chirurgie, ironisait sur « l'armée de saints en fauteuil, de névrosés et de *névro-mimétiques* en tout genre. Avec quelle facilité certaines personnes se prêtent à une cure par la foi ! ». Il citait le cas d'une vieille dame de sa connaissance que le choc de voir son petit-fils tomber devant un train en marche avait rendue sourde. Bien que l'enfant ait été retrouvé indemne, elle n'avait recouvré l'audition que six mois plus tard, « aussi soudainement qu'elle l'avait perdue. Si elle avait fait un pèlerinage à Lourdes à ce moment-là, quel splendide exemple de guérison par la foi on aurait pu y voir [1] ! »

Toutefois, après avoir exposé un cas de guérison « spontanée » rencontré dans sa pratique, un cancer récidivant dont plusieurs opérations n'avaient pu venir à bout, il pose une question qui n'a toujours pas reçu de réponse.

> Quand nous constatons l'extraordinaire influence exercée sur le corps, sur le sang et les tissus, par la peur, l'espoir et l'amour — comment d'une part l'individu s'affaiblit, se détériore et meurt ; comment d'autre part l'appétit et le sommeil reviennent, le sang devient plus riche, plus rouge et une sorte de résurrection du corps se produit —, est-il

1. H. T. Butlin, *in British Medical Journal*, 18 juin 1910.

absurde de penser que ce corps régénéré peut parfois différer du corps précédent par des modifications chimiques subtiles que la science n'est pas encore capable de mesurer ni même de discerner ? Et, si d'autres états d'esprit peuvent provoquer cela, pourquoi pas la foi [1] ?

Cependant, la Commission médicale de Lourdes se fait un devoir d'écarter tout cas de rémission spontanée pouvant résulter de processus biologiques naturels et non de l'intervention divine. Les critères théologiques du miracle ont été définis en 1734 dans un canon rédigé par le cardinal Lambertini (qui devait devenir pape sous le nom de Benoît XIV) et selon lequel l'état du malade devait être désespéré, sa maladie et les possibilités de guérison bien connues, il ne devait avoir reçu aucun traitement médicalement efficace, et la guérison devait être complète, définitive et d'une rapidité surnaturelle. Le directeur actuel de cette commission, le docteur Roger Pilon, ajoute : « Il est absolument nécessaire que la guérison soit ultrarapide (sept à dix jours maximum) sinon, il s'agit de cas banals, comme tout médecin peut en rencontrer dans sa pratique. »

Pourtant, même dans un contexte non théologique, certaines guérisons sont extrêmement rapides. Rappelez-vous le cas de M. Wright, dont les tumeurs avaient fondu grâce aux effets conjugués d'une injection placebo et de la confiance qu'il accordait à son traitement. Bien que la rémission de M. Wright n'ait pas été définitive, un scientifique a écrit : « L'incroyable rapidité de sa guérison suggère également que ses systèmes neurovégétatif et endocrinien ont réagi à la suggestion, lui permettant de mobiliser son système sanguin avec une efficacité remarquable pour évacuer les fluides toxiques et les déchets à mesure que ses tumeurs diminuaient [2]. »

1. Id., *ibid.*
2. E. Rossi, *Psychobiology of Mind-Body Healing*, Norton & Co., New York, 1986.

Et, à propos des miracles, Jerome Frank écrit : « Les processus par lesquels des guérisons se produisent à Lourdes ne semblent pas différer de ceux qui déterminent les guérisons normales, ils sont seulement considérablement renforcés et accélérés. » Il ajoute que, s'il peut y avoir « une amélioration soudaine et immédiate des fonctions..., la véritable cicatrisation des tissus demande des heures, des jours ou des semaines... et les brèches dans les tissus particuliers comme la peau ne sont pas comblées, elles se remplissent simplement d'une formation cicatricielle, comme dans les guérisons normales [1] ». On peut donc se demander où se situe la frontière entre un miracle et une guérison due aux effets de l'esprit sur le corps.

Pourtant, comme on dit : « Rome canonise plus de saints que Lourdes ne reconnaît de miracles. » Sur les millions de pèlerins qui sont passés à Lourdes, seuls deux mille ont été reconnus inexplicablement guéris par les diverses commissions médicales. Et soixante-cinq cas de guérisons seulement ont été officialisés comme miracles incontestables. Le nombre de candidats semble d'ailleurs se réduire de plus en plus. Pendant les vingt-cinq ans (1892-1917) où le docteur Boissarie était président du Bureau médical de Lourdes, mille cinq cent trente-six cas de guérison inexplicable furent examinés. Mais, en dix-huit ans de présidence du docteur Mangiapan, il n'y en eut que trois.

Un article décrit le docteur Mangiapan comme passablement inquiet. « J'ai passé mon temps à répéter que nous connaissions une totale pénurie de guérisons inexplicables », confie-t-il à un journaliste. Selon lui, en deux cent cinquante ans, les mailles du crible ont considérablement rétréci puisqu'on continue à exiger que le malade n'ait pas été soigné, en un temps où le traitement

1. J. Frank, *Persuasion and Healing*, Schocken Books, New York, 1971.

commence sitôt le diagnostic posé. Mais, quand il a demandé un assouplissement de la règle, le Vatican est resté intraitable.

En 1993, une conférence intitulée « Guérisons et miracles » réunissait à Lourdes des médecins catholiques. L'atmosphère était tendue et anxieuse. Un journaliste français se demandait si cette conférence n'annonçait pas « la dévaluation de la notion même de miracle », si les progrès accomplis en génétique, en immunologie et en médecine psychosomatique ne permettraient pas d'expliquer toutes les guérisons[1]. Le docteur Charles Chassagnon, directeur du Comité médical international de Lourdes, déclarait : « En fait, il est difficile d'affirmer qu'une guérison est médicalement inexplicable. Un médecin est par définition un scientifique. Les miracles de Lourdes sont, en réalité, légèrement démodés[2]. »

De fait, il a fallu treize ans d'investigations pour ratifier le plus récent des miracles de Lourdes, le cas de Delizia Cirolli. Au printemps de 1976, Delizia, une enfant de douze ans originaire d'un village situé sur le mont Etna, était admise dans le service orthopédique de l'hôpital universitaire de Catane avec un genou droit enflé et douloureux. Radio et biopsie ont permis de conclure qu'il s'agissait de métastases d'un neuroblastome. Le chirurgien recommanda l'amputation mais la famille, horrifiée, refusa. Un traitement palliatif au cobalt fut alors prescrit, sans espoir de prolonger beaucoup la vie de l'enfant. Mais, lorsque Delizia fut transférée dans l'unité de radiothérapie, elle était visiblement si malheureuse que ses parents, voulant qu'elle passe ses derniers jours au milieu des siens, lui firent quitter l'hôpital sans traitement.

1. B. Vandeputte, *in La Croix*, 23 octobre 1993, et H. Tinco, *in Le Monde*, octobre 1993.
2. S. Fishman, *Health, op. cit.*

Au mois d'août, tout le village se cotisa pour l'envoyer à Lourdes. Delizia passa donc trois jours avec sa mère entre processions et immersions dans la piscine, sans la moindre amélioration de son état. Des radios faites en septembre montraient que la tumeur avait grossi. La mère entreprit de confectionner les vêtements mortuaires de Delizia, comme le veut la coutume locale, tout en continuant à lui faire boire l'eau de Lourdes tous les jours. Les gens du village continuaient aussi à prier pour elle. Et un jour, peu avant Noël, Delizia annonça qu'elle voulait se lever et sortir. Elle ne pesait plus que vingt-cinq kilos, mais, bien que très faible, elle réussit à marcher sans souffrir. Son genou désenfla en quelques jours, et elle recouvra la santé en quelques semaines.

« C'est une merveille, un cas en or. Montrez-le à n'importe quel docteur sceptique, vous pouvez être sûr qu'il va le trouver incompréhensible », dit le docteur André Trifaud, orthopédiste et spécialiste du cancer lors de la conférence « Guérison et cancer ». Mais l'attitude de ce médecin, l'un de ceux qui ont examiné Delizia, est très nettement mitigée : « Je ne voudrais pas vous faire de peine, dit-il à son public, mais nous aurons peut-être un jour l'explication de sa guérison, grâce notamment aux derniers travaux... d'une équipe de spécialistes[1]. »

C'est la mère de Delizia qui prononça le mot de « miracle ». Le rapport du Vatican note qu'elle est revenue à Lourdes l'année suivante et qu'elle a insisté « avec véhémence » pour que les médecins officiels examinent sa fille et confirment l'intervention divine. Le genou de Delizia était visiblement déformé, mais les radios montraient bien que la tumeur avait disparu et que l'os était réparé. Elle fut donc réexaminée lors de plusieurs pèlerinages et, en 1982, les membres de la Commission médicale internationale déclarèrent (à la majorité des deux tiers) que sa

1. M. Majorelle, A. F. P., 2 et 25 octobre 1993.

guérison était médicalement « inexplicable ». Le Vatican lui conféra le statut de miracle en 1989.

Pourtant, la décision ne manquait pas d'ambiguïté. La guérison, décrite dans le *Journal of the Royal Society of Medicine*, n'avait pas été instantanée ni parfaite : le genou de l'enfant était resté cagneux et il avait fallu plusieurs opérations pour corriger la déformation. La règle du cardinal Lambertini avait dû être nuancée pour s'appliquer à ce miracle des temps modernes. La Commission médicale conclut, après de longues délibérations, que Delizia n'avait pas eu un neuroblastome, comme on le pensait au début, mais un sarcome d'Ewing. Bien que le dossier ne mentionne aucune poussée de fièvre, les deux semaines nécessaires à la guérison rappellent les observations de Coley sur la vitesse de régression des sarcomes traités par la méthode de l'infection et de la fièvre provoquées volontairement (une ou deux semaines au maximum).

Par ailleurs, bien qu'aucune donnée psychologique ne soit fournie par le rapport, on ne peut pas exclure la possibilité que les mécanismes corps-esprit aient fonctionné. Pendant le congrès, le docteur Trifaud a évoqué le pouvoir curatif des « bouleversements » émotionnels et de la « réorganisation du psychisme ». Et le docteur Pilon semble partager cet avis puisqu'il nous a dit, avec beaucoup de diplomatie : « Nous devons bien admettre qu'il n'existe plus aujourd'hui de frontière bien définie entre manifestations purement organiques et manifestations psychosomatiques d'états mentaux intenses. »

Pour comprendre quelles forces ont pu se manifester dans la guérison de Delizia, il peut être utile de comparer cette dernière avec un cas similaire rapporté par le docteur Johannes Schilder, de l'institut Helen-Dowling, à Rotterdam, qui a étudié les composantes psychosociales de rémissions spontanées. Le « Patient S. » de Schilder avait dix ans lorsque, comme Delizia, il développa un sarcome à cellules géantes sur le tibia. L'orthopédiste fit la même proposition d'amputation qui fut rejetée aussi nettement par les parents. « C'est notre enfant, dirent-ils, et cela ne vous concerne pas. Nous trouverons un moyen[1]. » Curieusement, le médecin de famille se rangea à leur avis et alla même jusqu'à dérober les radios de l'enfant à l'hôpital pour les envoyer à un médecin allemand.

Comme pour la petite Sicilienne, le village tout entier se mobilisa. L'enfant ne fut pas envoyé à Lourdes mais chez un médecin allemand plutôt excentrique qui prescrivit un régime riche en protéines, des massages et autant de jeux que possible tous les jours. Cet homme fut le premier spécialiste à déclarer que l'enfant guérirait, bien qu'il l'ait fait dans des termes que Schilder considère comme un pronostic de conte de fées : « Votre enfant s'en sortira à cause de ses yeux bleus et de ses cheveux blonds. »

De retour chez lui, « Patient S. » fut, comme Delizia, extrêmement entouré. Schilder écrit : « On lui réserva la plus belle pièce de la maison, il reçut toutes sortes de jouets et les soins les plus attentifs de sa famille, de ses copains de classe et des villageois. Quand tout le village se réunit dans l'église pendant neuf jours pour prier, il commença à aller mieux. Ce régime de soins, de massages et d'affection s'est prolongé pendant plus d'un an. Comme il ne peut pas encore marcher, il s'est fabriqué une carriole à laquelle on attelle le chien de la famille pour le promener. » Et, comme Delizia encore, l'enfant a gardé un genou déformé qu'il a fallu redresser chirurgicalement.

Dans les deux cas, de puissants facteurs de stimulation du processus de guérison sont présents : la détermination farouche des parents, le soutien effectif de toute une

1. J. Schilder, *in Healing : Beyond Suffering or Death,* éd. Luc Bessette, Québec, Canada, 1994.

communauté, l'amour inconditionnel mais aussi une forte activation de l'imagination, la prise de conscience de sa propre valeur, la prière collective et les affirmations positives prononcées par une figure d'autorité apparemment charismatique.

Toutes ces raisons n'empêchent pas la guérison des deux enfants d'être extraordinaire. Mais on est tenté de considérer les médecins de Lourdes comme des reliques des temps anciens où le diagnostic était moins définitif, l'analyse des cas moins incisive et le pouvoir de l'esprit sur le corps formulé en termes théologiques. De nos jours, les cas de guérison spectaculaire, impossible, où l'invalide quitte son fauteuil roulant pour se mettre à marcher sont généralement mis sur le compte de la naïveté des observateurs. Après tout, la poétesse Elizabeth Barrett est restée confinée dans son lit avec les jambes paralysées avant que son enlèvement par le poète Robert Browning ne la soustraie à la tyrannie paternelle. Un an plus tard, elle escaladait les montagnes en Italie avec son mari et deux ans plus tard elle lui donnait un fils. Le miracle était donc entièrement dû à un changement d'état psychique et de situation. Sa paralysie, estime-t-on aujourd'hui, était « fonctionnelle », et non organique.

Pourtant, nous avons découvert deux cas de guérison prétendument miraculeuse où les dommages organiques étaient suffisamment importants pour nous rappeler la mise en garde du psychologue William James contre « la fermeture prématurée de nos comptes avec la réalité ». Commençons par l'incroyable histoire de Leo Perras.

Quand nous nous arrêtâmes devant chez lui, dans le Massachusetts, Perras était debout sur le porche, guettant notre arrivée. C'était un petit homme mince et droit, vêtu d'un costume en tweed impeccable. Il habitait cette ferme aménagée depuis cinquante ans.

« Vous pensiez que j'étais grand, non ? C'est ma voix au téléphone, dit-il fièrement. Tout le monde s'y trompe. » Et sa voix était effectivement profonde et rauque comme celle d'un costaud. Sur sa cravate vermillon reposait un crucifix noir et or avec le corps du Christ en relief. Perras le portait comme un trophée, et en un sens c'en était un, acquis au prix d'un long combat pour sauver son corps et son âme.

Perras est un jeune garçon agile employé dans une usine de textile quand un wagonnet chargé de cent cinquante kilos de tissu le heurte et le renverse sur le dos. Il subit une première opération pour réduction d'une hernie discale, puis à la suite d'une fusion sacro-iliaque, il passe dix ans dans un lourd corset d'acier, avalant des analgésiques et subissant encore plusieurs opérations. Au cours des années suivantes, sa situation empire encore. Finalement, des médecins de Boston décident de pratiquer une « cordotomie » pour dégager la moelle épinière des tissus qui l'enserrent. Leo se réveille privé de sensations dans les deux tiers inférieurs du corps. Un examen médical montre alors qu'il n'a plus de réflexes tendineux profonds. Sa moelle épinière a été en grande partie sectionnée.

Son désespoir est violent, et le combat qu'il va livrer sera très dur. Comme il reste enfermé dans sa chambre et muré dans un silence absolu, sa femme pousse un jour son fauteuil roulant jusqu'au centre-ville et le plante là, au beau milieu d'un trottoir. Les gens passent autour de lui sans le voir et il comprend qu'il va devoir prendre la décision de continuer ou non. Il choisit de vivre et pendant des dizaines d'années, il va faire du travail bénévole dans les hôpitaux et auprès de personnes handicapées. Il continue également son activité de charpentier et met au point un appareil hydraulique complexe qui lui permet de construire pratiquement tout seul une maison pour sa fille et son gendre.

Après vingt ans de fauteuil, Leo a perdu tout espoir de guérir. Mais, un jour, sa femme apprend que le père

Ralph DeOrio, un prêtre catholique assez connu, va conduire une cérémonie de guérison dans une ville voisine. Sachant qu'il refusera d'y aller — « Si Dieu veut me guérir, lui a-t-il dit une fois, il peut le faire ici même » —, elle demande à un ami de le convaincre. Le jour venu, ils l'installent à l'arrière de la voiture et arrivent à temps pour le service.

Cinq heures durant, Leo assiste à un office conçu pour amener les fidèles au paroxysme de la foi en la guérison. Il est sur le point de demander à sa femme de le remmener quand six heures sonnent. « Tout d'un coup, le père DeOrio s'arrête, raconte Leo, il se retourne, traverse la nef et arrive juste devant moi. Il m'asperge d'eau bénite, lève ses mains et dit : "Au nom de Jésus-Christ, lève-toi !" »

Leo a certainement raconté son histoire des centaines de fois, mais ses yeux s'emplissent de larmes quand il poursuit son récit : « Je n'ai réalisé que je m'étais levé qu'en me trouvant face à face avec le père. Il ne m'a jamais touché, mais j'ai eu l'impression d'être soulevé de mon fauteuil par des mains invisibles. Je ne pouvais pas sentir ce qui se passait parce que mes jambes étaient toujours insensibles. Et puis j'ai regardé et, oh ! mon Dieu ! j'ai vu que j'étais debout. Il m'a dit : "Toi et moi, nous allons marcher ensemble dans l'allée centrale de cette église jusqu'au portail." »

Et Leo a marché — *marché !* — jusqu'à sa voiture, au milieu d'une extraordinaire effervescence de fidèles qui l'encourageaient et prenaient des photos. Après avoir fait le tour de la ville en s'arrêtant chez chacun de ses amis, il arriva, suivi d'une véritable procession, chez son médecin traitant. Il était presque minuit, et le docteur Mitch Tenerowicz, chef de service à l'hôpital de Northampton, vint lui ouvrir la porte pieds nus et mal réveillé. « Quand il m'a vu debout sur son perron, il a juste crié : "Oh ! mon Dieu !" et j'ai vu son visage se couvrir de sueur. »

Sur le plan neurologique, son état n'avait absolument pas changé, explique le médecin. Il n'avait toujours pas de réflexes. « Ses muscles sont complètement fichus. Il a des mollets gros comme mon poignet. Pourquoi il marche, je l'ignore. » Le docteur Tenerowicz, qui soigne Leo depuis dix ans, insiste sur le fait que ses membres « n'auraient pas dû pouvoir le porter [1] ». Même avec une simple jambe cassée, il faut au moins cinq semaines de rééducation pour pouvoir remarcher normalement. Or, Perras n'avait pas posé le pied par terre depuis vingt ans.

Le bas de son corps était à ce point insensible, poursuit le docteur Tenerowicz, que quelques mois auparavant il avait gardé un clou planté dans le pied sans s'en rendre compte jusqu'à ce que la plaie se transforme en « un énorme abcès ». Leo lui-même précise qu'il n'a retrouvé la sensibilité de ses jambes que trois mois après sa guérison. « Je ne marchais pas, je flottais comme un torse sans rien en dessous. Il fallait que je regarde mes pieds pour savoir où ils se trouvaient. » Il se renverse dans son fauteuil, fume cigarette sur cigarette, croise et décroise les jambes avec une volupté évidente, ses chaussures de cuir tellement cirées qu'elles lancent des éclairs. Il en rajoute, se met en scène. Il n'en revient toujours pas de ce qui lui est arrivé.

Il attrape un énorme album de photos sur une étagère, pose sur son nez une grosse paire de lunettes, feuillette des pages de coupures de journaux jaunies et de clichés jusqu'à trouver une photo où il descend un escalier, avec le sourire émerveillé d'un Armstrong faisant ses premiers pas sur la Lune. Il a un pied levé, une expression légèrement incrédule et les bras écartés comme s'il craignait de trébucher et de briser son beau miracle en mille morceaux, comme une porcelaine précieuse.

1. P. C. Roud, *Making Miracles*, Warner Books, New York, 1990.

Nous lui demandons s'il veut bien relever son pantalon pour nous permettre de toucher ses jambes. Agenouillés devant lui, nous découvrons des mollets si minces que la main peut presque en faire le tour, mais durs et musclés. Il est difficile d'imaginer leur aspect d'avant la guérison. D'après son médecin ils ont triplé de volume en quelques mois.

Derrière la maison, Leo a construit une petite chapelle avec deux bancs. Près de la porte, il a mis son vieux fauteuil roulant avec des décalcomanies fanées. Une statue en plâtre grandeur nature de saint Joseph, récupérée dans une église en démolition, occupe presque tout l'espace. Leo la prend familièrement par les épaules. « Dieu se sert de choses simples pour confondre les sages », dit-il, radieux.

De fait, plusieurs observateurs affirment que les personnes les plus susceptibles de bénéficier d'un miracle sont celles dont le mental n'interpose pas de critique entre eux-mêmes et un pouvoir supérieur. Ils peuvent donc être puissamment affectés par le charisme d'un guérisseur et l'atmosphère d'une cérémonie de guérison, elle-même conçue pour faire taire tout sens critique.

James Randi, magicien et démystificateur, critique sévèrement ce genre de cérémonie, qualifiant DeOrio d'« illusionniste à la solde du Vatican[1] », l'accusant de truquer ses résultats, de ne pas fournir de documentation à des chercheurs sérieux et d'élever les guérisons psychosomatiques à la dignité d'interventions divines. Pour le représentant local de l'évêque, « certaines (guérisons) sont psychosomatiques, bien sûr, certaines sont hystériques et d'autres peuvent être expliquées par des causes naturelles. Cela ne me pose pas le moindre problème parce que, de toute façon, elles sont réelles... Dieu intervient dans tous les domaines de notre vie. Il n'est pas si

1. J. Randi, *The Faith Healers*, Prometheus Books, Buffalo, 1989.

important de prouver que quelque chose est extraordinaire ou résulte d'une intervention divine[1] ».

Comme nous l'avons vu, le système d'autoguérison peut être stimulé par une forte charge émotionnelle, amplifiée par la présence de personnes amies et complices, le pouvoir d'un rituel et le stimulus de l'espoir soutenu par la foi. Mais nous avons vu aussi que les convictions, apparemment assez puissantes pour provoquer des guérisons spectaculaires, peuvent être générées de l'intérieur ou provenir de sources difficiles à expliquer. C'est le cas pour Rita Klaus, professeur de biologie et nonne défroquée.

Quand Rita Klaus (née McLaughlin) avait neuf ans, elle faillit se noyer dans une piscine. Au moment où elle coulait pour la troisième fois, elle eut une apparition, « Jésus, Marie et saint Joseph dans une grande lumière blanche. Ils se tenaient devant une vaste assemblée, et moi j'étais dans un coin et je criais : "Je suis là ! Je suis là !" Finalement, Marie s'est tournée vers moi et elle a simplement souri en hochant la tête ». Puis Rita reprit conscience. Elle avait été sortie de l'eau, étendue sur le bord de la piscine et vigoureusement ressuscitée.

Plus tard, elle parla de sa vision à sa petite sœur qui « éclata de rire. Elle n'avait jamais rien entendu d'aussi drôle ». Vexée et furieuse, Rita n'en dit plus un mot à personne. « Mais j'étais décidée à retourner dans cet endroit si beau que j'avais vu, le Ciel. Et, comme les personnes les plus proches de Dieu que je connaissais étaient des religieuses, j'ai décidé de rentrer dans les ordres. »

Elle annonça cette décision à ses parents et n'en démordit pas. À quatorze ans, elle voulut entrer dans un couvent, mais elle ne fut pas admise en raison de son

1. G. Lange, cité par J. Randi.

jeune âge. L'année suivante, l'Église fit une exception pour lui permettre de commencer son noviciat. Elle prit le voile à dix-sept ans. Une photo d'elle à vingt ans montre une jeune nonne ravissante de l'ordre de saint Peregrine, patron des cancéreux, son beau visage mis en valeur par la simplicité d'une coiffe blanche.

La même année, Rita apprenait qu'elle avait une sclérose en plaques, maladie chronique, lente et progressive du système nerveux central qui cause la dégradation des gaines nerveuses de la moelle épinière. Elle se manifeste généralement par des crises suivies d'accalmies pendant plusieurs dizaines d'années et provoque des symptômes dégénératifs handicapant presque tous les systèmes organiques. Désormais incapable de supporter les rigueurs de la vie monastique, Rita fut dispensée de ses vœux.

Après avoir terminé sa formation en biologie, elle s'installe comme professeur dans un collège de la banlieue de Pittsburgh. Ses symptômes initiaux ne tardent pas à disparaître, comme c'est souvent le cas avec cette maladie. Rita commence à penser que les médecins se sont trompés, qu'elle n'a pas de sclérose en plaques. Obligée de porter des chaussures orthopédiques, elle répond à ceux qui lui posent des questions qu'elle a eu la polio. Bientôt, l'ex-nonne passe une robe de mariée et donne le jour à trois enfants en peu d'années.

Mais la maladie se manifeste à nouveau par des signes incontestables. Un jour, son bras devient subitement insensible et elle laisse tomber son bébé qui, heureusement, n'est pas blessé. Quelques jours plus tard, sur le point de sortir de sa camionnette, elle est momentanément paralysée, depuis le cou jusqu'aux doigts de pieds. Inquiète, elle consulte son médecin, qui confirme : c'est bien une nouvelle offensive de la sclérose en plaques. Elle doit donc avouer à son mari qu'elle est malade. Celui-ci commence par se taire, complètement sous le choc, puis se met dans une colère épouvantable, avant de lui dire, tout confus : « Je ne suis pas un saint, mais on va essayer. »

Il y a pourtant des moments où même un saint risquerait la damnation. La maladie progresse rapidement. Rita abandonne ses cannes pour un déambulateur, puis elle doit porter des prothèses aux jambes et ne se déplace plus qu'avec des béquilles, enfin, elle ne peut plus quitter son fauteuil roulant. Elle a les pieds et les chevilles complètement paralysés. La paralysie spasmodique et les contractures musculaires lui déforment les jambes et provoquent une sciatique permanente. Pour lui éviter de souffrir, les médecins, persuadés qu'elle ne remarchera jamais, sectionnent les tendons qui maintiennent la rotule en place. Rita n'a la permission de « marcher » que chez elle, sur de courtes distances, avec ses gouttières en acier et ses béquilles. Elle passe le plus clair de son temps dans son fauteuil d'infirme.

Sa vie est un enfer. Sa foi n'y résiste pas. Elle en veut à Dieu de l'avoir envoyée au couvent, puis au mariage, pour l'abandonner ensuite. « Je haïssais mon corps. Je me haïssais. Je haïssais ma famille », avoue-t-elle. Elle est complètement désespérée quand son mari lui parle d'une messe pour la guérison des malades à laquelle elle pourrait assister. Elle commence par refuser : « Je suis une scientifique, dit-elle avec humeur, et tu me parles de superstitions. Dieu n'intervient pas dans l'ordre naturel des choses. Tous ces prédicateurs hystériques me donnent la nausée. »

Pourtant, elle finit par céder pour faire plaisir à son mari et se laisse installer « comme un paquet » sur un banc d'église avec ses prothèses aux jambes. Le moment le plus humiliant a lieu quand le prêtre la soulève par-derrière et la serre dans ses bras en priant, « pendant que cette bande de fanatiques agitent leurs bras tendus ». Mais son indignation est remplacée par une expérience des plus étranges : « Je ne voyais plus les gens, je ne sentais plus le curé. Il n'y avait que cette lumière blanche, et j'étais submergée par un sentiment d'amour absolu comme je n'en avais jamais éprouvé. Je me sentais pardonnée et sereine. Je n'étais pas guérie physiquement, mais mon cœur était en paix de savoir que j'étais aimée et capable de surmonter n'importe quoi. »

Par la suite, elle dut faire appel à toutes ses ressources spirituelles pour supporter les progrès de sa maladie. Les médecins ne lui laissaient aucun espoir de guérison. Les lésions des nerfs et des tissus étaient irréversibles. Mais, aussi éprouvantes que ces années aient pu être, elle avait retrouvé la foi. « J'ai recommencé à prier mais sans m'appuyer sur les textes des Écritures ou sur la tradition. J'avais une relation personnelle avec Jésus. Ma foi avait mûri, elle était plus active : je ne pensais plus systématiquement à moi d'abord. J'ai commencé à regarder autour de moi et à voir des gens mille fois plus malheureux que moi ; ceux qui n'étaient pas malades avaient des problèmes de famille, d'alcoolisme, de drogue, de dépression. Je ne pouvais rien y changer, mais je pouvais les écouter, leur parler, prier pour eux. »

Cette même année, Rita fit un rêve étrange. « Je recevais une invitation personnelle de Jésus. Je vois encore la texture du papier, incroyablement blanc, et la calligraphie, très belle. Le texte était : "Chère Rita, tu es invitée à venir dans mon église, là où ma mère apparaît." Et puis je me retrouvais dans une grande église blanche, avec une très haute voûte blanche, elle aussi. J'entendais comme un bruit de vent, très fort, et de ce vent sortait un nuage et de ce nuage sortait Marie. Je me suis réveillée. L'image était si nette qu'elle paraissait réelle. »

Peu de temps après, quelqu'un donne à Rita un livre avec des photos de Medjugorje, cette ville de Yougoslavie où six jeunes gens affirment avoir vu des apparitions d'une belle femme qui disait s'appeler « Vierge Marie, reine de la Paix ». Après ces visions, la ville est devenue un lieu de pèlerinage jusqu'à ce que la guerre civile embrase le pays. En feuilletant le livre, Rita tombe sur une photo de l'église de Medjugorje. « Elle était toute blanche, toute simple, avec des fenêtres blanches, des voûtes blanches, aucune décoration, pas de tableaux aux murs, rien, nous explique-t-elle. C'était exactement l'église de mon rêve. »

Six mois plus tard, après avoir dîné dans son lit par une chaude soirée de juin, elle finit de dire son rosaire en attendant que son mari la rejoigne après le journal télévisé. Soudain, elle entend « une voix très douce qui semblait être en moi, et en même temps à l'extérieur de moi, autour de moi, alors que j'étais seule. J'ai entendu très distinctement cette voix me dire : "Pourquoi ne demandes-tu pas ?" »

Elle est sidérée. Demander quoi ? Depuis que son expérience d'« amour indicible » lui a rendu la foi, elle n'a jamais prié pour demander la guérison. « J'avais déjà dit : "Seigneur, fais ce que Tu veux de moi", je ne pouvais pas revenir en arrière et demander : "Délivre-moi de cette maladie." J'avais pris mon parti et j'essayais de vivre le moins mal possible. »

Mais voici qu'une prière inattendue monte à ses lèvres — elle demande à Marie de lui donner la foi dont Jésus a dit qu'elle soulevait les montagnes. Alors, soudain, « une espèce de décharge électrique me parcourt la colonne vertébrale, les bras et les jambes... Je sens des fourmillements... Une sorte d'effervescence joyeuse comme des bulles de champagne. Cela se répand dans tout mon côté droit, qui était le plus atteint. »

Puis, sans transition, elle se réveille ; c'est le matin. Elle n'a pas entendu le réveil et doit se précipiter pour ne pas manquer le cours d'étude des Écritures qu'elle suit au collège voisin.

Étrangement, elle n'a aucun souvenir de ce qu'elle a vécu la veille. Mais pendant le cours elle ressent soudain

« une bouffée de chaleur qui monte depuis mes pieds et me brûle tout le corps. Une sensation désagréable ». Puis ses jambes se mettent à la démanger de façon insupportable. Elle se penche pour se gratter à travers les épais bas de coton qu'elle porte pour empêcher que ses prothèses ne la blessent, et elle prend soudain conscience qu'elle a ressenti quelque chose dans le bas de ses jambes. Plus incroyable encore : « Je pouvais bouger mes doigts de pieds, chose que je n'avais pas faite depuis plus de dix ans. Je suis restée un bon moment attentive à ce mouvement de mes doigts de pieds. Je croyais qu'il s'agissait d'une sorte de spasme musculaire. »

Elle n'entend rien de ce que dit le professeur de théologie, bien que, comme elle l'apprit plus tard, il ait argumenté avec vigueur contre l'existence des miracles. « Il disait qu'il y a toujours une explication physique naturelle. Mais j'étais tellement absorbée par ce qui était en train de m'arriver que je n'ai pas entendu un traître mot de tout le cours. »

En rentrant chez elle, Rita a trop chaud et, quand elle se penche pour enlever ses prothèses, elle remarque que sa jambe « a un drôle d'air ». Sa rotule droite, qui s'est déplacée vers le côté et donne à son genou un aspect difforme depuis que les tendons ont été sectionnés, semble avoir repris sa place. « Je me souviens seulement que j'ai crié : "Mon Dieu, mon Dieu, ma jambe est droite !" » Elle finit d'enlever sa prothèse, se débarrasse de ses bas, relève sa longue jupe, l'enfonce dans sa ceinture et se dit : « Si je suis guérie, je peux monter l'escalier ! Et j'ai grimpé les treize marches du perron d'un coup. » Complètement hors d'elle, elle redescend l'escalier, court vers le petit bois tout proche, saute par-dessus un ruisseau en criant sa joie et sa gratitude au ciel, heureuse « que la propriété soit assez grande pour qu'on ne m'envoie pas un infirmier en blouse blanche ».

Elle appelle son curé, hurlant au téléphone : « Je suis guérie, je suis guérie ! “Mais qui êtes-vous ?” répétait-il sans arrêt. Moi je continuais à crier : “Je peux courir, je peux courir, je peux courir !” Finalement il m'a dit : “C'est Rita ? Écoutez-moi. Vous allez vous asseoir et vous calmer. Ensuite, prenez une aspirine et appelez votre médecin.” Il croyait que j'étais devenue folle. »

Toujours bredouillant et pleurant, elle raccroche et appelle l'une de ses amies, qui accourt et la trouve debout dans le salon, pieds nus, échevelée, parlant toute seule, sa jupe tachée de boue toujours relevée jusqu'à la ceinture, des feuilles et de l'herbe dans les cheveux. Les deux femmes tombent dans les bras l'une de l'autre et se mettent à danser follement autour de la pièce avant de s'écrouler devant la cheminée.

Quand son mari, professeur de collège, rentre de son travail, son premier sentiment n'est pas la joie mais la peur. Il sait que les muscles de Rita sont atrophiés, ses os déformés. « J'étais complètement paniqué, dit-il. Elle avait déjà eu de courtes périodes de rémission où la sensation revenait pendant une semaine ou un mois, mais les médecins avaient dit qu'elle n'en aurait plus et qu'il ne fallait pas encourager de faux espoirs. »

Le lundi suivant, il l'accompagne à l'hôpital. Les médecins qui se réunissent pour l'examiner sont littéralement sidérés. Les infirmières se précipitent pour aller chercher son dossier tandis que des patients la regardent, bouche bée, et que les médecins réagissent de façons diverses. « Un des docteurs qui me suivaient m'a regardée et s'est mis à rire. Il pensait que je lui faisais une blague en lui envoyant ma sœur jumelle ou quelque chose comme ça. Mon neurologue était absolument furieux ! Il a dit qu'on ne pouvait pas guérir de la sclérose en plaques et que les miracles n'existaient pas. Il a même fait venir d'autres gens de l'hôpital pour leur dire que j'étais une simulatrice. » L'orthopédiste, lui, n'arrêtait pas de tripoter ses radios, incapable de comprendre ce qui s'était passé. Son urologue, qui l'avait vue incontinente à sa dernière visite, avec une vessie terriblement enflée, l'examina et confirma que l'organe avait retrouvé sa taille normale. « Il a dit qu'il était incapable de donner la moindre explication, que c'était ce qu'il avait vu de plus beau de toute sa longue carrière, et puis il a pleuré. »

Nous nous sommes procuré l'un des rapports neurologiques de Rita, daté du 23 juin 1986, qui dit : « N'est plus dépendante d'aucun appareillage... Elle a retrouvé le plein usage de ses extrémités inférieures... Ses réflexes tendineux profonds sont symétriques et normaux... C'est une formidable transformation, je me demande où la situer dans un laps de temps aussi court. La patiente ne se lasse pas de me montrer tout ce qu'elle arrive à faire... Je suis très heureux et... je leur conseille seulement de rester calmes [1]. »

Le docteur Donald Meister, qui l'examine, ne trouve plus aucune trace de la sclérose en plaques. « Il y a des exemples de rémission spontanée de cette maladie, affirme-t-il à un journaliste local, mais ce qui m'étonne c'est qu'en général les lésions antérieures à la guérison ne disparaissent pas. Dans le cas de Rita, tout ce que j'ai pu constater m'incite à penser qu'elle est redevenue parfaitement normale [2]. »

Mais l'année qui suit, elle, n'a rien de normal. « Ce fut une année horrible, raconte Rita. Les gens s'imaginent qu'un miracle, ça vous propulse au septième ciel, mais ma vie était complètement bouleversée. » Le mari de Rita, qui est devenu « un infirmier plus qu'un mari », a beaucoup de mal à s'adapter. Ils se disputent souvent.

1. Rapport médical du Hdarmaville Rehabilitation Center, 23 juin 1986, et film vidéo, *Rita Klaus : A Gift of Faith*, Grey Havens Films, 1993.
2. D. Deasy, *in The Pittsburgh Press*, 24 janvier 1988.

« Lui qui aime par-dessus tout son intimité devenait fou, avec les journalistes qui assiégeaient la maison. »

Quant aux enfants, « ils étaient devenus de vrais monstres d'indiscipline » pendant les années où elle était malade. Elle se souvient d'avoir « retiré de sous leurs lits des assiettes pleines de nourriture moisie et des serviettes de toilette mangées aux mites ». À l'école, les enfants subissent durement les conséquences du miracle. « Les professeurs les prenaient à part pour leur dire que leur mère exagérait beaucoup. Leurs copains se moquaient d'eux en disant : "Ta mère, elle voit des extra-terrestres". »

Aujourd'hui, Rita enseigne les sciences dans une école paroissiale où elle ne fait jamais allusion à sa guérison. « L'école a adopté un nouveau catéchisme tendance New Age. C'est plutôt un manuel de justice sociale basé sur l'écologie où il est question de légendes indiennes, de Gandhi, de Van Gogh, mais plus du tout de Marie ou des anges. C'est pour apprendre aux enfants à vivre et à agir en accord avec la nature. C'est très important mais d'habitude c'est ce qu'on enseigne en cours de sciences. »

Mais aucun cours de sciences ne saura expliquer l'expérience vécue par Rita. « Je suis sûr qu'il y a une explication scientifique à tout ce qui se passe dans le corps humain, dit le docteur Meister. Qu'elle soit inspirée par Dieu ou non, ce n'est pas à moi d'en décider. Mais j'aimerais bien savoir comment c'est arrivé. J'ai une sœur atteinte de sclérose en plaques depuis dix-sept ans. Elle en a cinquante-sept, elle vit dans un fauteuil roulant. Dites-moi ce qui s'est produit et je m'en servirai pour elle. »

Et c'est bien là le cœur du problème : comprendrons-nous jamais les mécanismes qui régissent les cures miraculeuses, sans parler de les utiliser ? L'histoire de Rita contient des indices passionnants sur les multiples voies de la guérison singulière.

Tout d'abord les épisodes de dissociation psychique et de concentration que nous avons déjà vus dans un certain nombre de cas. (L'écrivain Ruth Cranston, qui a recueilli de nombreux témoignages de miraculés, officiels ou non, note que beaucoup évoquent une perte de conscience, la sensation d'être transportés au-delà d'eux-mêmes, absorbés dans leurs pensées, absents, « hébétés ».)

Ensuite, l'impression de grande chaleur ressentie par Rita est aussi fascinante. On sait que le retour de la sensibilité des terminaisons nerveuses s'accompagne souvent de brûlures douloureuses, manifestations d'un processus physique. Mais cette sensation de chaleur, comme nous l'avons suggéré dans les chapitres précédents, peut également être produite par des altérations du flux sanguin induites volontairement. Vittorio Michelli, miraculeusement guéri à Lourdes d'un sarcome qui lui avait littéralement désintégré la hanche, parle d'une sensation de chaleur qui s'est propagée dans tout son corps dès qu'il est entré dans l'eau pourtant froide de la source. Fernand Legrand, guéri à Lourdes d'une paralysie généralisée et d'une gangrène due à une polynévrite du nerf spinal et de la moelle épinière, décrit « une grande chaleur dans tout mon corps » quand on l'a immergé dans la piscine [1].

Ruth Cranston parle également de deux cas non officiels : l'un, guéri d'un cancer de l'estomac, qui décrit une « terrible brûlure » ; l'autre, qui eut « la sensation d'être plongé dans l'huile bouillante » en entrant en contact avec l'eau de la source. L'abbé Fiamma, pour sa part, raconte qu'il a senti « comme l'introduction d'un fer incandescent sous la peau ».

De telles expériences ne sont pas limitées à Lourdes. Le père DeOrio laisse entendre à ses paroissiens qu'ils vont peut-être sentir « un courant électrique provenant de mon corps et pénétrant dans le vôtre. Une chaleur.

1. R. Cranston, *The Miracles of Lourdes, op. cit.*

Comme un éclair, pour ainsi dire [1] ». Elles se retrouvent même dans d'autres cultures. Les Bushmen du Kalahari parlent d'une force de guérison qu'ils appellent l'« énergie bouillante ». Le cardiologue Herbert Benson, cherchant à nous expliquer la chaleur considérable générée par les yogis tibétains, disait : « D'après notre évaluation des calories dégagées, il doit exister dans le corps une autre source d'énergie que celle que nous connaissons. »

Dans un article du *Journal of Medicine and Philosophy* est cité le cas d'un homme d'affaires nommé Jacobson, qui, souffrant d'une hernie hiatale inopérable, décide d'assister à une cérémonie de guérison bien qu'il prenne la guérison par la foi « pour une plaisanterie ». Et, quand un des prêtres lui pose les mains sur la tête, il ne sent évidemment rien, mais :

> (Plus tard) en revenant vers ma voiture, j'ai pensé : « Est-ce que j'ai été guéri ? Je me demande ce qu'on peut ressentir quand on est guéri de cette façon-là. » Et puis je me suis dit : « En fait, c'est sans importance. Que je guérisse ou pas, je garderai foi en Dieu. » Et soudain j'ai senti comme une puissante décharge électrique au sommet de la tête et j'ai eu l'impression que de l'eau bouillante me descendait jusqu'au bout des doigts et remontait... J'ai compris que j'étais guéri [2].

Il alla voir son médecin et lui demanda de faire des radios de contrôle. Le lendemain, au téléphone, son médecin lui dit : « Je n'y comprends rien, vos radios sont parfaitement normales [3]. »

Toutes ces descriptions semblent indiquer une activité inhabituelle du système nerveux. Le médecin anglais

1. P. C. Roud, *Making Miracles, op. cit.*
2. D. J. Hufford, *in Journal of Medicine and Philosophy*, 18, 1993.
3. Id., *ibid.*

Daniel J. Benor, qui se passionne pour l'étude du phénomène de la guérison, écrit : « Les mesures effectuées pendant la guérison ne prouvent pas qu'il y ait élévation de la température. Cela semble suggérer une synesthésie, ou perception transsensorielle. Les terminaisons nerveuses qui perçoivent cette chaleur peuvent être stimulées par une énergie de guérison quelconque, qui n'est pas de la chaleur mais qui se confond en quelque sorte avec la chaleur pour stimuler les nerfs[1]. »

Le rôle éventuel du système nerveux a déjà été envisagé par certains chercheurs. Après avoir assisté à une guérison miraculeuse à Lourdes au début du siècle, le docteur Alexis Carrel, prix Nobel de médecine (1912), conclut qu'il existe « un endroit où des choses de toute première importance se passent certainement, des choses... qui pourraient jeter une lumière entièrement nouvelle sur... le rôle mystérieux du système nerveux[2] ». L'impression d'une « décharge électrique » ressentie par Rita Klaus indiquerait donc une activité nerveuse inhabituelle liée à la guérison de la sclérose en plaques, maladie du système nerveux. Ruth Cranston cite le frère Leo Schwager, bénédictin laïque atteint de cette même maladie, qui décrit lui aussi « quelque chose comme un choc électrique » ressenti juste avant de se lever de son fauteuil d'infirme à Lourdes.

Les descriptions subjectives de forces ou d'énergies inhabituelles abondent dans les rapports sur les guérisons miraculeuses ou singulières. Il y a des milliers d'années, Hippocrate associait déjà la sensation de chaleur et les fourmillements qui accompagnaient l'imposition des mains avec des symptômes d'amélioration. Si nous pouvons attribuer ces manifestations à l'action de l'esprit sur

1. D. J. Benor, *Healing Research, op. cit.*
2. Alexis Carrel, *Voyage to Lourdes,* Harper & Brothers, New York, 1950 *(Voyage à Lourdes, L'Homme, cet inconnu,* 1935).

le corps, Hippocrate croyait qu'elles étaient produites par une force vitale, la *vis medicatrix naturae* (force guérisseuse de la nature), et que le rôle du médecin consistait à découvrir ce qui empêchait l'individu d'avoir accès à cette force et à en rétablir le flux.

De la même façon, la médecine chinoise est fondée sur l'idée que le corps possède une sorte de câblage interne servant de support au passage de l'énergie vitale, le *chi*. Il s'agit de « méridiens » qui fonctionneraient un peu comme des transformateurs. Bien que l'efficacité de l'acupuncture ait été démontrée, ces méridiens ne correspondent à aucun circuit nerveux circulatoire ou physiologique connu par la science occidentale. Quand une aiguille est plantée le long d'un méridien, les patients disent souvent ressentir comme une décharge électrique que les médecins chinois expliquent par une décharge de *chi* destinée à guérir une partie malade.

Il peut paraître naïf de se demander si le terme d'« électricité » employé pour décrire ce genre de sensation peut avoir une signification littérale. La question a été longuement débattue dans les débuts de la médecine moderne, puis oubliée. Dans le numéro de juin 1910 du *British Medical Journal*, un médecin se demandait si les êtres humains n'étaient pas « le clavier d'une installation électrique..., une harpe éolienne qui révèle les mouvements de vents que nous ne pouvons pas voir [1] ».

Aussi bizarre qu'elle puisse paraître, cette interrogation mérite peut-être qu'on s'y arrête. L'énergie bioélectrique joue effectivement un rôle dans le métabolisme humain. Le corps, essentiellement composé d'une solution d'eau salée — excellent conducteur de l'électricité —, peut être décrit, sur un certain plan, comme une batterie où des ions chargés positivement et négativement conduisent un

1. T. C. Shaw, *in British Medical Journal*, 18 juin 1910.

faible courant à travers tous les tissus. Une charge électrique minuscule mais mesurable, projetée dans l'espace séparant deux cellules nerveuses, ou neurones, les met en relation.

L'un des pionniers de la recherche dans ce domaine est le docteur Björn Nordenstrom, ancien patron du service de *radiologie diagnostique* à l'institut Karolinska de Stockholm, président du comité Nobel (qui sélectionne les lauréats possibles en médecine) et inventeur d'une méthode de biopsie du cancer du poumon utilisant des aiguilles percutanées. Surpris de constater que sur les radios certaines tumeurs apparaissent cernées par une sorte de rayonnement comparable à celui du soleil, qu'il baptise « corona complex », il se demande si ce halo étrange ne prouverait pas que les tumeurs ont des propriétés électriques. Et il finit par découvrir que les tumeurs possèdent effectivement une charge positive par rapport aux tissus environnants.

Comprenant que ses aiguilles peuvent aussi jouer le rôle d'électrodes, il s'en sert pour envoyer une minuscule charge positive, amplifiant le signal naturel des tumeurs. Et il a le plaisir de découvrir qu'il provoque ainsi un afflux de cellules immunitaires vers la tumeur, un « regroupement massif » de leucocytes, en particulier. Son hypothèse est que cet effet est produit par ce que les biologistes appellent un *injury current*, une différence entre les potentiels électriques des tissus lésés (ou d'une tumeur) et des tissus sains qui les environnent[1]. Les scientifiques avaient longtemps considéré ce phénomène comme une donnée expérimentale sans chercher à en comprendre les implications.

Les travaux de Nordenstrom ont révélé que cette énergie faisait partie des circuits électriques propres à l'organisme et que ces circuits intervenaient dans l'ensemble

1. A. L. Huebner, *in East West Journal*, mai 1990.

des fonctions organiques, de l'activité des facteurs d'immunité à la circulation du sang dans les capillaires (deux mécanismes souvent associés aux guérisons remarquables). Des champs magnétiques relativement faibles — dont on a démontré qu'ils accélèrent la guérison des fractures, affectent le métabolisme cellulaire et contribuent à la « nécrose spontanée » des tissus tumoraux — pouvaient être considérés, selon Nordenstrom, comme un « principe extrabiologique de guidage[1] ».

Les implications de cette hypothèse n'ont pas échappé à ses collègues des différents domaines de la recherche biologique. Un article récemment publié dans une revue scientifique, constatant l'« extrême sensibilité à l'électromagnétisme » de cellules et d'organismes, évoque la possibilité que de minuscules quantités d'énergie suffiraient à stimuler la propension naturelle du corps à se régénérer lui-même.

> Mon hypothèse est que le processus de guérison est déclenché chaque fois qu'une énergie suffisante est mobilisée pour pousser le système jusqu'au point où il évolue naturellement vers *l'état critique auto-organisé*. Une légère perturbation permet aux cellules appropriées de surmonter une barrière énergétique, exactement comme une balle doit être poussée par-dessus une bosse pour pouvoir rouler librement le long d'une pente[2].

Le docteur Robert O. Becker, chirurgien orthopédiste, a été surnommé le « père du bioélectromagnétisme ». Il rappelle que les champs électromagnétiques humains — même à doses minimes, à peine détectables, autrefois

1. B. Nordenstrom, *Biologically Closed Electric Circuits : Clinical, Experimental and Theoretical Evidence for an Additional Circulatory System*, Nordic Medical Publications, Stockholm, 1983.

2. F. S. Young, article commandité par l'Institut des sciences noétiques, 1990.

considérés comme inefficaces — affectent la division des cellules, la fonction immunitaire et les neurohormones [1]. Pour lui, les champs électromagnétiques sont capables de provoquer « une cascade de modifications » dans le corps. « On se contentait de supposer, dit-il, que les lois de la physique garantissaient qu'il ne pouvait y avoir aucune interaction entre des champs invisibles et les corps vivants. Ce n'est pas vrai [2]. » Ces champs électromagnétiques faibles sont parfois tenus pour responsables du surcroît de cancers constaté au voisinage des transformateurs, des lignes et des relais électriques [3].

Mais ce qui fait du mal peut également faire du bien. Le docteur Becker s'est passionné pour la capacité des salamandres à régénérer un membre sectionné et il a découvert que « le système de contrôle qui déclenche, régule et interrompt... cette faculté est électrique ». Cette découverte désigne, selon lui, un système qui opère « sous le système nerveux central, selon les mêmes circuits qui régissent guérison et croissance par un transfert compliqué d'information électromagnétique ».

Des années de recherches l'ont amené à une conclusion, que d'aucuns qualifieraient de métaphysique, mais que Becker considère comme relevant du domaine scientifique. « Les gens qui semblent capables de guérir par l'"imposition des mains" émettent peut-être, sur une fréquence particulière, un champ électromagnétique capable d'affecter les champs propres au corps humain et, à travers eux, les cellules de ce même corps [4]. »

Olga Worrall est peut-être, de tous les guérisseurs modernes, celle qui a été la plus observée, testée, pour les étranges effets physiques qu'elle produisait sur les

1. R. Leviton, *in East West Journal*, mai 1990.
2. Id., *ibid.*
3. Id., *ibid.*
4. Film vidéo réalisé par P. Walsh, *Bioenergy : A Healing Art*, Media Alliance, New York, 1990.

systèmes vivants ou inanimés. Des expériences menées en laboratoire ont permis de constater que l'eau « magnétisée » par elle présentait des modifications indiquant une altération des liaisons de l'hydrogène, effet pratiquement identique à celui provoqué par l'immersion d'aimants dans l'eau pendant plusieurs heures[1].

Olga Worrall, pour sa part, qui voyait dans la prière une forme d'« attention » créant une « onde porteuse » pour la guérison, affirme avec vigueur : « Le corps n'est pas ce qu'il paraît. Ce n'est pas une masse solide. C'est plutôt un système de petites particules ou points d'énergie séparés les uns des autres par de l'espace et maintenus en place par un champ magnétique équilibré. Quand ces particules ne sont pas à leur place, la maladie se manifeste dans le corps. La guérison spirituelle est une façon de replacer ces particules dans une relation harmonieuse. »

Le docteur Elmer Green, pionnier de la recherche en biofeedback, a réalisé une série d'expériences pour voir si la capacité revendiquée par les guérisseurs de sentir et de diffuser de l'énergie était, comme il le dit lui-même, « complètement bidon ou vérifiable par l'expérimentation ». À l'aide d'un appareil de mesure extrêmement sensible, il a constaté que la fréquence des champs émis par certains magnétiseurs pouvait monter jusqu'à 80, 100 et même, exceptionnellement, 200 volts pendant les moments où ces personnes disaient envoyer de l'énergie. « Absolument impossible, dit malicieusement Green, mais vrai. Personne ne sait ce que cela signifie. Mais nous en avons vu la manifestation électrique. »

La manifestation électrique de quoi ? Green, comme Becker, pense qu'il s'agit peut-être d'une forme d'« information » qui provoquerait une cascade d'effets biologiques dans l'organisme. Pour tenter de définir ce

1. D. J. Benor, *Healing Research, op. cit.*

phénomène, le magazine *Advances*, spécialisé dans les aspects psychophysiologiques de la médecine, propose une définition qui n'est pas une explication : « La guérison est produite par l'influence directe d'une ou de plusieurs personnes sur un autre système vivant sans moyen physique d'intervention connu. »

Quelle que soit la nature de cette force, nombreux sont les malades, parmi ceux que nous avons rencontrés, qui y ont eu recours.

Jeanne Stone avait essayé tout ce que la médecine pouvait offrir pour soigner le lymphome folliculaire de son mollet droit. Mais après plusieurs opérations, des rayons et quatre chimiothérapies, elle découvre un matin qu'une constellation de petites tumeurs ont poussé, comme des champignons noirs, à l'endroit de sa première opération. Certaines avaient la taille d'un ongle, d'autres n'étaient pas plus grosses qu'une tête d'épingle. Horrifiée, Jeanne attrape un stylo à bille pour encercler chacune des excroissances et en compte vingt-quatre.

Le diagnostic ne pouvait que confirmer l'évidence : son lymphome avait repris. Mais, comme le traitement suggéré par les médecins lui paraissait trop risqué pour un bénéfice trop incertain, elle se tourna vers une autre voie. Depuis plusieurs années, elle s'intéressait au paranormal, empruntant à la bibliothèque les livres de Shirley MacLaine, des cassettes subliminales pour maigrir ou régresser dans ses vies antérieures, y trouvant « quelques lueurs et même des lumières » dans des domaines qui lui étaient inconnus. Quand l'une de ses amies, qui savait ce dont elle souffrait, lui parla d'un centre de guérison spirituelle, elle décida « de dire oui à la foi », selon sa formule. Son amie lui avait affirmé avec la plus grande conviction : « Si tu y vas, tu guériras », et, comme la plupart des pèlerins de Lourdes qui n'ont plus grand-chose à perdre, Jeanne avait trouvé cet espoir suffisant.

Elle avait fréquenté assidûment l'Église presbytérienne pendant quinze ans, s'occupant de l'école du dimanche et chantant dans la chorale. Mais elle n'y était pas retournée depuis plusieurs années. « Le Dieu que je connaissais était tellement plus vaste que celui dont parlent les théologiens ! » Son premier contact avec le centre de guérison lui laissa une impression étrange, à la fois confuse et excitante.

« Ils ne m'ont pas dit comment ils procédaient ; ils m'ont fait allonger sur une table comme pour un massage. D'abord, ils ont dit qu'ils allaient "lire mon aura" en passant les mains de haut en bas au-dessus de moi. Et puis ils ont commencé à travailler autour de mon ventre. Ils n'ont même pas touché la jambe où étaient situées mes tumeurs. » Mais cette curieuse façon de faire lui procure d'étranges sensations. « Après la deuxième séance, j'ai senti une vague très forte qui montait de mon ventre, juste au milieu du corps. Et ça faisait une pulsation, comme une décharge d'adrénaline. » Elle se sent tellement « énergétisée » qu'elle n'arrive pas à dormir. Elle descend à la piscine du motel et s'émerveille de pouvoir nager, longueur après longueur, alors que la veille « je me serais estimée heureuse si j'avais pu traverser la piscine dans le sens de la largeur ».

Les guérisseurs lui demandèrent aussi de parler de sa vie pour « décharger » tous les traumatismes antérieurs à la maladie. Pendant que leurs mains se promenaient au-dessus de son corps, elle évoqua la douleur d'être séparée de ses enfants depuis son divorce, et le suicide de son second mari, la difficulté de se retrouver à plus de cinquante ans avec trois emplois à temps partiel et des fins de mois difficiles. S'installer avec son plus jeune fils chez ses parents n'avait rien arrangé puisque son père et sa mère étaient morts à une journée d'intervalle. Avec une formidable sensation de libération, elle avait pleuré tout son soûl.

Son séjour au centre de guérison, nous dit-elle, fut « un fantastique tournant spirituel dans mon existence. Ils m'ont soignée une heure par jour pendant cinq jours ». Elle apprit aussi des techniques de relaxation et la façon d'entrer en contact avec ses « guides intérieurs ». « Le guérisseur a dirigé une visualisation avec moi pour me présenter à un "aide". Je m'attendais à rencontrer quelqu'un qui ressemble au Christ, avec une longue tunique flottante et un halo autour de lui. Mais j'ai vu très clairement l'image d'un jeune homme en jean avec un sweater et des baskets. Je l'ai appelé Jaime, et la première chose qu'il m'a dite est : "Je t'aime. Je t'ai toujours aimée et je t'aimerai toujours." Quand je suis revenue de mon "voyage", j'ai pleuré, pleuré, pleuré. Je me sentais si heureuse que quelqu'un, même dans une réalité différente de la mienne, s'intéresse à moi, s'occupe de moi. »

Par la suite, Jeanne éprouva ce qu'elle appelle un « sens aiguisé de la perception » pendant plusieurs mois. Mais le plus surprenant concerne ses tumeurs. « Toutes ces petites boules étaient situées à un endroit où je pouvais les voir, les regarder, suivre leur progression d'une manière ou d'une autre. Eh bien, dès la première séance, elles étaient moins grosses. Cinq avaient complètement disparu à la fin de la cinquième séance. Le reste a continué à diminuer pour disparaître en un ou deux mois. »

Elle trouva un chirurgien qui, un peu décontenancé par ce qu'elle lui racontait, accepta néanmoins de partager son enthousiasme. « Il a regardé ma jambe, il m'a regardée, et il a dit : "Fichtre, fichtre, tout est parti !" Depuis ce jour-là, je me sens en confiance avec lui. » Quand, peu de temps après, elle découvrit une petite boule sur le haut de sa cuisse, elle se fit soigner par un guérisseur « absolument adorable », et la grosseur ne tarda pas à « devenir très rouge et enflammée. Et puis tout a disparu, l'inflammation et la grosseur ». Une autre boule, apparue plus tard et qui résistait au guérisseur, fut excisée par le chirurgien.

Voilà donc un cas qui illustre parfaitement les mystères du « système de guérison ». Jeanne a une maladie, un lymphome, dont la recherche a montré qu'elle avait tendance à régresser plus facilement que d'autres formes de cancer ; elle se soigne par la médecine conventionnelle ; elle se tourne ensuite vers une thérapeutique qui comprend une puissante catharsis émotionnelle, de l'imagerie, un « pèlerinage » dans un lieu de réconfort assez inhabituel et la sensation d'être aimée sans condition. Nous voyons aussi à l'œuvre, avec l'inflammation d'une tumeur précédant la guérison, les mécanismes physiologiques déjà remarqués dans d'autres cas, peut-être en relation avec des états de dissociation, de concentration et de suggestibilité.

Il nous paraît intéressant de rappeler que les guérisseurs eux-mêmes entrent dans le même genre d'états. M. H. Testyer, guérisseur britannique, écrit : « Mon esprit conscient se fermait quand l'énergie entrait en moi. À ces moments-là, je perdais toute notion du temps. Je n'aurais pas su dire si j'étais "parti" pendant quelques secondes ou plusieurs minutes. Et plus tard je me rendais compte que cela avait duré assez longtemps[1]. » Une femme médecin américaine qui écrit sous le pseudonyme de Rebecca Beard raconte, dans son autobiographie publiée en 1951, comment, après avoir guéri d'une maladie de cœur incurable et probablement fatale, elle a décidé de « passer de la *materia medica* à la thérapie spirituelle[2] ». Voici comment Alan Cooperstein, chercheur, décrit son

1. D. J. Benor, *Healing Research, op. cit.*

2. A. Cooperstein, *The Myths of Healing : A Descriptive Analysis and Taxinomy of Transpersonal Healing Experience*, Ph. D. diss., Saybrook Institute, 1990.

attitude intérieure au moment où elle transmettait l'énergie : « Une prière méditative pendant laquelle l'attention se détourne du moi ; la pensée discursive, analytique est ralentie, l'esprit se tait[1]. » Dans d'autres travaux de recherche sur les états de « transcendance » que connaissent les guérisseurs et les mystiques, il est question d'« états dans lesquels s'élabore une imagerie vivante et vécue comme réelle » et d'« états altérés de la conscience où le souvenir d'expériences anciennes est évoqué avec des détails d'une précision extraordinaire ». Il semble donc que le domaine de l'esprit contienne certains des phénomènes mentaux et émotionnels souvent associés à la guérison remarquable, bien qu'il ne s'y limite pas.

Les cultures traditionnelles ont passé des milliers d'années à étudier les multiples dimensions du système de guérison. Avec les moyens qui étaient les leurs, nos ancêtres ont découvert non seulement les vertus curatives des plantes mais aussi les puissantes « médecines » que sont la musique, la danse, la prière, l'imagerie, les états altérés de conscience et le soutien social. Les rituels, jadis considérés par la science comme l'emballage superstitieux d'une ingénieuse pharmacopée exotique, sont maintenant reconnus par l'anthropologie médicale comme des « ingrédients actifs » de la guérison — ces mêmes ingrédients que l'on retrouve souvent dans les récits de guérisons remarquables. Malheureusement, il n'existe pas de journal de la médecine chamanique où aller chercher des informations de première main.

La quête entreprise pour comprendre les aspects spirituels de la guérison nous a conduits à Salvador de Bahia, au Brésil, où les rituels afro-brésiliens du candomblé sont encore pratiqués dans toute leur pureté. La population, noire et mulâtre à 75 %, descend d'esclaves appartenant à des tribus comme les Yorubas, dont les systèmes de

1. Id., *ibid.*

croyance se retrouvent en Égypte et en Inde. Même l'église baroque de Notre-Dame-de-Bon-Fim (« Bonne-Main »), avec ses murs ornés de béquilles et autres ex-voto, est pleine de références à l'iconographie africaine — une Vierge Marie avec des ailes et une queue de sirène, enceinte et les seins nus comme une déesse de la fertilité, sculptée par des esclaves dans du bois de jacaranda.

Le candomblé est une religion qui croit fortement à l'unification de l'esprit, du corps et de l'âme. Pour ses fidèles, la réalité se compose de deux mondes, le *Aye*, ou monde physique, et le *Orum*, ou royaume spirituel. D'ordinaire, ces deux mondes sont séparés, mais dans certaines cérémonies ils s'unissent pour générer de puissantes forces de guérison.

La cérémonie annuelle en l'honneur d'Oxumare, dieu des transformations et de la guérison, rassemble une foule considérable de fidèles. Trois percussionnistes s'installent sur une estrade et se mettent à frapper leurs tambours. Une douzaine de femmes, de quatorze à soixante ans, arrivent en marquant la cadence d'un pas traînant et se mettent à tourner, les bras gracieusement écartés du corps, coudes repliés. Elles portent des coiffes de dentelle, des blouses blanches et des jupes à cerceaux africaines. Elles se déplacent langoureusement, les vieilles femmes aussi gracieuses que les jeunes filles, leurs pieds nus glissant sur le carrelage. Le rythme des tambours, mené par un bel homme noir au visage extatique, évoque tour à tour tristesse et joie. Un chant s'élève, monte et retombe comme le mouvement d'un rameur.

Les femmes, qui entrent progressivement en transe, s'approchent des spectateurs assis, parmi lesquels se trouvent des malades, en prennent certains dans leurs bras tandis que d'autres tendent les mains, paumes vers le haut comme des héliotropes absorbant une invisible énergie. Danse, battement des tambours et implorations des fidèles produisent une forte impression d'énergie palpable, ressentie tant dans le corps que dans l'esprit.

Un homme jette un regard intense sur le visage de son voisin couvert de larmes. « Les dieux sont beaux, oui », dit-il d'une voix lointaine, chaude, traînante, épaisse comme un sirop. La pièce semble remplie de ce que les Japonais appellent *aware,* cette joie douce-amère, élégiaque qui accompagne le sens de la beauté et de l'éphémère ; l'intense émotion de savoir qu'en ce moment nous vivons ce qu'être pleinement humain signifie et qu'il va forcément falloir retourner à une existence plus étroite. Nous regardons danser ces femmes avec leurs costumes turquoise, orange et rose, leurs couronnes de cuivre scintillantes, ces femmes dont les dieux dirigent les pas pour leur faire recréer le monde d'avant la séparation.

Le cas de Muriel Bourne-Mullen, ancienne infirmière de soixante-dix ans vivant en Angleterre n'a apparemment aucun rapport avec cette cérémonie. Pourtant son enfance en Inde dans les années vingt-trente où son père, officier de l'armée britannique, fut plusieurs fois amené à arrêter le Mahatma Gandhi, a été bercée par les aventures de Ram et Sita et toutes sortes d'histoires empruntées à la tradition hindoue. Après avoir épousé un policier monté en grade après l'indépendance de l'Inde et attaché à la protection personnelle d'Indira Gandhi, Muriel voyage dans tout le pays et assiste à de nombreuses cérémonies rituelles.

Elle a toujours essayé de comprendre les autres religions, tout en restant une catholique fervente. Mais en 1987 elle découvre qu'elle va avoir besoin d'une grâce spéciale pour pouvoir vivre plus de six mois — l'espérance moyenne de vie, lui dit son docteur, du cancer du foie métastasé. Après toute la série des examens, analyses et autres scanners, ils « sont venus, ont déployé un paravent autour de mon lit et m'ont dit : "Nous sommes désolés mais votre cancer a maintenant atteint les poumons." Ils ont ajouté qu'un traitement serait absolument superflu ».

Muriel avait travaillé comme infirmière dans un service de cancérologie. Elle avait vu des gens mourir de tous les avatars de cette maladie. Au début, elle ne sembla pas trop affectée par la nouvelle. Mais elle sombra ensuite dans une profonde dépression. Elle passait des heures à regarder par la fenêtre pour dire adieu à la vie, aux frémissements du feuillage, à son compagnon de quarante ans, à ses enfants et surtout à ses petits-enfants adorés. Mais quand toute la famille se trouva réunie autour d'elle pour Noël, venant de tous les coins du pays pour s'entasser dans son petit appartement, elle reprit courage et confiance.

Comme elle l'avait fait toute sa vie, elle se tourna passionnément vers la prière. Elle s'adressa à saint Jude, patron des causes perdues. Elle récita avec toute l'ardeur de sa foi une invocation à Marie qui commence ainsi : Rappelle-toi, Ô Vierge d'amour, que nul en ce bas monde n'a jamais pu dire qu'une prière adressée à toi soit restée sans réponse. Elle implora le pardon, pria pour que son cancer « disparaisse à jamais » et qu'elle recouvre la santé.

C'était demander l'impossible, même à un dieu, mais Muriel était familiarisée avec l'inexplicable. Elle s'empresse de préciser qu'elle est « ouverte mais pas crédule », qu'elle « étudie les faits » avant de conclure. « Mais je pourrais raconter tellement de choses étranges que j'ai vues de mes propres yeux », dit-elle. Et elle nous parle d'un yogi employé par les collègues de son mari dans la police pour le pouvoir qu'il avait de guérir les morsures de serpents venimeux à distance. « Si quelqu'un était mordu par un cobra, la police avait l'autorisation officielle de dépenser le prix d'un télégramme pour prévenir cet homme. Il était très pieux, priait six fois par jour, ne mangeait pas de viande et n'aurait pas écrasé une fourmi. Si le télégraphiste portait un vêtement de cuir, il se faisait gifler ! Donc, cet homme disait une prière, un mantra, et se plongeait dans une profonde concentration pendant quelques minutes. Et la personne était systématiquement guérie. Il était même capable de prédire les mots exacts qu'elle prononcerait en reprenant conscience. Il y a des choses qu'on ne peut pas expliquer. La vérité est parfois plus étrange que la fiction. »

Et dans le cas de Muriel, les médecins furent bien obligés d'en convenir. Après Noël, inexplicablement, elle commença à reprendre du poids. Ses tumeurs diminuèrent, puis disparurent, comme le confirmèrent radios, biopsie et scanner. Ses poumons étaient redevenus sains. Les tumeurs qui occupaient les deux tiers de son foie n'avaient laissé d'autre trace que des cicatrices.

Visiblement anxieux de ramener ce cas déconcertant dans le giron de la médecine, son médecin lui conseilla une greffe du foie, proposition qu'elle repoussa avec indignation. « J'étais en pleine forme, vous comprenez. Je lui ai dit que tout allait bien pour moi et que ce serait absolument inutile. » Elle pouffe de rire comme une collégienne.

Des cas comme celui-là sont rarement rapportés dans les journaux médicaux. Le « miracle » de Anne O'Neil — la guérison de sa leucémie attribuée à mère Seton — n'a jamais fait l'objet d'un article. L'hématologue Milton Sacks qui s'est occupé d'elle dit à un reporter du *Washington Post*, en 1993 : « Si je n'ai rien dit ni rien écrit, c'est que j'ai eu peur. »

Ce qui est arrivé à Muriel a bien été rapporté dans un article, mais son histoire disparaît complètement derrière le verbiage médical de son dossier. Dans *Gut*, en effet, les cas sont exposés avec autant de poésie que le titre *(Entrailles)* le laisse espérer, et la dimension humaine est réduite à zéro. Il y est question d'une « femme de soixante-trois ans, blanche, qui présente depuis quatre mois des douleurs abdominales et des ballonnements après les repas » ; par la suite sont décrites des cellules tumorales « plénomorphiques » avec « des noyaux géants bizarres ». Le diagnostic de cancer du foie est confirmé et comme « aucun traitement ne peut être considéré comme utile, la patiente est renvoyée chez elle sans médicaments ». L'article se poursuit par quelques statistiques : il n'existe que deux cas répertoriés de régression de cancers du foie primaires, et un seul, en Chine, avec métastases. Puis vient une liste de causes possibles — mécanisme endocrinien ou immunitaire, interruption de l'apport sanguin —, mais en ce qui concerne le comment et le pourquoi, pas l'ombre d'une hypothèse : « La patiente n'ayant reçu aucun traitement pour la tumeur, la régression peut vraiment être décrite comme spontanée. » Pas un mot sur ce que Muriel a vécu, ce à quoi elle croit, pas un mot de ces ferventes prières qui ne correspondent à aucun schéma thérapeutique.

Il est difficile de ne pas voir que les cas de guérison remarquable font souvent référence à ce que nous nommons, avec une certaine imprécision de langage, la prière. Prenez l'exemple du chapitre précédent où un homme a appliqué de la vaseline et des compresses sur ses tumeurs et attribué sa guérison à la prière. Sachant que la vaseline n'est certainement pas une panacée reconnue, ne doit-on pas s'interroger sur le rôle effectif de la prière ? Et de quel *genre* de prière est-il question ? Le rapport ne dit pas quelle était la religion de l'homme. Il a pu implorer le tout-puissant Allah de l'islam, Avalokiteshvara, le Bouddha de la compassion, l'Amérindien Wakantaka ou l'ineffable Tao. Sa prière peut avoir pris l'une des formes fixées par les théologiens — invocation, adoration, confession, lamentation, action de grâces, supplication — ou toute autre forme de pratique contemplative connue ou inconnue.

Quoi qu'il en soit, il est intéressant de noter que la prière implique souvent ces mêmes états que nous supposons liés à la guérison : focalisation de l'intention, catharsis émotionnelle, pacification du mental, visualisation, imagination active, pour ne rien dire d'éventuelles énergies inconnues ou de puissances supérieures. On pourrait presque croire que la prière a été inventée pour stimuler le système de guérison !

Nous nous sommes également demandé s'il existait des traits de personnalité susceptibles de favoriser les guérisons remarquables « miraculeuses », une sensibilité particulière qui permettrait à la prière d'être efficace. Leo Perras, par exemple, avait manifestement un tempérament artistique (son bas-relief sculpté dans le bois, représentant la Cène, était un véritable chef-d'œuvre d'art naïf), caractéristique souvent associée à la sensibilité à l'hypnose. Il avait énormément de volonté, un désir profond, actif, d'aider les autres, il refusait de laisser son handicap l'exclure de la vie et il manifestait, comme Rita Klaus, un sentiment qui n'était pas tant l'espoir qu'une « abdication créatrice ».

Muriel manifeste la même obstination à vivre. Difficile de croire qu'elle est douze fois grand-mère. On voit encore très bien quel boute-en-train elle a dû être, au temps où elle dansait le tango en semi-professionnelle. Elle nous raconte, avec une pointe de fierté : « Je ne me laissais pas faire. Quand quelque chose me déplaisait, je le disais sans me soucier de ce qu'en penseraient les gens. Je me mettais en colère, je cassais des choses. Je savais ce que je voulais. »

Bien qu'ayant vécu toute son enfance et son adolescence dans le milieu fermé, privilégié de la communauté britannique qui possédait ses propres dancings et ses cinémas, ses demeures et ses domestiques, ses gramophones et son rouge à lèvres importés, elle ne se sentait jamais tout à fait à l'aise dans ce splendide isolement colonial. « C'était comme en Afrique du Sud. Nous n'avions pas le droit d'apprendre les langues locales, ni même de parler aux domestiques. »

Après l'indépendance de l'Inde, sa famille était repartie pour l'Angleterre, mais elle était restée, fascinée par le ferment d'« un pays qui voulait sa liberté ». Son père avait arrêté Gandhi suffisamment de fois pour apprendre à connaître ce héros de la non-violence, et il parlait de lui comme d'un « homme extraordinaire qui n'avait rien fait d'autre que lutter pacifiquement pour son pays ». Elle pouvait enfin sortir de son confinement et se mettre à explorer le monde.

Commence alors ce qu'elle appelle une « carrière en dents de scie ». Avec son mari, elle « bourlingue d'un côté à l'autre du pays, nord, sud, est et ouest ». Elle traverse des émeutes entre communautés hindoues et musulmanes, s'engage dans les auxiliaires féminines pendant la guerre, rencontre mère Teresa (« une toute petite femme, frêle, qui dégage une impression de puissance irréelle ») et lève des fonds pour financer des léproseries. Elle est toujours soutenue par sa foi. « Je ne me promène pas avec ma Bible sous le bras, dit-elle. Mais chaque fois que je me suis trouvée en difficulté, Dieu m'en a sortie. Je crois qu'Il répond à nos prières. Quand une porte se ferme, Il m'en ouvre une autre. C'est pourquoi je suis très, très profondément, très, très fermement croyante. »

Pourtant, la foi n'aveugle pas son esprit critique. « Voyons les choses comme elles sont. Toutes les religions sont pacifiques mais j'ai vu des hindous et des musulmans s'entre-tuer au nom de la religion, comme les catholiques et les protestants en Irlande. Aucune religion ne demande aux gens d'assassiner leur voisin dans son lit, de poser des bombes au coin des rues ou de piéger des voitures. Tout dépend de l'interprétation qu'on en fait. » Et l'interprétation que fait Muriel transcende les religions organisées. « Nous avons la Vierge Marie, les hindous ont la déesse Durga qui peut vous aider. Et ils ont des lieux sacrés où vont les malades pour être guéris, comme Lourdes. »

Muriel est apparemment capable de s'absorber dans un état de concentration profonde quand elle prie. Elle a eu au moins une vision, « un rêve tout à fait singulier quelques jours après la mort de mon mari. Je l'ai vu debout sur le seuil de la porte. Il était vraiment là. Il portait des pantalons longs mais le haut de son corps était nu. Soudain, il a levé ses mains vers moi, et j'y ai vu les traces de la crucifixion. Sur son dos il portait des marques de flagellation. Et puis il a disparu. J'ai senti qu'il voulait me dire quelque chose, peut-être qu'il avait fini de souffrir. »

Vécue en privé ou au cours d'une cérémonie religieuse, l'expérience de la présence divine nous a souvent été rapportée par les malades guéris de façon inexpliquée, qu'ils se réclament d'une religion ou non. Que pouvions-nous en dire ? Pressés de donner une explication scientifique, nous avons dû avouer notre impuissance. Nous nous sommes donc contentés d'écouter ces témoignages, toujours émerveillés de constater à quel point une expérience spirituelle pouvait transformer la personne tout en la confirmant dans son être le plus profond, ce qui lui permettait de guérir physiquement.

La beauté de ces moments de communion spirituelle se trouve particulièrement bien illustrée par le récit que nous a fait Frank O'Sander Juliano.

Il avait vingt-trois ans quand, en 1983, contremaître sur un chantier de travaux publics, il fut écrasé par l'engin de trois tonnes dont il dirigeait la manœuvre. Il avait plu la veille, et un éboulement de terrain déséquilibra le mastodonte, qui roula sur lui. Presque coupé en deux, incapable de se dégager tout seul, Frank se mit à appeler au secours. Il avait le sacrum brisé et les deux artères fémorales sectionnées, ce qui entraîne souvent la mort en quelques minutes. Bien qu'il ne fût pas particulièrement pieux, Frank raconte : « Je me suis tourné vers Dieu. J'en étais presque à mon dernier soupir, alors, tout ce que j'ai pu articuler, c'est : "Père." Mais mentalement j'ai terminé la phrase en disant : "Père, aide-moi." Et tout d'un coup j'ai eu l'impression que tout était devenu parfaitement paisible et silencieux — on aurait pu entendre une mouche voler — comme si Dieu m'avait envoyé Son Esprit saint, et j'ai senti cet énorme frémissement d'amour, comme du beurre tiède fondu. Contre toute logique, j'ai tout de suite su que les choses allaient bien se passer. »

Frank fut secouru par l'un de ses collègues. Des minutes précieuses s'écoulèrent avant qu'il soit transporté au poste de secours, où les médecins le mirent immédiatement dans un pantalon gonflable pour étancher le sang puis, incapables de trouver son pouls, lui posèrent un cathéter. Du sang se remit à circuler dans ses veines écrasées, et on l'anesthésia.

Pendant qu'il était sur la table d'opération, il connut la mort. Ce qui suivit fut, selon lui, une rencontre avec Dieu. Voici comment il nous l'a racontée.

« Je me souviens de m'être assis et d'avoir vu mon corps couché sur la table d'opération. Une des choses qui m'a fait peur, c'est que je regardais mon visage et j'avais les yeux fermés, alors je me suis demandé : "Comment puis-je voir alors que j'ai les yeux fermés ?" Après ça, j'ai vu l'image s'éloigner comme à la fin d'un film, avant le générique, quand ils font un travelling. Je m'approchais d'une lumière et je croyais m'approcher des lampes au-dessus de la table, mais cela paraissait bien long pour faire à peine un mètre. »

Pendant qu'il continuait à s'approcher de cette mystérieuse source de lumière, il rencontra ce qu'il appelle un « ange gardien ». C'était une silhouette indistincte, dit-il, « comme à la télé quand on met les gens derrière un écran pour qu'on ne puisse pas les reconnaître ». Avec cet être indistinct, il monte. En arrivant en haut, « l'ange s'est incliné devant une espèce d'autel et puis il a fait comme une grimace et toute la force qu'il m'avait donnée pour venir jusque-là m'a quitté, comme une lumière qui s'éteint d'un seul coup. Je me suis affalé comme un sac de pommes de terre. Je me rappelle avoir remarqué que je ne respirais pas. J'étais là, couché sur le dos, incapable de faire quoi que ce soit, ne sachant même pas où je me trouvais.

« Et puis j'ai senti la présence de Dieu qui arrivait, comme une lame de fond qui s'approche d'une plage. La mer commence par enfler et puis d'un seul coup se dresse un mur d'eau énorme. Et on est là, comme un minuscule petit caillou. Je me souviens que j'étais absolument terrorisé et que je me suis félicité d'être mort parce que c'était vraiment trop effrayant. Imaginez que vous êtes couché sur un trottoir, qu'un gratte-ciel est arrivé jusqu'à vous et qu'il s'arrête juste devant votre nez.

« J'étais donc là, aux pieds de Dieu pour ainsi dire, à vingt centimètres de Lui, peut-être. Et cet intervalle fut la partie la plus pénible de l'expérience, spirituellement. C'est à peu près ce qu'on peut vivre, gamin, quand on s'approche de sa mère avec le désir d'être pris dans ses bras tout de suite et que ça ne vient pas. Ça n'a pas dû durer plus d'une ou deux secondes, mais c'était une véritable torture, cette séparation.

« Et puis Dieu s'est pour ainsi dire penché et m'a ramassé avec la tendresse d'un père pour son enfant nouveau-né. Dans les bras de Dieu j'avais l'impression d'être un bébé, même avec mes vingt-trois ans. Et Dieu me serrait contre Lui. Et quand Il vous serre contre Lui c'est *à travers* vous. C'était comme verser de l'eau chaude dans un grand baquet d'eau chaude. J'étais toujours moi, mais je faisais partie de Lui. J'étais mêlé à Dieu comme le chocolat dissous dans le lait. Le lait reste du lait et le chocolat du chocolat, mais ils sont mélangés.

« C'est de là que j'ai suivi mon opération. J'ai vu et entendu les docteurs et les infirmières, mais j'ai aussi entendu ce qui se passait dans leur tête. J'ai vu des larmes dans les yeux d'une des infirmières et je savais que son cœur pleurait de me voir mourir. Et, avec Dieu, on discutait. Quand Dieu vous parle, c'est comme quand on tourne les pages d'un livre. Chaque parole est une conclusion, une révélation, un point d'exclamation. On va de surprise en émerveillement.

« Et ce que Dieu me disait concernait les jugements qu'on porte sur les autres. Il m'a dit : "Regarde comme elle t'aime. Et elle ne connaît même pas ton nom." Et il a dit aussi : "Regarde combien *Je* t'aime" et je reçus la révélation d'un amour qui était comme mille fois mille et encore dix mille fois celui de l'infirmière. »

Tout ce que Frank se rappelle ensuite, c'est de s'être réveillé dans une unité de soins intensifs. Il devait se remettre de son accident d'une façon inespérée. Bien que les médecins aient prédit qu'il ne pourrait jamais marcher sans assistance, sa foi l'a soutenu pendant plusieurs années de thérapie grâce auxquelles il se déplace aujourd'hui presque normalement. Il arrive même à faire du ski.

Au cœur de la guérison se trouve la relation avec « ce Dieu qui est Amour », selon les mots du docteur Roger Pilon, médecin-chef de la Commission médicale de Lourdes. L'ultime secret de ce sanctuaire, c'est la révélation que « Dieu m'aime personnellement, dit le père Henri Joulia, pas seulement d'une façon générale. Dieu m'aime, que je sois un bon à rien, un triste sire, un invalide, un drogué, un malade du sida. Même tombé au plus bas, même criminel, Dieu m'aime. En découvrant cela, j'ai découvert une raison de vivre[1] ».

Le docteur Pilon s'exprime avec une sobriété que démentent les gestes passionnés de ses mains. Par déférence pour les lamas tibétains qui assistaient à la conférence de 1993 sur la guérison, à Montréal, il parsème son discours de commentaires sur la « vision intérieure des mystiques tibétains, comparable à celle des grands mystiques chrétiens », et sur la similitude des notions bouddhiste et chrétienne de la compassion[2].

S'il ne se lasse jamais de réaffirmer que la caractéristique du miracle « réside dans l'incroyable accélération des processus de régénération physiologiques », il souligne qu'aujourd'hui « on ne vient plus à Lourdes pour la guérison physique mais pour la conversion du cœur. On n'a pas besoin de ces événements extraordinaires pour être ébloui[3] ». Et c'est peut-être cela le facteur de guérison le plus mystérieux, cette force dont les religieux disent qu'elle imprègne toute chose, l'énergie de l'amour. C'est ce que les moines tibétains ressentent quand leur corps produit cette chaleur fantastique qui, selon eux, dissout toute dualité entre le moi et l'autre dans la radieuse chaleur psychophysiologique de la compassion. Comme le dit une guérisseuse : « Seul l'amour peut générer le feu qui guérit[4]. »

Le miracle est, par définition, une expérience impossible à reproduire. Les manifestations du « système de guérison » sont infiniment variées, pas seulement d'une

1. Cité dans *The Heart of Healing*, Turner Broadcasting System Inc., Atlanta, 1993.

2. R. Pilon, « Les miraculés de Lourdes », conférence donnée à Montréal, Québec, juin 1993.

3. Id., *ibid.*

4. A. Sanford, *The Healing Light*, Macalaster Park Publishing Co., St. Paul, 1949, cité par L. LeShan, *in The Medium, the Mystic and the Physicist*, Viking Press, New York, 1974.

religion à l'autre ou d'une contrée à l'autre, mais d'une personne à l'autre. Les différents facteurs physiques, mentaux et spirituels qui semblent contribuer à la guérison remarquable sont particuliers à chaque individu.

En considérant les guérisons prétendues miraculeuses, les croyants peuvent être tentés de dire : « C'est l'œuvre de Dieu. » Mais il nous incombe à nous de demander : « Qu'est-ce que Dieu ? » L'esprit qui inspire un lieu ? Une énergie « extrabiologique » ? L'amour désintéressé d'autrui ? Il existe des milliers de voies menant « au système de guérison », « Dieu » peut être l'une d'elles ou toutes à la fois, selon la croyance de chacun. Le miracle restera toujours mystérieux, non parce que la science serait incapable d'approcher progressivement la compréhension du phénomène, mais parce que l'âme ne peut être sondée, parce que les mystères du cœur ne seront jamais totalement explorés.

6

Les facteurs psychobiologiques

Dès le début de notre enquête, le fait d'avoir à nous avancer en territoire inconnu nous apparut à la fois comme handicap et comme chance. La guérison remarquable concerne en effet une population fantôme jamais nettement définie et rarement prise comme sujet d'étude. Nos prédécesseurs, Everson et Cole, ne se sont pas intéressés à la personnalité de ceux dont ils décrivaient la rémission « spontanée ». Et, comme nous venons de le voir, les rapports médicaux donnent rarement plus de renseignements que l'âge, le diagnostic et le traitement.

Après nous être entretenus avec un grand nombre de malades guéris, il nous a semblé intéressant d'essayer de déterminer quelles caractéristiques ils pouvaient avoir en commun. À partir de leurs témoignages, nous avons donc tenté de dégager des ressemblances tant au niveau des mécanismes biologiques que des relations corps-esprit et même des composantes spirituelles. Ce qui nous a tout de suite frappés chez tous ces gens, c'est leur force de caractère et le fait que chacun appréhendait la maladie selon sa personnalité propre.

Mais comment définir la personnalité ? D'après le dictionnaire, c'est l'ensemble des caractéristiques émotionnelles et comportementales d'une personne. Traits de caractère, attitudes, habitudes. La personnalité a tour à tour été conçue comme l'état d'esprit prédominant de la personne (optimiste ou pessimiste) ; sa stratégie d'adaptation (passive ou agressive) ; sa forme de relation à l'environnement (l'introverti/extraverti de Jung) ; son vécu dans la petite enfance (« fixation » orale/anale/génitale de Freud) ; son tempérament (considéré comme essentiellement inné, génétique par certains, socialement acquis par d'autres).

Nous adorons et nous abhorrons les typologies. Le miroir que nous tend l'astrologie, en nous disant que nous sommes ceci ou cela, peut nous séduire, mais nous n'aimons pas être délimités, réduits à ceci ou cela. Ce qu'on peut appeler la « personne » d'un individu — à la fois unique et universelle, bien cachée et facile à découvrir — est un prisme toujours changeant qui transcende toute définition limitative.

Pourtant, la façon dont nous réagissons à la menace terrifiante d'une maladie grave est nécessairement liée à notre tempérament et à nos talents propres — les bonheurs et les épreuves traversés ; la nature de nos relations avec les autres ; notre vision de nous-mêmes et du monde ; notre habileté à naviguer entre les obstacles (pardessus, derrière ou à travers eux). Nous avons donc émis l'hypothèse qu'il existait sans doute des facteurs personnels liés au phénomène de la guérison exceptionnelle.

La typologie est un sujet qui a longtemps préoccupé les psychologues, et, si beaucoup restent sceptiques, certains ont cru pouvoir définir le type A de personnalité (prédisposé aux maladies cardiaques) et, plus récemment, le type C (prédisposé au cancer). Une étude préliminaire due au docteur Lydia Temeshok a montré que, parmi les patients souffrant de mélanomes, ceux qui exprimaient plus librement leurs émotions avaient des tumeurs moins agressives et des cellules immunitaires T plus fortes. Mais le docteur Temeshok insiste sur la nécessité d'éviter les catégories trop rigides qui semblent privilégier un type d'émotion ou de personnalité par rapport aux autres. « Le patient atteint d'un cancer, qui fait bonne figure au nom d'une "attitude positive", se rend un mauvais service, dit-elle. Il s'interdit des émotions — peur, colère, tristesse — qui sont nécessaires au processus de guérison. »

Parmi les gens que nous avons interrogés, tous n'avaient pas un caractère paisible, aimant, confiant. Certains étaient carrément méchants. Mais il est une qualité que nous retrouvions très souvent et que l'on peut qualifier de « congruence [1] » — cette faculté, face à une épreuve, de se révéler très honnêtement à soi-même, d'aller puiser au plus profond de son être l'essence de ses comportements. Et nous avons découvert avec plaisir qu'un collègue de Rotterdam, le docteur Johannes Schilder, avait choisi le même mot en conclusion d'une étude portant sur sept cas de rémission spontanée. Les patients étaient sortis de l'épreuve, écrit-il, avec « une plus forte congruence entre émotions, cognition et comportements [2] ».

« J'ai fait écouter les bandes enregistrées à plusieurs collègues, nous dit-il, et ils ont été unanimes à reconnaître que cette caractéristique — la congruence — était la plus frappante. » De la même façon, Lawrence LeShan, psychothérapeute spécialisé dans le cancer, pense qu'« une personne qui sait s'affirmer dans la vie, dont les comportements traduisent bien la personnalité, a des chances de stimuler les capacités d'autoguérison de son organisme [3] ».

Confronté à un défi, chacun d'entre nous réagit à sa façon : approche frontale, repli stratégique, contournement, valse-hésitation. Il y a ceux qui appréhendent le monde émotionnellement, ceux qui l'analysent intellectuellement, les impulsifs et les tacticiens. Depuis l'Antiquité, on estime que ces différences ont des implications sur le plan médical. Au Vᵉ siècle avant J.-C., par exemple, Hippocrate choisissait le traitement de ses patients en

1. Congruent : convenable, conforme. *(N.d.E.)*
2. J. N. Schilder et M. J. DeVries, *in Psycho-Ontology, letters*, 5, 1994.
3. Voir aussi Bernie Siegel, *L'Amour, la Médecine et les Miracles*, Robert Laffont, *op. cit.*

fonction de leur tempérament, qu'il croyait lié à certains fluides corporels, ou « humeurs » : le sanguin (optimiste et énergique), le mélancolique (calme et lent), le colérique (irritable et impulsif). À chacun de ces types humains correspondaient des caractéristiques physiologiques propres.

Tout d'abord nous nous sommes demandé si la cinquantaine de cas que nous avions étudiés permettrait de discerner des points communs liés à la physiologie de la guérison. Dès le début de notre étude, nous avions été intéressés par les mécanismes de l'effet placebo, considérés comme un facteur déterminant dans certains cas de guérison, du moins à Lourdes. Nous avons donc supposé que nous observerions chez nos interlocuteurs cette grande sensibilité à la suggestion, souvent associée à la guérison placebo.

Rappelez-vous le cas de M. Wright, dont les tumeurs avaient si bien réagi à des injections d'un produit inefficace, le Krebiozen, puis d'eau distillée. Le docteur Bruno Klopfer a estimé que la personnalité de M. Wright — capable d'un « enthousiasme sans bornes » — avait contribué à cette guérison, spectaculaire sinon durable. Il dit de ce genre de personnalité : « Sous l'effet d'un stress important, leur ego semble, symboliquement parlant, se déraciner et se laisser porter par la vague. »

M. Wright n'avait donc pas un ego bien ancré, à preuve, la facilité avec laquelle il s'est laissé entraîner... par la suggestion de son médecin, sans critique ni résistance[1].

Sachant qu'il existait parmi nos interlocuteurs un grand nombre de personnes particulièrement sensibles aux composantes de l'hypnotisme que sont la suggestion, la concentration et la dissociation, nous nous sommes adressés au docteur Herbert Spiegel, ancien professeur

1. B. Klopfer, *in Journal of Projective Techniques*, 21, 1957.

de psychiatrie clinique et autorité mondialement reconnue en matière d'hypnose.

Pour cerner la personnalité de ses patients, Spiegel a mis au point une méthode d'évaluation. Les premières questions concernent la capacité à entrer en transe, particularité qui, selon lui, révèle le mode de relation au monde. « Quand vous êtes au cinéma ou au théâtre, vous laissez-vous absorber par le spectacle au point d'oublier où vous êtes ? demanda-t-il à son patient du jour, un jeune homme. Êtes-vous plus centré sur le passé, le présent, le futur ou les trois ? poursuit-il, un œil sur son questionnaire. Quand vous apprenez quelque chose de nouveau, êtes-vous d'abord critique puis d'accord ou le contraire ? » Puis, citant Blaise Pascal (« Le cœur a ses raisons que la raison ne connaît pas »), il demande au jeune homme s'il pense davantage avec son cœur ou avec sa tête.

Il passe ensuite à la deuxième partie de la procédure, le test des yeux. « Sans bouger la tête, levez les yeux le plus haut possible », demande-t-il au jeune homme, dont les yeux roulent comme des billes jusqu'à disparaître derrière les paupières. C'est le signe biologique d'une prédisposition naturelle à la transe, des études l'ont montré. Puis vient la dernière partie des tests, le profil d'induction hypnotique, procédure rapide qui permet de déterminer le degré de réceptivité du patient à la thérapie sous hypnose. D'une voix douce, il dit au jeune homme : « Imaginez que vous flottez, très agréablement, comme un astronaute en apesanteur, et que votre bras droit s'élève largement au-dessus de vous. » Il parle d'une façon très naturelle. « En ouvrant les yeux, vous verrez votre bras qui flotte en apesanteur et vous trouverez cela tout à fait amusant. » Quelques instants plus tard, le jeune homme ouvre les yeux et, comme prévu, il pouffe de rire en voyant son bras au-dessus de sa tête.

En quatre minutes trente-six secondes, l'évaluation est terminée. « Vous venez d'entrer en état d'hypnose et d'en sortir, dit Spiegel au jeune homme en le félicitant pour ses dispositions naturelles. Vous n'avez pas dormi, vous n'avez pas perdu conscience, je vous ai simplement appris une méthode de concentration. »

Après avoir travaillé pendant cinquante ans avec des milliers de patients, le docteur Spiegel a déterminé des critères qu'il utilise comme « guides pour prévoir comment la personne vit une expérience ». Il a déterminé trois « types d'esprit » qu'il a nommés par référence à la mythologie grecque. L'esprit le moins sensible à l'hypnose, dit apollinien (d'après le dieu grec de la Raison), est guidé par l'intelligence rationnelle plus que par la passion, ne dissocie pas facilement et concentre très finement son attention. Le type odysséen (d'après Ulysse, d'Homère), « se promène d'une disposition à l'autre, dissocie modérément, réagit selon son cœur ou son esprit, cherche un équilibre entre sa stabilité intérieure et sa facilité d'adaptation aux changements [1]. »

Le type dionysien (d'après le dieu grec Dionysos) a une « extrême propension à dissocier et de grandes capacités de concentration [2] ». C'est parmi les dionysiens que l'on trouve le plus de stress post-traumatiques et de personnalités multiples. Ils privilégient le sentiment par rapport à la logique, se montrent sensibles à toutes les nuances de l'environnement et extrêmement influençables.

Pour le docteur Spiegel et Marcia Greenleaf, sa femme et collaboratrice, l'une des applications pratiques de cette typologie est d'augmenter les capacités individuelles d'autoguérison. Marcia Greenleaf, ancienne danseuse, a

1. H. et D. Spiegel, *Trance and Treatment : Clinical Uses of Hypnotism*, American Psychiatric Press Inc., Washington D.C., 1978.

2. Herbert Spiegel et Marcia Greenlaf, *in Psychiatric Medicine*, 10, n° 1, 1992.

passé plusieurs années à développer des techniques d'entraînement mental et de visualisation du corps pour des athlètes et des danseurs. Sa propre carrière lui a prouvé, dit-elle, que l'influence de l'esprit sur le corps est « une banalité de base » même si, ajoute-t-elle en riant, « la pensée positive ne suffit pas pour réussir une double pirouette ». Marcia s'est vite rendu compte qu'elle était douée pour mettre les gens en état de transe, état qui permet non seulement de se découvrir soi-même mais d'entrer en contact direct avec les aires du cerveau qui gouvernent la physiologie.

« Plus vite nous avons une idée de la façon dont une personne fonctionne par rapport au monde, explique-t-elle, plus nous pouvons l'aider à choisir le type d'intervention médicale qui lui convient. » Et elle l'a prouvé. Dans une passionnante étude, Marcia Greenleaf a démontré que le style d'esprit propre aux patients détermine leur vitesse de récupération après une opération du cœur [1]. La tension sanguine du type dionysien, par exemple, met plus de temps à se stabiliser, et il est important de le savoir dans la mesure où l'hypertension peut rompre des vaisseaux qui viennent d'être suturés. La raison en est que les dionysiens, avec leur « empressement à répondre sans retenue critique à tous les stimuli, surtout en situation de stress », réagissent avec plus d'agitation à l'atmosphère survoltée des salles d'opération. Leur style de personnalité affecte donc — négativement dans cet exemple — la physiologie de la guérison. (Précisons que quand on les met au calme ils se remettent plus rapidement.) Les odysséens s'en sortent mieux parce qu'ils ont assez de sens critique pour se protéger des perturbations extérieures et assez de réceptivité pour intégrer les influences positives, manifestant ainsi « des réponses

1. M. Greenleaf *et al.*, *in American Journal of Clinical Hypnosis*, 35, n° 2, octobre 1992.

adaptatives d'une grande souplesse ». Le type apollinien, enfin, est généralement moins affecté par l'extérieur, qu'il s'agisse de stimuli négatifs ou bienfaisants. Il reste davantage sur son quant-à-soi. « Chaque "type d'esprit" nécessite un traitement particulier, conclut Greenleaf. Et il est bon de rappeler que ce ne sont pas toujours les positivistes forcenés qui s'en sortent le mieux. »

Pour nous aider à déterminer l'influence de la personnalité dans les mécanismes de guérison, nous avons demandé au docteur Spiegel de soumettre son questionnaire, le test AOD, comme il l'appelle (A pour apollinien, O pour odysséen et D pour dionysien) à la cinquantaine de personnes que nous avons interrogées sur leur guérison. Il en est ressorti que la capacité de guérir se retrouve, bien évidemment, dans toutes les catégories, et que l'essentiel est de trouver sa voie vers la santé, et non d'y être prédestiné.

Jadis, au royaume d'Angleterre, une faille s'ouvrit à grand fracas, séparant en deux l'univers connu. D'un côté se trouvaient les fans des Beatles avec leurs rêves dionysiens de « sous-marin jaune » et de « Lucy dans le ciel avec des diamants » ; de l'autre côté, les inconditionnels des Rolling Stones, plus ancrés dans la réalité. C'était la poésie contre les bagarres de rue, la vie en rose contre la vie mode d'emploi.

Lesley Bermingham, que le test de Spiegel permit de classer parmi les apolliniens, choisit tout de suite et radicalement le camp des Stones. « C'était la première fois que je me choisissais des idoles », dit-elle. Elle est née en 1947, en plein boom démographique, et « quand mon père a vu que j'étais une fille, il a fait une sacrée grimace ».

D'abord coiffeuse puis ouvreuse de cinéma, elle se marie jeune. « Je n'étais pas assez intelligente pour entrer au gouvernement ou un truc comme ça. » Mais Lesley est trop modeste, car, après son mariage et la naissance de ses enfants, elle se fait élire au conseil municipal et devient rapidement maire adjoint de sa ville. Son style de gestion est purement apollinien : pas de visions éthérées mais une approche méthodique, pratique des problèmes. Elle n'hésite pas à mettre la main à la pâte quand il le faut. « Au lieu de dire en réunion : "Qu'allons-nous faire pour ce trou dans la chaussée ?" je préfère enfourcher ma mobylette et aller voir l'entrepreneur. Je déteste les réunions où tout le monde ergote pendant des heures sans jamais décider quoi que ce soit. » Elle se décrit elle-même comme « très pratique, intellectuellement indépendante et plutôt autoritaire ».

Même sa conception des relations affectives manque singulièrement de romantisme : « Réciprocité, voilà le maître mot ; si vous ne recevez pas autant que vous donnez, bonsoir et merci ! »

C'est bien dans le caractère de l'apollinien, qui « ne se laisse pas facilement influencer par de nouveaux stimuli mais agit en fonction de ses convictions, opinions et jugements préexistants ». Le docteur Spiegel ajoute que ce type de personnalité donne souvent une description très précise, et parfois métaphorique, de ses symptômes.

Quand Lesley commence à ressentir une douleur persistante au côté gauche, elle n'en tient d'abord pas compte. Mais au bout d'un moment « comme ça faisait toujours mal, je suis allée voir mon docteur et je lui ai dit : "C'est pour cette saleté de point de côté qui ne me lâche pas" ». Elle est étonnée quand le médecin lui dit qu'elle a le poumon gauche aux trois quarts rempli de liquide. Elle croyait que son essoufflement était dû à l'âge — « Tu te fais vieille, ma cocotte » — bien qu'elle n'ait qu'une trentaine d'années.

Le médecin lui fait annuler sa réunion du conseil municipal et réserve un lit à l'hôpital où on va lui ponctionner ce liquide — opération douloureuse — « Mon

Dieu ! je n'ai pas été très polie avec le toubib. J'ai carrément émis des doutes sur la moralité de son lignage. Médecin ou pas, j'insulte tout le monde de la même façon ! » Elle refuse de suivre docilement les instructions et veut participer activement à son traitement. « Mon mari dit que je mets toujours mes grands pieds dans le plat. Mais dans la vie, ou on la ramène, ou on la ferme. Et moi, je ne suis pas prête à la fermer ! »

Dans le contexte de l'hôpital, les apolliniens sont souvent taxés de résistance parce qu'ils posent beaucoup de questions. Mais, dit Marcia Greenleaf, « si vous passez une demi-heure à discuter avec eux, si vous leur donnez la possibilité de participer à leur traitement, ce sont des gens charmants, à la fois comme individus et avec l'équipe soignante ». À l'hôpital, Lesley dit : « Je suis tombée sur un médecin adorable avec qui j'ai pu discuter d'égal à égal. Je l'ai bombardé de questions, je voulais tout savoir sur tout. Il a accepté de me tenir informée. »

De ce jour, Lesley participe pleinement à son traitement. La ponction pulmonaire a révélé un cancer, des analyses prouvent qu'il s'agit de métastases d'un cancer du rein. « Quand le médecin m'a dit que c'était sérieux et a demandé qu'on m'apporte une tasse de thé, j'ai pensé *flûte ! j'aurais préféré un gin tonic bien tassé !*

« J'y suis allée de ma petite larme, raconte Lesley, et puis j'en ai pris mon parti. » On l'opère pour exciser le rein malade et on la renvoie chez elle. Là, elle invente une forme de méditation personnelle. Pas de visualisations élaborées, « un truc tout simple. Je m'allonge bien tranquillement et je me dis : "Cancer, tu es là..., fiche-moi le camp." De tout mon cœur, de toutes mes forces. » Elle prie aussi, mais à sa façon. « Je ne suis pas du genre à supplier, à geindre et à me lamenter. Je demande, voilà tout. » Dans le même temps, des religieuses prient pour elle, et elle reçoit du courrier « par sacs entiers ».

Quand elle refait des radios, ses métastases pulmonaires ont disparu. Son médecin en reste « sur le derrière », comme elle dit.

Pourtant, les épreuves de Lesley ne sont pas terminées. On lui découvre bientôt une tumeur au cerveau dont elle parle avec une certaine logique optimiste : « Ces petites cochonneries m'étaient monté à la tête et je me suis dit que j'avais de la chance parce que tant qu'elles seraient occupées là elles n'iraient pas ailleurs. » On lui fait des rayons, « une faible dose », dit son médecin, et depuis dix ans son cancer n'est pas revenu.

À plusieurs reprises, Lesley flirte avec la religion. Marcia Greenleaf note : « Un apollinien dans une situation difficile peut adopter les caractéristiques d'autres types. » Et c'est bien le cas pour Lesley, qui dit : « Quand on vient de prendre une bonne raclée, on se sent très proche de son Créateur. On promet ceci, cela et le reste, mais au bout d'un moment on en revient. » Quand on lui demande à quoi elle attribue sa rémission, elle affirme sans hésiter : « Détermination pure et simple. »

Tous les gens dont nous avons étudié le cas ont répondu à un questionnaire[1], et les réponses de Lesley sont révélatrices. À la question : « Qu'est-ce qui selon vous a contribué à votre guérison ? », sur trente-cinq réponses proposées, elle n'en a coché que cinq. Et, dans la liste des facteurs psychologiques, elle a coché ceux qui impliquent une participation active : voir la maladie comme un défi, croire à une issue positive, attitude combative, désir/volonté de vivre exacerbé, émotions positives.

Sur le « camembert » où chacun doit indiquer l'importance relative de chaque facteur dans sa guérison, Lesley a divisé le cercle en trois tiers et un tiers en deux sixièmes.

1. Voir en annexe.

Dans un des tiers, elle écrit : « La famille est très importante. Malheureusement, ils ne savent pas toujours quoi dire. Il faut simplement leur montrer qu'on n'est plus une victime. » Dans l'un des deux sixièmes, elle indique : « Je refuse qu'on me dise : "Tu n'y arriveras pas." » Dans un autre tiers, elle donne ce conseil : « À l'hôpital, regarder autour de soi. Il y a toujours quelqu'un de plus mal en point que soi-même. Se servir de la technologie comme d'une arme et augmenter sa puissance en étant persuadé qu'on va guérir. Travailler d'égal à égal avec les médecins. Ils ne peuvent rien pour ceux qui ont renoncé. »

L'un des médecins de Lesley, le docteur Tim Oliver, est cancérologue au Royal London Hospital. Il nous dit : « L'ablation d'un rein cancéreux peut provoquer la régression de métastases lointaines en soulageant l'organisme de la charge de la tumeur primaire. » Toutefois, il admet que les mécanismes par lesquels le corps se débarrasse des métastases est encore ignoré. Les régressions prolongées du cancer du rein ont été évaluées entre 5 % et 24 % des cas (bien que la mort puisse être provoquée par une tumeur récidivante au bout de dix ans ou plus[1]). Tout en se déclarant sceptique quant aux « guérisons miraculeuses montées en épingle par les médias », le docteur Oliver s'avoue intrigué par la possibilité que des facteurs psychologiques puissent, dans certains cas, influer sur l'évolution du cancer. « Il est vital, dit-il en pianotant sur son bureau, que les médecins donnent au moins l'ombre d'une légère note d'espoir à leurs patients. J'essaie toujours d'en communiquer un minimum, dans les situations désespérées en tout cas. Les régressions nous disent qu'il existe des choses que nos yeux ne voient pas et que nous ne pouvons pas comprendre. » Il sourit. « Ce que je vous dis là peut passer pour une hérésie, bien sûr. »

1. R. T. D. Oliver, *in Seminars in Urology,* 7, n° 3, août 1989.

Le docteur Larry Norton n'y verrait pas d'hérésie. S'il s'était occupé de Lesley, il aurait peut-être délibérément utilisé les particularismes de sa personnalité pour la soigner. Étudiant, Norton a suivi les cours d'hypnose du docteur Spiegel. Chef de service en cancérologie gynécologique à l'institut Sloan-Kettering, il utilise le test AOD pour déterminer le profil psychologique de ses patientes. « Cela me permet de connaître le meilleur moyen de m'adresser à chacune, dit-il, le meilleur moyen de déterminer des options et d'aider les malades à surmonter les difficultés en cours de traitement. »

Le docteur Norton a observé que les sujets difficiles à hypnotiser (Lesley en est un bon exemple) « tendent à être très corrects. Ils détestent l'ambiguïté. Ils veulent des faits bruts. Ils aiment prendre leurs décisions eux-mêmes et ne se laissent manipuler par personne, surtout pas par les médecins. Ils sont extrêmement précis dans la description de leurs symptômes et donnent des détails comme la minute où ils ont ressenti telle douleur ou ce qu'ils mangeaient avant d'avoir la nausée ».

Les dionysiens, au contraire, « font des descriptions plus poétiques de leurs symptômes. Ils supportent mieux l'ambiguïté. Ils ont aussi tendance à se montrer influençables. Tous les médecins ont eu au moins un patient auquel ils ont suggéré un symptôme — "et quand j'appuie là, vous êtes sûr que ça ne vous fait pas mal ?" — et qui finissent par développer ce symptôme. J'ai vu des patients atterrir en chirurgie sans autre raison ».

Nous retrouvons là un type de personnalité déjà évoqué, ces gens capables de « sentir-mémoriser-penser-imaginer » de façon à affecter certaines fonctions organiques. Le chercheur T. X. Barber a remarqué que 4 % environ des personnes les plus sensibles à l'hypnose manifestent une grande « plasticité psychosomatique », c'est-à-dire la capacité de transformer pensées et sentiments en faits physiologiques.

De la même façon, le chercheur Ian Wickramasekera, de l'université de Virginie, avance : « Il est de plus en plus évident que les fonctions psychiques et physiologiques — le *hardware* et le *software*, en quelque sorte — de ces personnes sont très voisines, au sens topographique du terme, pourrait-on dire. » Pour Wickramasekera, si une telle proximité peut être dangereuse et prédisposer la personne aux maladies psychosomatiques, elle peut aussi être un atout précieux et faciliter sa guérison. Il estime que le médecin ou thérapeute devrait « inventer le mouvement de l'un de ces mécanismes (la forte sensibilité à l'hypnose) qui génère des désordres psychophysiologiques... et l'employer pour enclencher le processus de guérison[1] ». Nous nous sommes demandé si ce mécanisme inversé n'avait pas joué un rôle dans la guérison d'une jeune femme nommée Geertje Brakel.

Geertje, belle femme de quarante ans, assise sur le bord de son divan, feuillette un album de photos. Les clichés, en noir et blanc, montrent une ravissante jeune femme aux cheveux longs et aux yeux cernés de noir, qui tient de la sirène et de la nymphe blessée. Sur l'une des photos, drapée dans un long manteau noir, des mèches de cheveux bruns barrant un visage impassible, c'est le sosie de Sylvia Plath.

Geertje reconnaît d'ailleurs que la poétesse a été l'une de ses idoles : « Comme moi, elle trouvait ce monde laid et cruel », dit-elle. Les amis de Geertje avaient pris l'habitude de la voir assise dans un coin comme un fantôme, ne disant rien, tirant de longues bouffées de sa cigarette. Pendant des années elle a pensé quotidiennement au suicide et s'est enfermée dans le monde de ses fantasmes.

1. I. Wickramasekera, *in Biofeedback*, vol. 21, n° 2, juin 1993.

Mais, un jour, une réalité tangible fait irruption dans cette nébuleuse. Une visite de routine lui apprend qu'elle a les ovaires gonflés, une cœlioscopie révèle qu'il s'agit d'un cancer inopérable. Quand Geertje se réveille, un médecin est assis sur le bord de son lit, la mine soucieuse, et lui explique qu'avec la chimiothérapie on prolongera peut-être sa vie mais on ne la sauvera pas.

« J'ai vu dans ses yeux que j'allais mourir, dit-elle dans son anglais hésitant. Immédiatement, j'ai décidé que j'allais me guérir. Le plus drôle, c'est que je me sentais bien. Il y a eu un sentiment de vie intense en moi dès cet instant. »

Elle refuse la chimio et demande à son ami de chercher des informations sur les traitements alternatifs du cancer. Elle décide bientôt de suivre un régime strictement végétarien. Son médecin parle d'« autopunition bien inutile » mais elle y voit un rituel autant qu'un mode d'alimentation. « Je me disais, en avalant chaque bouchée : "Je mange pour ma vie. Je ne vais pas mourir. C'est seulement des cellules à moi qui font des choses bizarres qu'elles ne devraient pas faire. J'ai un grand corps solide et il peut faire en sorte qu'elles se remettent à marcher normalement." »

Mais c'est un changement radical de sa façon de vivre qui l'étonne le plus et qui surprend son entourage. « J'ai pensé que si j'avais seulement quelques mois à vivre il serait fou de faire seulement ce que la société et mes parents attendaient de moi. Ce n'est plus la peine de faire des choses que je déteste ; il faut faire des choses que j'aime. » Et la transformation s'effectue du jour au lendemain. Elle qui n'aimait pas la vie se sent « très heureuse, tout le temps en train de rire ». Elle qui avait peur des autres se découvre « des liens avec les gens pour la première fois de ma vie ». Elle qui ne disait jamais un mot se met « à parler beaucoup. J'ai souvent dit à mes amis et à mes amies que je n'étais pas obligée de mourir. Et ils m'ont dit : "Quelle que soit ta décision, nous te suivrons." Ils croyaient en moi. Et nous avons établi une grande confiance entre nous. Tout ce que je leur envoyais, ils me le renvoyaient, et cela me rendait plus forte. »

Selon le test AOD, Geertje est dionysienne, donc influençable, et c'est peut-être pourquoi elle doit prendre ses distances par rapport à ses parents. Ceux-ci, en effet, portent déjà son deuil, du moins en donnent-ils l'impression. Avec la maladie, Geertje est aussi devenue hypersensible : « Mon odorat s'est exacerbé. Je ne supportais plus aucun parfum ni le contact des bijoux sur ma peau. Je ne supportais plus le bruit des voitures. Je me promenais dehors et quelquefois je criais contre elles parce qu'elles faisaient du bruit et produisaient de mauvaises odeurs. J'ai découvert que je ne pouvais aimer que les odeurs de la nature, le bruit des oiseaux, de la mer, de la pluie, du vent. » Elle cherche à se faire plaisir, passant ses journées à danser au son des musiques qu'elle aime, lisant les livres qu'elle aime.

Elle est aussi secouée par d'imprévisibles débordements d'émotion : « Deux ou trois fois par jour, je criais de rage. » Son ami pense que ce sont des manifestations d'anxiété, mais un guérisseur qu'elle a commencé à voir l'encourage à exprimer ses émotions, quelles qu'elles soient. « Après, je ne me sentais plus coupable et je criais, je hurlais chaque fois que j'en avais envie. »

Et, sous le regard incrédule des médecins, ses scanners montrent une amélioration mois après mois. La progression du cancer ralentit puis s'interrompt. Ces examens mensuels, qui constituent pour Geertje une sorte de biofeedback — une façon de surveiller l'évolution de son état —, montrent qu'en neuf mois la tumeur a diminué d'un tiers, pour finir par se résorber complètement.

Geertje célèbre son retour à la vie avec peut-être trop d'excès. Elle s'achète « des vêtements étranges comme dans un film de Fellini ». Elle sort, danse toute la nuit, rentre au matin pour s'allonger au soleil, dormir toute la journée et ressortir.

Après deux ans et demi de parfaite santé, son cancer revient et s'étend. On l'opère, on lui enlève les deux ovaires et on lui dit qu'avec la chimiothérapie elle a 20 % — 30 % au maximum — de chances de vivre cinq ans. Elle refuse mais se sent profondément déprimée, vidée de toute volonté de vivre, incapable de « tout recommencer ».

Couchée dans son lit d'hôpital, elle a presque cessé de s'alimenter et vit un véritable cauchemar. Les visions d'horreur se succèdent devant ses yeux grands ouverts « comme un film à la télé ». Elle voit la mer qu'elle aime tant se couvrir de glace, des montagnes gelées en surgir. Et dans ce désert polaire apparaît « une chose étrange qui s'approche de moi, un démon qui veut me tuer ». Commence alors une formidable bagarre hallucinatoire : « Il s'est jeté sur moi, mais j'avais un couteau et j'ai réussi à le tuer. D'autres démons sont arrivés et je les ai combattus sur la glace, dans des trous noirs, et ensuite, ô horreur ! je les ai vus entrer par les fenêtres de l'hôpital. » Elle se bat avec l'énergie du désespoir. Chaque fois qu'elle tue un démon, il se transforme en « une créature innocente, un chat ou une araignée ».

Attristées de la voir dans cet état, ses amies décident, après avoir consulté l'un de ses médecins, de tenter un traitement de choc. Pour lui faire plaisir, elles ont repeint la maison de Geertje, mais elles lui disent le contraire. « Elles m'ont dit que finalement elles voulaient respecter ma décision de mourir et qu'au lieu de refaire les peintures elles me préparaient des funérailles. Ça m'a fait une surprise et même un choc. Dans le trou noir où j'étais, je me suis soudain souvenue que je voulais être vivante pour le meilleur, le pire ou n'importe quoi. J'ai dit à mes amies : "Je crois que j'ai un peu faim, apportez-moi quelque chose à manger et à boire." Elles m'ont regardée dans les yeux et elles ont vu ce qu'elles avaient vu sept ans plus tôt. Alors elles ont repeint la maison. »

Quand on lui recommande un psychologue qui est aussi hypnothérapeute, elle saute sur l'occasion. Dès leur première rencontre, elle se sent « 100 % en confiance. Pour la première fois quelqu'un m'acceptait complètement telle que j'étais. Il ne m'a jamais dit de faire ceci ou cela ». Pendant deux ans elle fait cinq heures de trajet tous les quinze jours pour le voir. « Il savait exactement ce que je pensais. On était sur la même longueur d'onde. » (Geertje évoque à plusieurs reprises l'influence positive de son entourage sur son processus de guérison. Pour les dionysiens, tellement sensibles aux stimuli extérieurs, les autres constituent probablement une protection indispensable.)

Geertje est reprise par son humeur changeante avec ses brusques explosions. Son image d'elle-même évolue également. Elle se met à porter les lunettes que, malgré sa myopie, elle gardait toujours dans son sac. « Je voyais mal mais je m'en moquais, je trouvais le monde tellement laid. Mais quand j'ai mis mes lunettes, j'ai vu qu'il y avait des choses très belles. » Elle commence à faire du vélo — « très bizarre, parce que je n'aime pas les bicyclettes ».

Elle quitte l'hôpital avec trois tumeurs de plusieurs centimètres. « Au bout de dix mois en tout elles ont disparu. Et alors je me suis sentie mieux. »

Le docteur Hans Wynen, de l'hôpital St. Clara, nous dit : « Je pensais que ses chances d'être encore vivante après dix ans étaient pratiquement nulles. » Et le pathologiste Marco DeVries confirme : « C'est probablement le cas de régression spontanée le mieux documenté du monde. »

Geertje va toujours à l'hôpital deux fois par an. « Il y a deux ans, ils ont trouvé des marqueurs du cancer dans mon sang, qui prouvaient que l'activité des cellules cancéreuses avait repris. J'ai dit au médecin : "Je vais revenir dans six semaines et vous verrez que ça ira mieux." Six semaines plus tard, les marqueurs avaient disparu. L'étonnement du docteur était grand. Il m'a demandé comment j'avais fait et je lui ai répondu : "C'est juste une sensation. Quelque chose que je sais, instinctivement, de l'intérieur. Les émotions montent et il se produit quelque chose dans mon corps à cause d'elles, mais je ne saurais pas l'exprimer par des mots. C'est seulement une énorme, énorme confiance." »

Si Geertje ne peut pas expliquer ce qui se passe en elle, comment le pourrions-nous ? Elle manifeste évidemment des caractéristiques dionysiennes. Son hypnothérapeute avoue n'avoir jamais eu de meilleur sujet. « Plusieurs fois par jour, je suis un peu en état de transe. Je m'y mets très facilement. »

Elle décrit l'excitante (et parfois douloureuse) acuité sensorielle qui semble être la marque distinctive des états altérés de conscience. Elle a des souvenirs très vivants de son enfance — « quand j'avais un an ». Petite fille, elle passait son temps à rêver, à jouer avec des compagnons de jeu imaginaires. Ses frayeurs aussi étaient vives. À sept ans, elle a très nettement vu « la main d'un monstre sortir de sous le lit pour m'attraper » et depuis ce jour-là elle n'a plus voulu dormir dans l'obscurité. (Elle correspond en cela à la « personnalité imaginative » de T. X. Barber dont les rêves paraissent tout à fait réels et sont habités par des compagnons agréables mais aussi « des monstres et des croque-mitaines » [1]. Ces personnes ont tendance, affirme Barber, à manifester une grande plasticité psychosomatique.)

1. T. X. Barber, *in Advances*, 1, n° 2, printemps 1984.

De fait, Geertje raconte que certains de ses fantasmes s'accompagnent de fortes sensations physiques, qui rappellent l'hypothèse proposée par Wickramasekera de « proximité entre le *software* et le *hardware* ». À preuve, ce récit d'une rencontre archétypale : « Aussi nettement que je vois deux personnes dans une pièce je voyais la Mort debout à côté de la Vie. Et plus la Mort devenait forte, plus je sentais les forces de la Vie m'envahir. J'avais tellement chaud qu'une personne assise près de moi a pu me dire : "Tu es un vrai radiateur." »

Pendant sa guérison, ses émotions provoquaient aussi des sensations physiques particulières : « Je m'irritais très facilement et j'avais tout le temps la tête rouge et chaude. »

En remplissant notre questionnaire, sur les soixante traits de caractère proposés, elle en a coché cinquante-deux, ceux qui restent permettant de tracer d'elle un autoportrait en creux : elle ne se voit ni bien organisée, ni acharnée au travail, ni pragmatique, ni soignée, ni rigide. C'est aussi la seule qui ait écrit quelque chose autour du « camembert » : « L'origine de ma guérison, c'est que je suis passée de la Mort à la Vie, j'ai sauté de l'obscurité à la pleine lumière, mais finalement je n'ai pas de mots pour décrire ce mouvement. »

La plupart d'entre nous, 50 % selon les statistiques, appartiennent au type odysséen — Ulysse n'était pas un dieu mais un mortel — oscillant entre les pôles apollinien et dionysien. L'odysséen s'adapte facilement, et son mode de pensée peut être rationnel ou fantaisiste selon les circonstances.

Inge Sundstrom se classe dans cette catégorie. Solidement bâtie, elle a l'air malicieuse, et la coupe de cheveux d'un page médiéval. « 100 % suédoise, dit-elle en riant, et 0 % grande, blonde et belle. » Son mari, Éric, lui jette un regard tendrement complice. Il est grand, blond, barbu, et ses grosses lunettes lui donnent l'air d'un pasteur. Ils rient facilement, s'adorent visiblement et parlent très librement l'un de l'autre.

« Nous sommes deux "Je sais tout", raconte Inge, alors on s'est mis d'accord pour avoir raison chacun à notre tour. Les jours pairs, Éric va dire que le tableau est accroché trop haut et je lui donnerai raison. Mais les jours impairs je pourrai dire que le tableau est trop bas sans qu'il me contredise. Comme ça, nous restons à égalité. »

Ils étaient mariés depuis un an quand le gynécologue d'Inge découvrit ce qu'il pensait être une tumeur bénigne dans son utérus. Au début, Inge refuse l'hystérectomie. Quand un jeune chirurgien lui annonce brutalement qu'on va devoir lui enlever les ovaires — « Ça ne fera aucune différence, vous verrez. Et puis vous n'en avez pas besoin », lui assure-t-il —, elle lui répond du tac au tac : « Si on vous coupait les couilles pour vous donner des hormones à la place, vous diriez aussi que ça ne fait aucune différence ? »

Mais elle finit par céder et se remet rapidement de l'opération. Un an plus tard, en travaillant dans son jardin, elle sent une douleur derrière l'oreille et une bosse. « Piqûre d'insecte », se dit-elle. Le soir, sa température monte tellement que son médecin l'envoie à l'hôpital où on lui fait des injections d'antibiotiques. Une radio pulmonaire de routine montre des ombres sur ses poumons, et un scanner confirme l'impensable : « Ces clichés pleins de taches blanches ressemblaient plus à une carte du ciel qu'à des poumons », dit-elle. « On aurait dit que quelqu'un l'avait mitraillée avec des tumeurs », ajoute Éric.

On lui enlève un morceau de côte pour aller chercher l'une de ces tumeurs, de la taille d'une boule de gomme, et l'analyser. La réponse du laboratoire de pathologie n'est pas encourageante : léiomyosarcome, cancer rare, à développement lent, sans traitement connu. Son cancérologue (« un petit homme triste ») lui annonce la nouvelle.

« Je n'ai plus que quelques années à vivre ? demande Inge.

— Non, lui répond-il, pas des années.

— Un an, alors ?

— Six mois. »

Inge est outrée. « J'ai eu l'impression qu'il m'avait jeté un mauvais sort. » Mais, pis encore que la mort, il l'avait prévenue qu'elle allait « manquer d'air ». Inge se rappela sa coqueluche, à cinq ans, avec ces quintes de toux où elle croyait étouffer. Et le jour où elle avait un morceau de salami dans la trachée et où son père avait dû la prendre par les pieds et la secouer jusqu'à ce que la tranche soit délogée... Elle en avait gardé une peur panique de l'étouffement.

Dans sa chambre d'hôpital, elle sent le désespoir la submerger. Comment cela a-t-il pu lui arriver ? Elle a toujours fait attention à sa santé — n'a jamais fumé, mange beaucoup de fruits et de légumes, fait du sport. Elle pense, inopinément, à son goût pour les marchés aux puces où elle est tellement ravie quand elle trouve un chemisier en soie pour dix francs. « Mais, maintenant que j'avais le cancer, tous les chemisiers en soie du monde pouvaient bien tomber en poussière. » Elle décide de se donner la mort si la souffrance devient insupportable.

Mais alors quelque chose en elle se rebelle. Elle écrit dans son journal : « Non, pas question de mourir comme le disent les docteurs. Je refuse de m'installer dans la salle d'attente de la mort, je refuse d'organiser mes funérailles. Je ne fais pas partie de ces gens dont parlent les statistiques. Même si 999 999 personnes meurent, je suis l'exception, la personne sur un million qui s'en sort. »

Le lendemain de sa biopsie, Éric raconte qu'« elle était debout, la potence de sa perfusion à la main. Elle m'a dit : "Je ne veux pas rester là. Il faut que je sorte et que j'exerce mes poumons". »

Quelques jours plus tard, elle reprend le travail. Elle pense à ses parents, fermiers courageux, obligés de ne compter que sur eux-mêmes. « Ils habitaient à une journée de cheval du plus proche médecin. Ils pensaient qu'on doit se soigner par ses propres moyens. » Elle se rappelle les potions et les onguents préparés par sa mère — la soupe d'orties comme reconstituant au printemps, l'infusion d'ail pour les infections de l'oreille et le coussin de barbe de maïs pour l'épaule douloureuse de son père.

Selon une méthode typiquement odysséenne, Inge s'invente un programme de traitement personnel, puisant en elle-même et à l'extérieur, étudiant différentes options et choisissant entre elles. Comme elle se réveille systématiquement au milieu de la nuit, elle prend sa tisane à ce moment-là « au lieu de remuer des idées noires », et cela devient un rituel. Elle se force à penser à des choses agréables et à faire circuler un large sourire dans chaque partie de son corps. Ou bien elle « fait le tour du propriétaire », saluant d'abord son cœur et ses poumons : « Merci de faire ce qu'il faut et de le faire bien », puis rendant visite à son cerveau « pour voir s'il n'y avait pas là quelques boutons à pousser pour aller mieux ». Parfois, elle rêve qu'elle vole, comme quand elle était enfant, qu'elle passe au-dessus des arbres, sa chemise de nuit flottant derrière elle, les bras écartés dans la lumière de la lune.

D'autres fois, quand elle n'arrive pas à dormir, elle s'applique à respirer lentement, profondément, en déjouant la vigilance de ses tumeurs. Elle garde l'air dans ses poumons le temps de cinq, six battements de cœur et visualise son système immunitaire en train de détruire ses cellules cancéreuses. En artiste accomplie, elle fait un tableau où ses cellules immunitaires sont de solides gaillards aux biceps impressionnants qui nagent dans le courant de son sang à la poursuite des cellules cancéreuses,

« les découpent en petits morceaux, les mettent en pièces, les réduisent en bouillie, les liquident. »

Son journal témoigne de cette lutte pour la vie :

> « Allô, allô ? Où es-tu ? » Je ferme les yeux et j'essaie d'entrer en contact avec le bureau de mon système immunitaire. « Pourquoi es-tu sur la liste rouge ? Nous avons besoin de communiquer. Tu — mon corps — es en train de faire une énorme bêtise. Les docteurs appellent cette bêtise léiomyosarcome et ils n'ont ni secret ni médicament pour nous aider. Si nous n'y remédions pas nous-mêmes, nous sommes fichus. »

Elle puise des forces dans les souvenirs de sa grand-mère, celle qui « riait comme une folle » en public et qui, sans vergogne, fumait des cigares en se promenant dans la maison « pour diffuser la bonne odeur ». Inge danse avec ses petits-fils de sept à huit ans, joue à « Jacques a dit » et fait « toutes sortes de folies au son d'une musique entraînante ». Dans ces moments-là, elle redevient la petite fille, le « garçon manqué aux cheveux rouge flamme et aux genoux couronnés » qu'elle a été.

Elle fait du yoga tous les jours. Elle emprunte la luge des enfants pour glisser le long des pentes neigeuses derrière la maison. Elle fait des régimes de vitamines et, sur les conseils d'un « vieux hippie », boit de l'eau du système d'osmose inversée offert par son mari. Elle évite « toutes les teintures, les déodorants, parfums et dentifrices que je n'oserais pas mettre dans ma bouche et manger ».

Elle évite les gens « qui dégagent des mauvaises vibrations », cesse de regarder les informations (« le monde paraît trop cruel ») et décide de pardonner à Ronald Reagan toutes ses erreurs politiques (« il ne faut pas garder de rancœur, ça vous dévore à l'intérieur »). Elle trouve son propre équilibre.

Et un jour, chez son médecin, en ouvrant l'enveloppe qui contient d'habitude « un aller simple pour l'enfer », elle peut enfin savourer une étonnante victoire : au lieu de croître et de multiplier selon les prédictions des médecins, la constellation de tumeurs est visiblement réduite.

Inge exulte. Elle s'empresse d'apporter le film de son scanner à son chirurgien : « Regardez, il y en a moins, dit-elle fièrement.

— Je ne crois pas au Père Noël, répond brièvement l'homme de science.

— Et toutes ces taches qui ont disparu », insiste Inge, un peu dépitée. Le chirurgien répond que les clichés sont pris tous les cinq millimètres et que les tumeurs peuvent donc avoir échappé au scanner.

Son cancérologue se montre plus encourageant. « Vous avez réussi là où nous ne pouvions rien faire. Continuez. »

En bonne odysséenne, Inge oublie instantanément les commentaires négatifs de l'un pour se concentrer sur l'enthousiasme de l'autre. Son « camembert » manifeste bien cette faculté d'adaptation, ce talent qui lui permet de combiner divers convictions et comportements positifs en situation de crise : « L'amour de ma famille et de mes amis » occupe la plus grande place. Puis, à parts plus ou moins égales, elle désigne « yoga, méditation, relaxation, réduction du stress, visualisation, volonté de vivre centenaire, nourriture saine, marche à pied, grand air, peinture, danser, rire, chanter, ne pas s'arrêter aux choses horribles ».

D'une manière ou d'une autre, Inge a appris à « faire décroître » ses tumeurs, même si elle ne sait pas très bien comment. « Quand mon mari me prend tendrement dans ses bras, le bonheur s'infiltre peut-être directement dans mon système immunitaire », suggère-t-elle. Il y a aussi la colère qu'elle a manifestée envers sa maladie au cours de ses chères promenades matinales, répétant « Léiomyosarcome, va-t'en, va-t'en » parce qu'elle se souvenait que sa mère lui répétait souvent « Ce que tu crois, sera ».

Aujourd'hui, selon le docteur Meyer, son médecin de famille, « il semble qu'elle n'ait plus de tumeur active. Il y a encore quelques petites taches sur ses scanners, mais je pense que ce sont des cicatrices ».

Il secoue la tête et exprime son étonnement : « Voilà une maladie correctement diagnostiquée, pour laquelle nous avons réuni une équipe de spécialistes qui a conclu qu'il n'y avait rien à faire, que ni la chimio ni les rayons ne pouvaient rien contre un léiomyosarcome métastasé à la poitrine. Je n'ai aucun indice sur ce qui a pu se passer, au plan scientifique en tout cas. »

Inge s'équipe chaudement et enfile un manteau à son chien pour sortir « faire le tour du pâté de maisons » par cette frileuse matinée d'automne. Dès qu'elle se trouve loin des dernières maisons du village, dans les bois et les chemins creux, elle se met à chanter à tue-tête les chansons de son enfance, « Le joyeux laboureur », « Le joli mois de mai » ou quelque chanson à boire empruntée au répertoire suédois de ses ancêtres. « Il faut exercer ses poumons », nous dit-elle avec un large sourire en rentrant de sa promenade.

« Il faut exercer ses poumons. » La devise d'Inge est une bonne métaphore de cette volonté de vivre dont l'évidence nous a souvent frappés au cours de notre enquête. Pour les Grecs, en effet, les poumons étaient le siège de l'inspiration, du *pneuma,* ou force vitale. Les poumons réalisent un échange fictif avec notre environnement ; prenant, restituant, ils travaillent à notre survie. De la même façon, ce n'est pas seulement ce que nous sommes mais aussi ce que nous faisons — nos échanges avec le monde — qui nous porte à travers la vie.

Les résultats préliminaires de notre enquête montrent qu'il n'existe pas de comportements spécifiques capables d'amener à la guérison. Mais l'attitude d'Inge Sundstrom, avec son : « léiomyosarcome, va-t'en ! » et sa détermination à survivre, peut être désignée comme le dénominateur commun de notre échantillon. Dans plus de 70 % des réponses à notre questionnaire, les facteurs impliquant une attitude offensive envers la maladie ont été cochés — esprit combatif, voir la maladie comme un défi, assumer la responsabilité et certitude de guérir.

Le terme d'« esprit combatif » a été employé en 1977 par le docteur Steven Greer pour définir, dans son travail de recherche, l'une des caractéristiques des femmes ayant longtemps survécu au cancer du sein. Il a déterminé cinq types de réaction à l'annonce du diagnostic : refus, esprit combatif, acceptation stoïque, acceptation angoissée/déprimée et impuissance/désespoir. Cinq ans plus tard, 75 % des patientes des deux premières catégories étaient toujours en vie, contre 35 % parmi les stoïques et les désespérées. Après dix ans, beaucoup de femmes étaient mortes mais les survivantes respectaient la même proportion de 2 pour 1[1].

Nous aussi avons pu observer ce qu'on pourrait appeler un « refus constructif » parmi les sujets de notre enquête. Bien que Geertje Brakel ait coché « acceptation de la maladie » dans notre liste, elle a également coché « ne pas accepter l'équation cancer = mort ». Dans le même esprit, Lesley Bermingham se répétait : « Cancer... Fiche le camp ! » Bravant les statistiques, Inge Sundstrom proclamait qu'elle serait « le cas sur un million à s'en sortir ».

« Refuser la maladie, écrit le docteur DeVries, c'est se donner le temps et l'espace nécessaires à la mobilisation

1. K. W. Pettingale, *in The Lancet*, 1985.

des ressources intérieures et extérieures qui vont permettre de réorganiser sa vie et de se transformer. Quand ils reconnaîtront que le refus est une étape créative, les professionnels de la santé en viendront à respecter ses aspects positifs[1]... »

Entre 60 % et 70 % de nos sujets ont attribué leur survie à ce qu'on peut appeler des facteurs « réceptifs » comme la foi, la méditation et la prière. Encore une fois, ce résultat concorde avec les résultats d'autres chercheurs : dans une étude de 1975 portant sur cinq cas de rémission spontanée, le docteur Yujiro Ikemi a souligné l'importance des convictions spirituelles[2]. Bien qu'il précise que chaque personne semble « avoir vaincu le cancer en acceptant la responsabilité de résoudre cette crise par ses propres moyens », toutes avaient en commun une foi religieuse profonde.

Dans notre questionnaire, nous avions prévu une question — « Avez-vous déjà vécu des expériences (physiques, psychiques, spirituelles) pour lesquelles il n'existe pas d'explication rationnelle ? » — qui devait nous permettre de voir si les expériences « étranges » décrites par certains de nos interlocuteurs étaient fréquentes. Or, nous avons eu la surprise de constater que presque 60 % des sujets répondaient par l'affirmative. Ils appartenaient en majorité aux catégories odysséenne et dionysienne, presque tous les apolliniens ayant tout simplement répondu « non ».

Inge Sundstrom a écrit : « J'ai des rêves très réalistes où je suis avec des gens de ma famille morts depuis longtemps et je me réveille en sentant leur amour. » Geertje Brakel raconte que, quand elle était enfant et qu'elle prenait des cours de danse, elle avait la bizarre sensation de s'élever vers le plafond et de se regarder danser. « De me

1. M. J. DeVries, *in Human Medicine*, 1, nº 2, octobre 1985.
2. Y. Ikemi, *in Dynamic Psychiatry*, 8, nº 2, 1975.

sentir comme ça, hors de mon corps, c'était le paradis et cela m'arrive encore, quand je danse. » Wally Shore nous a dit : « Juste après le Débarquement en Normandie, j'ai rêvé de mon grand-père maternel... J'ai découvert après la guerre qu'il était mort au même moment. »

D'autres décrivent l'impression d'être « guidé spirituellement » ou de vivre « des expériences de perception extrasensorielle ». L'un d'eux a écrit : « À l'hôpital, une nuit, j'ai senti comme une boule de feu dans ma poitrine et j'ai cru que j'allais mourir. Mais au contraire j'ai compris que le message de mon pouvoir supérieur était que j'allais vivre. C'est à partir de ce moment-là que je me suis senti guérir. Comment allais-je vivre la vie qui m'était donnée ? Je devais changer, et j'ai changé. »

Il n'est pas facile d'interpréter ces résultats car nous pénétrons là en territoire inconnu. Nous pouvons présenter des faits mais il nous est impossible d'avancer plus que des conjectures quant à leurs rapports avec le processus de guérison. Pourtant, à mesure que ce genre d'informations se multipliait, nous nous sommes demandé si ces expériences pouvaient annoncer des altérations physiologiques liées à la guérison. Le fait qu'un tel nombre parmi nos sujets soient capables de connaître, au moins par moments, des états de dissociation pourrait signifier qu'ils sont également sensibles à l'effet placebo.

Comme nous l'avons déjà envisagé, la capacité d'entrer dans des états modifiés de conscience peut favoriser la guérison psychosomatique. Lors d'une expérience en psycho-immunologie, cinq personnes, considérées comme très sensibles ou moyennement sensibles à l'hypnose (l'équivalent de nos dionysiens et odysséens), reçurent des injections d'une protéine purifiée dérivée de la tuberculine. Quatre eurent la réaction attendue, enflure et rougeur de la peau, quand les cellules immunitaires se précipitèrent vers le site de l'injection pour combattre la bactérie. Mais une fois hypnotisés, quand on leur dit qu'ils n'allaient pas réagir, les quatre personnes en question n'eurent plus de réaction positive. Leur système immunitaire avait été désarmé, pour ainsi dire, par une suggestion.

La suggestion qui leur a été faite était, textuellement : « Maintenant, vous êtes différent, vous n'allez plus réagir à l'injection comme avant... Votre peau est différente, votre bras est différent, vous êtes différent[1]. »

Cette insistance sur la « différence » nous offre un bien intéressant paradoxe : d'un côté, nous avons noté le pouvoir curatif de ce que nous avons appelé congruence — être et agir en accord avec son moi le plus profond —, de l'autre, un certain nombre de chercheurs ont établi que la guérison est souvent précédée d'une transformation personnelle parfois si radicale qu'on a l'impression qu'il s'agit d'une autre personnalité.

Notre curiosité quant aux liens entre personnalités différentes et schémas physiologiques nous a amenés à nous intéresser aux personnalités multiples. Nous avons trouvé le rapport d'un psychiatre décrivant comment une patiente, qui était normalement allergique à l'herbe, comme le prouvaient ses éternuements et ses réactions cutanées aux tests, passait à une personnalité de garçon non allergique quand on lui demandait de tondre la pelouse. Comme le test de la tuberculine, le test aux allergènes permet de mesurer la réponse du système immunitaire. Et cela nous amène à poser la question : le système immunitaire peut-il se mobiliser en réponse à une altération de ce que nous appelons la personnalité ?

Il existe une masse impressionnante de données sur les transformations physiologiques liées à des changements de personnalité. Dans une revue, nous avons

1. Cité par Howard Hall, *in American Journal of Clinical Hypnosis*, 25, nº 2-3, oct. 1983.

trouvé un article reprenant différentes études psychophysiologiques de ce phénomène. Il y est question des différences cliniques signifiantes qui ont par exemple été découvertes, d'une personnalité à l'autre, dans les variables de la vision comme l'acuité visuelle, la réfraction manifeste, la vision des couleurs, l'équilibre musculaire, la taille de la pupille, la courbure cornéenne, la kératose et la pression intraoculaire [1]. Une autre étude montre des variations signifiantes entre les niveaux d'hormones thyroïdiennes T4 selon la personnalité. Il a aussi été démontré que chaque personnalité pouvait avoir son propre fonctionnement du système nerveux et une pression sanguine différente. Si bien que pratiquement tous les mécanismes impliqués dans la guérison remarquable — systèmes nerveux et immunitaire, hormones, circulation du sang et inflammation — semblent concernés.

Le phénomène des personnalités multiples concerne 0,5 % de la population. Sarah Clauson en fait partie. Son médecin, le docteur Bennett Braun, est le fondateur et le directeur du premier Centre hospitalier national pour les troubles de la personnalité. Il nous a expliqué que Sarah pouvait être « Sentinelle » quand elle se sentait menacée émotionnellement mais aussi Mona, la dernière courtisane (qui récite de la poésie et chante Édith Piaf), ou une autre des quatorze personnalités que Braun s'efforce de l'aider à intégrer harmonieusement.

Il y a onze ans, on a découvert que Sarah avait le diabète mais que « Sentinelle » était moins atteint qu'elle. Il fallait donc adapter le dosage d'insuline en conséquence, détail de la plus haute importance. On a découvert récemment que l'insuline, que l'on croyait exclusivement produite dans le pancréas, était présente, en plus grandes

1. S. D. Millet et P. J. Triggiano, *in American Journal of Clinical Hypnosis*, 35, nº 1, juillet 1992.

quantités encore, dans certaines aires du cerveau[1]. Le diabète est une maladie généralement considérée comme fixe, mais les implications du cas de Sarah ne peuvent pas être négligées. Il semble que cette maladie, au moins chez certains individus, ne soit pas simplement une maladie mais un état de l'être, une réfraction particulière de la personnalité modulée par une connexion neuroendocrinienne auparavant inconnue.

Les désordres de la personnalité sont un état pénible, pathologique. Mais une transformation plus douce, permettant le plein épanouissement de l'être, favorise la guérison. Plusieurs chercheurs ont remarqué de brusques virages psychiques (comportements plus autonomes, attitude différente envers la maladie, le traitement, les relations, modification des attitudes spirituelles) chez des malades juste avant leur retour à la santé.

Pour notre part, nous avons fait les mêmes observations à propos de nos sujets. Inge Sundstrom est d'abord revenue aux recettes de santé de sa mère, puis elle a laissé s'exprimer des aspects invisibles d'elle-même. Elle était redevenue une enfant joueuse qui aimait danser, « faire des bêtises », glisser sur les pentes neigeuses. Lesley Bermingham, personnalité apollinienne, fait allusion à une autre facette de l'être quand, dans son « camembert », elle écrit : « Faire semblant d'être quelqu'un d'autre, si cela peut être utile. Poser les questions que poserait quelqu'un qui serait déjà passé par tous ces examens. Quelqu'un d'autre peut subir tout ça et vous donner de la force. »

Geertje Brakel a souvent fait allusion à des moments où elle se sentait complètement différente, où ses réactions étaient diamétralement opposées à ses réactions habituelles. Le docteur Schilder, qui a suivi le cas de

1. Candace Pert, entretien privé, juillet 1994.

Geertje avec intérêt, propose l'hypothèse qu'une crise comme la maladie peut faire resurgir des parties de l'être précédemment enfouies et que celles-ci peuvent apparaître comme des personnalités presque distinctes. En effet, ces facettes se présentent avec tout leur arsenal de pulsions, ressources, talents, qui s'expriment par des comportements et des activités inhabituels[1].

Le docteur Schilder a effectué un parcours sinueux avant de se consacrer à l'étude des guérisons remarquables. Fasciné depuis l'enfance par les récits de guérisons miraculeuses du Nouveau Testament, il est allé en Afrique chercher des cas semblables chez les missionnaires, espérant découvrir des principes psychobiologiques inconnus qui expliqueraient le phénomène de la rémission. « Je suis revenu les mains vides, raconte-t-il. Mais mon mentor, le docteur DeVries, m'a accueilli en me disant que si je cherchais des miracles, il en avait quelques-uns sous la main. »

Schilder commence par étudier sept cas de rémission spontanée chez des patients atteints d'un cancer. Il découvre que tous ont eu une « fracture » dans leur vie qui semble resurgir dans le creuset d'une maladie mortelle. La chose se produit quand un « événement mobilisateur » les « pousse à bout », les « remettant en contact avec une chose essentielle » et les rendant « plus autonomes ». Ce qui semble aux yeux des autres constituer une transformation radicale n'est en fait que la réémergence d'une facette oubliée d'eux-mêmes. Comme le dit l'un de ces patients : « Je me suis réintégré. »

Schilder cite le cas d'une femme atteinte d'un cancer ovarien métastasé qui « se transforme à l'instant où on lui annonce qu'elle n'a plus que quatre mois à vivre. "C'est absurde, ridicule", dit-elle. Et elle commence à voler de

1. J. Schilder, conférence donnée à Montréal, Québec, juin 1993.

la nourriture aux cuisines, à vendre du vin en contrebande dans l'hôpital, à faire des farces à son médecin. Ce n'était plus la même personne que l'année précédente [1] ».

Il parle aussi d'un charpentier qui, juste avant une rémission spectaculaire (quoique momentanée), devint, selon les termes de sa femme, « insupportable, buté, autoritaire comme il ne l'avait jamais été ». Il avait des crises de rage et de larmes où il frappait du poing sur la table. Chacun de ses gestes et de ses actes signifiait, toujours selon sa femme : « Il ne me reste pas beaucoup de temps à vivre alors je vais faire exactement tout ce que je veux [2]. »

Le docteur Schilder se réfère souvent aux travaux d'un psychiatre italien, Roberto Assagioli, qui considère comme illusoire le concept habituel de personnalité immuable, indivisible. Pour lui, nous sommes tous constitués d'une constellation d'attitudes et d'images de nous-mêmes toutes assorties de leurs caractéristiques propres, « postures, gestes, sentiments, comportements, vocabulaire, habitudes et croyances [3] ». Il considère ces facettes du moi « perpétuellement en bagarre » comme des « sous-personnalités ».

Le docteur Schilder a souvent été frappé par ce fait : « Avant la rémission, le patient n'a accès qu'à un certain groupe de personnalités, alors qu'après elles sont plus nombreuses à pouvoir s'exprimer dans sa vie quotidienne. » Il est vrai que la vie de Geertje Brakel manifeste cette volonté d'expression d'une personnalité plus complexe et que cette tendance a été catalysée par (ou coïncide avec) sa guérison. Elle nous a raconté comment, pendant une méditation dirigée, elle a rencontré deux de

1. Id., *Ibid.*
2. Id., *in MGZ*, 19, juin 1991.
3. P. Ferrucci, *What We May Be : Techniques for Psychological and Spiritual Growth Through Psychosyntesis*, J. P. Tarcher, Los Angeles, 1982.

ses « moi » : une « sœur intérieure très rigide, très conventionnelle », et une « enfant intérieure » qui bondissait et faisait la roue « comme une acrobate de cirque » et qui portait « toute ma liberté en elle ». « Ces deux êtres opposés sont forts ensemble et me font aller mieux. » Geertje est persuadée que sa guérison est essentiellement due au fait d'« être devenue vraie ». Cette forme d'être évoque ce qu'Assagioli considère comme la personnalité la plus saine : celle qui intègre « l'expression d'éléments vitaux de notre être, aussi négatifs qu'ils paraissent à première vue ». Quant à Schilder, il dit : « Ce n'est pas tant ce que ces gens font qui compte mais ce qu'ils sont. Car chez eux le moi du début est différent du moi qui ressort de cette aventure. »

Tous ces exemples impliquent une façon assez complexe de considérer l'être, et les moyens pour y parvenir peuvent en effrayer certains, comme l'expriment ces vers de William Blake[1].

Pourquoi veux-tu connaître chaque fibre de mon âme
Et les exposer toutes, comme tiges de lin séchant au soleil ?

Les typologies simplistes peuvent même être dangereuses, comme le démontre une étude portant sur des Chinois des deux sexes. Dans le système culturel chinois, chaque année correspond à un élément et à un organe particulier, et, si la numérologie du calendrier n'a aucun moyen d'influer sur l'organisme, la croyance peut suffire à déclencher des réactions psychosomatiques. Ainsi les personnes nées pendant les années de feu, censées être plus vulnérables aux maladies de cœur, meurent effectivement de maladies de cœur dans une proportion supérieure à la moyenne.

1. W. Blake, *Les Quatre Zoas.*

Mais, considérées de plus près, les typologies orientales ne sont pas aussi nettes ni restrictives. Elles indiquent au contraire le potentiel de transformation de chaque manière d'être. Tout ying a son yang, toute qualité implique son contraire. Il n'y a pas de « bonne » ou de « mauvaise » typologie, chacune a ses faiblesses à compenser, ses forces à cultiver. Dans les traditions médicales chinoise, tibétaine et ayurvédique indienne, comme pour Hippocrate, la typologie n'est pas une manière de délimiter la personne mais de cerner son potentiel de guérison. Au-delà de l'idée simpliste que les traits vus comme « négatifs » peuvent nous rendre malades et les traits « positifs » nous guérir, chaque type de personnalité peut trouver sa propre voie vers la guérison.

Pour en revenir au paradoxe de la congruence et du changement, nous dirons, avec le théologien Paul Tillich : « Pour guérir, l'esprit doit être saisi par quelque chose qui le transcende, qui ne lui est pas étranger mais qui contient l'accomplissement de ses potentialités[1]... » Et cela semble se produire le plus souvent à l'occasion de crises, quand notre survie même est en jeu, quand tout ce que nous sommes, avons été et espérons devenir doit être convoqué et mis au service de la vie. Dans le processus de guérison, jamais notre organisme ne manifeste plus clairement son désir de plénitude, jamais non plus cette plénitude de l'être n'apparaît aussi évidemment différente d'un individu à l'autre.

1. P. Tillich, *in Religion and Medicine : Essays on Meaning, Values and Health,* Iowa State University Press, 1967.

7

Le mystère de la survie

À la fin de l'exposé de Caryle, une femme leva la main. Stylo pointé sur son carnet, elle annonça d'une voix forte et pourtant anxieuse : « Je suis prête, dites-moi tout ce qu'il faut faire pour survivre. » Ma collaboratrice, qui venait de parler de la rémission spontanée, se sentit légèrement mal à l'aise et lança un regard qui cherchait de l'aide vers le directeur médical du stage. Celui-ci se contenta de sourire, l'air de dire : « Eh bien, maintenant, voyons comment vous allez vous en tirer ! »

Caryle avait remarqué cette femme qui notait fiévreusement tout ce qu'elle disait, sans en perdre une miette. Parcourant des yeux le petit groupe de malades en plus ou moins bonne forme dont certains s'en sortiraient, d'autres non, elle se posa une fois de plus la question : qu'est-ce qui fait qu'une personne survive et qu'une autre succombe ? L'attitude enthousiaste, positive, généralement considérée comme le gage de la santé, ou le caprice d'un hasard aveugle ? Comment savoir à l'avance si l'on va réagir par le refus, le désespoir, la révolte ou l'offensive à l'annonce d'une maladie mortelle ?

Elle reporta son attention sur la femme et dit la première chose qui lui passait par la tête : « Quoi que vous fassiez, il faut que cela vienne de vous. Je pourrais vous donner le résultat de toutes les enquêtes, la liste de toutes les qualités associées à la survie, mais, et là elle hésita, cherchant les mots justes, ce ne seraient que les solutions des autres. »

Elle se tut un moment pour mesurer l'effet de ses paroles, à la fois désolée de leur prudence et persuadée qu'elle était dans le vrai, avant de continuer : « Je vais vous donner cette liste, et vous y trouverez peut-être la réponse à votre question. Ou bien vous éprouverez la même sensation qu'en essayant les chaussures de quelqu'un d'autre qui vous vont *presque*. »

La femme acquiesça, mais elle était visiblement déçue. Il n'existe aucune réponse standard à cette interrogation fondamentale : qu'est-ce qui va me permettre de surmonter un traumatisme profond, un événement qui bouleverse ma vie au point de la remettre en question ? Maladie, blessure, guerre, emprisonnement, mauvais traitements, les situations qui nous accablent peuvent provenir de l'intérieur, de l'extérieur ou plus probablement des deux à la fois.

Un jour, tout va bien. Et puis tout bascule et échappe à notre contrôle. On peut être submergé par la peur de mourir, la rage, ou l'étrange calme minéral consécutif à un choc violent. Mais, une fois le choc passé, il reste la terrifiante nécessité de choisir, avec toutes les ressources de l'instinct, de l'expérience et du savoir. Un diagnostic terminal représente pour certains la fin du monde, pour d'autres l'occasion de s'abandonner à Dieu, pour d'autres encore un appel au combat. Les crises mobilisent notre système immunitaire comme une sirène d'alarme réveille le dormeur ; ses ressources se manifestent par des modes d'adaptation différents, selon les talents innés ou acquis de chacun. Mais le but est le même pour tous : reprendre le contrôle de la situation, faute de quoi on risque de perdre la santé ou la vie. La nécessité de survivre à n'importe quel prix, ou presque, est une priorité de notre organisme et détermine sa réponse aux défis qui lui sont imposés.

Pour le chercheur Susan Kobassa, les individus les plus résistants au stress réagissent en trois étapes : réponse au défi, implication personnelle et maîtrise de la situation. En étudiant des cadres supérieurs, elle a remarqué que ceux qui vivaient les difficultés comme des défis s'impliquaient plus profondément dans leur travail et que ceux qui exerçaient un vrai contrôle sur leur vie personnelle et sur leur travail étaient en bien meilleure santé [1]. Ce schéma peut également s'appliquer aux survivants du cancer. De la même façon, le psychologue Al Siebert est passé de l'étude du stress habituellement lié à la vie familiale et professionnelle au stress engendré par des situations plus critiques comme la guerre, l'emprisonnement, l'holocauste. « J'avais servi chez les parachutistes et nos chefs étaient tous des rescapés de la guerre, nous dit-il. Je voulais comprendre ces gens qui avaient vécu des situations pires qu'une enfance malheureuse ou un père alcoolique. Je voulais déterminer une "personnalité de survivant", ce qui, pour moi, équivaut à définir les bases de la santé mentale. »

C'est une image paradoxale qui est ressortie de son travail d'enquête. Selon lui, les survivants sont souples, adaptables, résistants. Au plus fort de l'assaut, ils peuvent plier comme le roseau presque jusqu'au point de rupture puis se relever une fois l'orage passé. Ce sont des personnalités « biphasées », comme il les appelle, qui associent calme et colère, égoïsme et altruisme, confiance en soi et capacité d'autocritique [2]. Al Siebert s'est moins intéressé à ce qu'étaient ces gens qu'à la façon dont ils réagissaient à des circonstances imprévisibles.

Pour mieux comprendre les mécanismes d'adaptation aux expériences traumatiques, nous avons interrogé Gerald Coffee, un ex-prisonnier de la guerre du Vietnam

1. Suzanne Kobasa, Salvatore Maddi et Stephen Kahn, *in Journal of Personality and Social Psychology*, 42, nº 1, 1982, et C. Wood, *in Advances*, 4, nº 1, 1987.

2. Al Siebert, *The Survivor Personality*, Practical Psychology Press, Oregon, 1993.

devenu célèbre. Pilote, Coffee était sur le porte-avions *Kittyhawk* au large des côtes du Nord-Vietnam en 1966. Pendant sa deuxième mission, son appareil fut touché par un tir de DCA. Lui et son équipier s'éjectèrent de l'avion à mille mètres d'altitude et 400 kilomètres à l'heure. Gerry reprit conscience dans l'eau, à quelques centaines de mètres de la plage, son bras droit, cassé, flottant devant lui. « Dès que j'ai touché l'eau, raconte-t-il, j'ai senti que c'était le point culminant de tout mon entraînement et j'ai fait la préparation mentale et émotionnelle indispensable à ma survie. »

Les deux Américains ouvrent le feu sur les Nord-Vietnamiens qui viennent les repêcher, pour essayer d'éviter la capture. L'équipier de Gerry est blessé. Lui-même manque d'être tué quand le bateau ennemi sur lequel on l'a hissé est pris pour cible par des avions américains. Quelques secondes après avoir abordé et débarqué sur la plage, le bateau est réduit en miettes.

Gerry a fait des études de lettres mais reçu sa feuille de route en même temps que son diplôme. Décidant de prendre son sort en main plutôt que d'accepter passivement l'inévitable, il choisit l'aéronavale, parce que c'est ce qui lui paraissait « le plus excitant. Sur les affiches de recrutement on ne voyait que de belles plages ensoleillées ».

Et là, conduit vers le Nord à marche forcée, Gerry se sent étrangement détaché, comme s'il se voyait dans un vieux film en noir et blanc. « Impossible de me rappeler comment j'en étais arrivé là. Je passais en revue toute la séquence des événements depuis l'échange de coups de feu, la poursuite sur la plage, les corps flottant sur les vagues. Et pendant ce temps je traversais des villages où des gens armés de pelles, de râteaux et de houes me menaçaient, me battaient. Je voyais tout ça de loin, comme si ce n'était pas à moi que cela arrivait, comme si je n'aurais pas dû être là. » Il reste dans cet état de choc crépusculaire pendant plusieurs jours.

À la suite d'une tentative d'évasion manquée, il est mis devant un peloton d'exécution, les bras attachés derrière lui autour d'un arbre. « Je me suis dit qu'ils bluffaient et en même temps je pensais : "Quelle stupide façon de mourir." Après l'habituel cérémonial du "armez — en position — feu", les percuteurs claquent sur des chambres vides, sauf une. Ils essayaient de me briser, pas de me tuer — mais un des gosses a oublié que son fusil ne devait pas être chargé, et la balle s'est enfoncée dans le bois juste au-dessus de ma tête. »

Gerry est emmené à la vieille forteresse française de Hoa Lo, sinistre bâtisse connue dans les médias sous le nom de « Hilton de Hanoi ». Les conditions de vie y sont « plus que spartiates », la torture fréquente et cruelle, les soins médicaux pratiquement inexistants. Le bras cassé de Gerry a enflé jusqu'à devenir énorme ; l'os mettra des mois à se ressouder. Et ce pilote de trente-deux ans, qui a toujours été à la messe « sans être vraiment croyant », se tourne vers la prière. Il ne demande pas « Pourquoi, ô mon Dieu ? » mais « Montre-moi, ô Dieu, comment tirer parti de cette expérience ». Comme beaucoup de personnes ayant survécu à la maladie, il trouve un sens à sa souffrance, un sens personnel qui l'empêche de sombrer dans le chaos.

Il reste très longtemps seul dans une cellule minuscule. « Ils ne nous ont regroupés que quand ils ont commencé à manquer de place. Ils pensaient que nous serions plus vulnérables, seuls, et ils avaient raison. Une fois ensemble, nous avions davantage envie de sauver notre peau et celle des autres. » Comme dans beaucoup de guérisons remarquables, les liens sociaux constituent de puissantes forces de vie. « Notre devise c'était "L'unité avant l'homme". »

Quand un des prisonniers cessait de s'alimenter, premier signe d'un fléchissement du désir de vivre, le « téléphone » de la prison, système codé de coups frappés sur le mur, se mettait à fonctionner. « C'était "Allez, mec, accroche-toi. On est tous passés par là. On a tous essayé. On sait ce que tu ressens. Ne te laisse pas aller." »

D'autres échanges, plus élaborés, permettaient de faire passer le temps. L'un des débats les plus fréquents entre cellules avait pour thème : « Qui est le plus apte à survivre au Hilton de Hanoi, un ingénieur ou un diplômé en lettres ? » En le voyant aujourd'hui, on imagine sans peine Gerry, l'oreille collée au mur, tapotant furieusement ses arguments. « Je pense qu'on se donne de bien meilleures chances de survivre si l'on apprend à supporter l'ambiguïté et l'incertitude, à être créatif dans le présent et à accepter de n'avoir aucun contrôle sur l'avenir. »

Et, curieusement, son temps d'incarcération — qui devait durer sept ans et neuf jours — fut extrêmement productif. Entre les échanges avec ses voisins des deux côtés, la composition d'un poème, l'élaboration et la construction imaginaire d'une maison, l'évocation de souvenirs — restaurants, capitales d'États — et les leçons de français, les journées de Gerry étaient si bien remplies qu'il n'avait pas toujours le temps d'épuiser l'ordre du jour prévu. « Celui qui savait quelque chose l'enseignait aux autres et tout le monde, dans notre bloc, l'étudiait. J'étais comme une éponge. Je voulais en quelque sorte tirer le maximum de cette expérience. » L'un des exercices qui l'occupa beaucoup pendant son isolement fut « un long, long travail de retour sur moi-même où je revivais toute ma vie, avec des détails oubliés depuis longtemps ».

Aujourd'hui, quand Gerry parle en public, il arrive que des gens viennent lui dire, avec beaucoup d'hésitation et d'embarras, qu'ils l'envient d'avoir vécu cette mise à nu de lui-même grâce à laquelle il s'est découvert des forces ignorées. Cela ne le surprend pas : « Ce dont ils parlent c'est d'un rite de passage, quelque chose qui oblige à se découvrir soi-même, à éprouver ses liens avec les autres, à se situer par rapport à la spiritualité. Tout ce qui peut contribuer à cette initiation nous rend plus apte à survivre. »

Nous avons constaté les mêmes aptitudes à la survie chez beaucoup de malades guéris. Marty Killeen situe le début de sa lutte contre le cancer dans les rues de son enfance où « il fallait être dur, on ne pouvait pas se permettre d'avoir peur. C'est ce que m'a appris New York, dit-il d'un air désabusé et un peu triste. Mais, où que je sois, j'arriverai à survivre ».

Killeen a le sourire facile et un nez qui semble avoir été cassé plus d'une fois. Il se dit « cent pour cent irlandais » et ressemble à un aimable lutin dégarni, légèrement bedonnant. Il est né dans le Bronx deux jours après l'offensive japonaise sur Pearl Harbor. Son plus ancien souvenir est celui d'avoir assisté, sur les épaules de son père, au retour de la flotte américaine.

« Il devait y avoir des milliers de navires », raconte-t-il avec dans la voix quelque chose de son émerveillement d'enfant. Son cousin Billy était sur l'un d'eux. Pendant des années, sa famille avait suivi avec passion le déroulement de la guerre, et Marty, curieux de tout ce qui l'entourait, s'enthousiasmait pour ces récits pleins de brutalité et d'héroïsme. Ses héros étaient des soldats ou des flics comme son oncle Mike, qui lui paya sa première bière et lui montra, un jour où ils se promenaient ensemble, un garage où il avait dû abattre trois malfaiteurs qui en voulaient à la caisse.

Son cousin Billy lui a fait cadeau de son casque de combat « percé d'une balle de mitraillette » ; Marty rêvait de s'engager dans la marine, mais il devint journaliste et producteur de télévision. Et, vers l'âge de quarante ans, il s'installa à Atlanta et se lança dans les films documentaires. C'est un travail difficile, créatif ; les relations avec son patron étaient tendues, les journées longues, les déplacements nombreux. Il était souvent loin de sa famille, et insensiblement le stress augmenta, devint régulier, continu et permanent.

C'est par une chaude journée d'été que Marty remarque pour la première fois quelque chose d'anormal. Il a entrepris des travaux de bricolage, et, au bout de quelques heures, il se sent faible comme un chaton nouveau-né, lui qui est incroyablement résistant. Il fait comme si de rien n'était. Peu après, il attrape une bronchite, commence à perdre sa voix et ressent une douleur si vive à l'épaule qu'il en a les larmes aux yeux. Il attribue tous ces malaises au tabac et cesse de fumer.

Mais la douleur persiste. Au bout de quelques mois, n'en pouvant plus, il va passer une radio. Quand le docteur lui dit sans émotion : « Rhabillez-vous et venez dans mon bureau », il s'attend à des remontrances du genre « allez-y doucement, mon vieux », tout en redoutant le pire.

Le médecin commence calmement, mesurant ses mots : « Je peux me tromper, alors ne vous affolez pas. Un de mes patients s'est suicidé, un jour. » Marty n'a aucun mal à comprendre où il veut en venir : « C'est le cancer ? » Et le médecin acquiesce, lui montrant une tache noire sur sa radio.

Sorti de chez le médecin, le mot résonnant encore à ses oreilles, Marty pense, contre toute logique : « Pas besoin d'arrêter de fumer. » Il achète un paquet de cigarettes, saute dans sa voiture, roule jusqu'à « un petit parc avec un ruisseau, très paisible, un champ de bataille de la guerre de Sécession ». Assis sur la pelouse, il regarde la cigarette qu'il vient d'allumer et se demande si cela vaut la peine. « Ah ! oui, alors ! J'ai toujours aimé fumer, depuis l'enfance. Ça peut paraître idiot pour un type à qui on vient d'annoncer qu'il a un cancer du poumon, mais en un sens cette décision a marqué le début de ma guérison parce que j'ai assumé mes responsabilités. »

Après la biopsie, Marty apprend qu'il s'agit d'un cancer à petites cellules. « Le chirurgien m'a dit que c'était une maladie mortelle dans 95 % des cas, il n'a pas dit qu'on avait 5 % de chances d'en réchapper. Ce genre de chose vous tombe dessus comme un coup de marteau. » Marty passe le reste de la journée et la nuit à pleurer. « Ce n'est pas un mouchoir qu'il m'aurait fallu, c'est un drap. J'avais une voisine infirmière, un ange, qui est venue s'asseoir à côté de moi et m'a tenu la main. »

Le lendemain, en ouvrant les yeux, il découvre un paysage tout scintillant de neige. « Un cadeau que Dieu faisait à la ville ce jour-là », dit-il. Ce manteau d'une pureté presque magique lui apparaît comme un bon présage. Il pense à ses deux petites filles « qui n'ont pas mérité la mort de leur père », son chagrin se transforme en colère et Marty se révolte. Il veut des réponses claires. « Où vont-ils chercher ce chiffre de 95 % ? » se demande-t-il avec humeur. Le soir précédant son opération, il a jeté un coup d'œil dans les chambres de l'hôpital et a vu des cancéreux tellement malades qu'ils ne pouvaient plus sortir de leur lit. Il a demandé à son médecin si ces gens étaient comptés dans les statistiques, et, quand il lui a répondu oui, il s'est écrié : « Bien, voilà qui augmente mes chances ! »

C'est dans son passé de gamin des rues que Marty va puiser ses forces. « Je me suis rappelé ce que m'avait dit un vieux motard : "Si tu te trouves coincé dans un embouteillage, n'utilise surtout pas tes freins, sinon, tu te plantes et tu y restes. Cherche une ouverture, mets toute la gomme et tire-toi le plus loin possible." »

L'ouverture, en l'occurrence, se présenta dans une direction imprévue. Marty avait une fille de cinq ans qui allait dans une école Montessori ; tous les après-midi, les enfants s'asseyaient en rond, formant un « cercle d'amour où chacun envoyait des pensées aimantes à quelqu'un. Après ma biopsie, ces bouts de chou ont décidé collectivement de m'envoyer leur amour. Et je jure devant Dieu que je l'ai senti, comme s'il arrivait par la fenêtre ». Le lendemain, son médecin lui annonce un diagnostic légèrement différent. Ce n'est plus un cancer à petites cellules mais à grosses cellules, maladie fatale à 85,90 % au lieu de 95 %. Marty exulte : son « point de vue différencié sur ce qui est bon » lui fait immédiatement calculer : « Mes chances ont doublé ! »

Gonflé à bloc, il est même impatient de commencer le traitement. Puis d'autres éléments positifs interviennent. Il rencontre un radiologue qu'il aime beaucoup et qui lui parle d'un patient atteint du même type de cancer, encore vivant après plus de cinq ans. Marty commence son traitement, qui est un véritable calvaire. « J'avais l'épaule complètement brûlée par les rayons. Je devais rester couché vingt-huit heures sur vingt-quatre. J'en suis arrivé au point où il me fallait deux heures pour avaler une assiette de spaghettis. Mais je n'ai pas flanché. » Les médecins préviennent Marty qu'il ne pourra plus jamais parler parce que la tumeur comprime le nerf de ses cordes vocales. Mais un jour, pendant sa première série d'irradiations, alors qu'il est seul dans la pièce aux murs doublés de plomb, il entend une voix intérieure lui dire en silence : « Tu ne vas pas mourir. Ta vie n'est pas finie. Tu as encore des choses à faire. »

Marty possède une autre qualité souvent associée à la survie : la sociabilité. Il sait puiser le réconfort dans sa relation avec les autres. Marty est un homme de contact, toujours prêt à blaguer et à rire. « J'étais copain avec toutes les infirmières et les techniciens radiologues. En fait, je m'amusais presque tout le temps. » Il se lie aussi d'amitié avec les autres malades, bien qu'il soit frappé par la résignation de certains. « Il suffisait de les regarder pour savoir lesquels allaient mourir. Ils avaient baissé les bras et accepté la sentence prononcée par les médecins. »

Après chaque séance de rayons, Marty s'offre un petit plaisir. Il achète un paquet de cigarettes, en sort une, jette le reste et va s'attabler dans un café italien. Il commande un express, choisit une friandise et fume voluptueusement sa cigarette en lisant son journal. À la surprise des médecins, alors que tous les malades en radiothérapie s'affaiblissent, Marty reprend des forces. Il s'oblige à jouer au golf. « Au début, je ne faisais pas trois trous de suite. » Obstinément, il s'entraîne jusqu'à réussir un parcours de neuf trous, prouesse qui le rend fou de joie.

En lisant tout ce qu'il trouve sur la guérison de personnes au stade terminal, il se sature d'espoir. Pendant l'une de ces journées où il passe « vingt-huit heures sur vingt-quatre » au lit, il pose son bébé sur sa poitrine et se met à méditer. La respiration légère et paisible de sa fille le remplit d'un fantastique sentiment de connexion avec « les êtres humains, les fleurs, les plantes ».

Mais sa famille est profondément bouleversée par sa maladie. Un jour, l'aînée de ses filles vient vers lui, en larmes, et lui dit : « Papa, je croyais que tu serais avec moi pour toujours. » Le cœur brisé, Marty lui répond : « Je serai toujours avec toi, que je sois mort ou vivant, et il s'empresse d'ajouter, en essuyant les larmes de l'enfant : et je vais vivre. » Il est ému par le chagrin des siens mais il doit aussi se protéger de l'atmosphère de peur et de deuil qui parfois l'étouffe.

Poussé par le désir de protéger les siens mais aussi par son instinct de survie, il avoue son besoin de solitude et conseille à sa femme d'emmener les enfants en vacances. Une fois seul, Marty pousse à fond la musique de rock qu'il aime et s'exerce la voix. « Je me rappelle quand, pour la première fois depuis des mois, un vrai son est sorti de ma bouche, un long AHHHH. Je me baladais dans la maison, heureux, en braillant des cris de grenouille. »

Il poursuit son programme particulièrement agressif de radiations et visualise les rayons invisibles comme « une lumière de guérison dorée » qui parcourt tout son corps. Au bout de vingt séances, grâce aux rayons, aux prières de sa femme de ménage (qui a jeûné tout un week-end pour lui), à ses enfants, à son attitude, ou à son imagerie, sa tumeur a virtuellement disparu.

Le dossier médical de Marty raconte son histoire. En avril 1987, découverte de sa tumeur. Son médecin, sans trop d'illusions, l'envoie à l'un de ses collègues avec une lettre où il écrit : « Je trouve terrible qu'un homme si jeune, père de famille, ait cette maladie. J'espère simplement que la radiothérapie constituera pour lui un bon palliatif. » Son radiothérapeute, tout en sachant qu'il va lui appliquer la dose maximale, n'espère rien d'autre qu'un « contrôle local et peut-être un ralentissement du processus métastatique. » Mais, à leur grande surprise, Marty « réagit très bien, la lésion du lobe droit s'éclaircissant nettement. Son enrouement a presque disparu. Les forces lui reviennent. Il paraît en forme. »

Fou de joie et trouvant qu'il mérite une formidable récompense, Marty s'achète la voiture dont il a toujours rêvé, « une décapotable géniale, absolument *géniale*, avec un moteur turbo, qui monte à 250 à l'heure ». Sa femme pense que c'est une folie mais Marty décide que s'il meurt il veut être enterré dans sa voiture : « Mais tu laisseras la capote ouverte quand ils reboucheront le trou. »

Comme il a encore besoin de prendre des distances, il met dans son coffre cannes à pêche, clubs de golf, « une tenue de rechange et ma paire de bottes de cow-boy ». Il embrasse sa famille en disant : « Je reviendrai. Je ne sais pas quand, mais je reviendrai », et prend la route. Il passe par New York pour voir son père et continue vers l'ouest, poussant sa belle machine rutilante à 160 dans les routes de montagne, « avec la musique au maximum et moi qui braillais de toute la force de mes poumons ». Au bout de trois semaines de balade, il reprend la direction de l'est et rentre chez lui.

C'est alors que la réalité le frappe de plein fouet. Il n'a plus le cancer, il ne touche plus d'indemnités maladie, il doit donc reprendre le travail. « Je me rends bien compte que c'était un véritable suicide. Dix ou onze mois plus tard, je me suis senti mal en allant travailler. Ma femme m'a dit que le côté droit de mon visage avait un drôle d'air. »

« M. Killeen a malheureusement des métastases au cerveau », c'est ainsi que commence la lettre de son médecin traitant à un collègue. Quant à son rapport d'hospitalisation, on peut y lire : « Très mauvais pronostic étant donné l'atteinte métastatique au système nerveux central. »

Son médecin est franc avec lui : « Je sais que vous êtes un cas à part, lui dit-il, je sais que vous avez guéri la dernière fois, Dieu sait par quel moyen, médical ou autre. Mais, là, vous êtes battu d'avance. N'essayez même pas de traitement — qu'il soit orthodoxe ou alternatif. Personne ne survit à ce truc-là. Mettez vos affaires en ordre, il ne vous reste qu'un mois ou deux. »

Sans tenir compte de cette sentence, Marty convainc son radiologue de lui administrer la dose maximale. Il décide aussi de ne plus jamais retourner chez son ancien patron. Voici son rapport médical quelques mois plus tard : « Je n'arrive pas à croire que Marty aille si bien. Il est vraiment robuste. » Un jour, pendant sa petite récompense d'après les radiations — café, douceur et cigarette —, il lit dans un article consacré aux rescapés du cancer : « La colère est bonne pour la santé la première année, mais ensuite il faut trouver la paix et la joie. » Cela lui paraît juste. Il vend sa maison, prend sa famille sous le bras et l'installe dans une ferme en Pennsylvanie.

Ensuite, il offre à sa femme les vacances qu'ils méritent depuis longtemps.

Mais Marty perd à nouveau sa voix. Il retourne chez le médecin d'Atlanta qui lui trouve une tumeur sur les cordes vocales. La radiothérapie lui étant désormais interdite (il a atteint la dose maximale pour toute une vie), on lui propose l'implantation de pastilles de radium directement dans la tumeur. Marty, toujours optimiste et prêt à se battre, accepte avec enthousiasme.

Après son opération, avec des pansements qui le font ressembler à un dandy cravaté de blanc, il demande au chirurgien si tout s'est bien passé et si les pastilles sont en place. Le chirurgien secoue négativement la tête. « J'ai vu rouge, raconte Marty. Qu'est-ce qu'ils avaient bien pu faire ? » Mais le chirurgien a un sourire ravi quand il lui annonce : « On n'a pas trouvé de tumeur ! » Si bien qu'aujourd'hui Marty aime à répéter qu'il est l'« heureux propriétaire de pastilles radioactives aussi chères qu'invendables ».

Il existe différentes formes de dangers impossibles à fuir — une maladie au stade terminal qui revient sans cesse comme le monstre dans un film d'épouvante quand on croit l'avoir tué, ou les haines et les passions toujours capricieuses de nos frères humains. Mais il n'existe qu'une seule façon d'y échapper, c'est d'aller puiser des forces au plus profond de ses ressources intérieures — convictions, sentiment de son humanité, talents personnels, expériences passées, espoirs et rêves. Le docteur Victor Frankl, un psychiatre qui a survécu aux camps de concentration nazis, écrit : « Même la victime impuissante d'une situation sans espoir, confrontée à un destin qu'elle ne peut pas changer, peut s'élever au-dessus d'elle-même et, ce faisant, se transformer[1]. »

1. V. Frankl, *Man's Search for Meaning,* Washington Square Press, New York, 1984.

Pour tenter de comprendre le mystère de la survie, nous nous sommes tournés vers les rescapés des camps nazis. Et nous avons constaté avec surprise que ceux qui avaient survécu en gardant des capacités physiques et mentales relativement intactes présentaient des ressemblances avec les rescapés du cancer.

Victor Frankl commence par manifester le « point de vue différencié sur ce qui est bon » du docteur Dimsdale. Quand le train s'arrête à la gare d'Auschwitz et qu'un détachement de prisonniers y monte — membres d'un corps d'élite privilégiés par les nazis parce qu'ils exécutent des tâches particulièrement cruelles et odieuses —, Frankl reprend courage : ils ont l'air bien nourris et en plus ils rient. *Qui sait ?* pense-t-il, avant de découvrir la population squelettique de ce charnier qu'est le camp.

Frankl s'émerveille ensuite de la résistance de l'organisme humain :

> Ceux d'entre nous qui ont une formation médicale découvrent d'abord : « Les livres mentent ! » Il est dit quelque part que l'homme ne peut exister sans dormir plus d'un certain nombre de jours. Complètement faux !... Si on nous demandait aujourd'hui notre opinion sur la définition de Dostoïevski qui voit simplement en l'homme un être capable de s'habituer à n'importe quoi, nous dirions : oui, l'homme peut s'habituer à n'importe quoi, mais ne nous demandez pas comment il fait[1].

Car, à Auschwitz, il faut marcher pieds nus sur le sol gelé jusqu'à des lieux de travail parfois éloignés de plusieurs kilomètres ; se contenter d'un morceau de pain et d'un bol de soupe claire par jour, si bien que le corps consume ses propres graisses jusqu'à ce qu'il ne reste qu'une mince

1. Id., *ibid.*

enveloppe de peau autour des os ; supporter mauvais traitements et tortures avec la peur constante de finir dans un four crématoire.

Frankl a vu, vécu, supporté tout cela. Il pratiquait une forme de psychothérapie assez fruste pour empêcher ses compagnons de détention de se suicider. À ceux qui voulaient mourir parce qu'ils n'attendaient plus rien de la vie, il disait : « La vie attend encore quelque chose de toi. » Et ils reprenaient courage : l'un en pensant à l'enfant qu'il adorait et qui était en sûreté, loin du camp ; un autre, homme de science, avait commencé une série de publications que lui seul pouvait compléter. Pour garder intact le fil qui le rattache à la vie, dit Frankl, l'homme peut se raccrocher au « caractère unique, singulier qui distingue chaque individu ».

Il a découvert le pouvoir physiologique de l'espoir et du désespoir, observant que ceux qui se laissaient gagner par l'apathie avaient tendance à succomber (processus également constaté dans une étude récente sur des malades du sida vivant depuis longtemps et d'autres qui meurent plus vite). Frankl raconte qu'un de ses amis avait rêvé qu'il serait libéré le 30 mars 1945. Mais ce jour-là, comprenant que la libération du camp n'était pas encore prochaine, l'homme tomba malade, eut une très forte fièvre et mourut. Frankl attribue cette mort à la terrible déception qui « affaiblit d'un seul coup sa résistance au typhus toujours latent ». (On ne peut s'empêcher de penser à ce qu'une petite phrase comme « vous n'avez plus que trois mois à vivre » peut avoir comme effet négatif sur les résistances immunitaires d'un malade !)

On constate en réalité à quel point la survie dans les camps dépendait du système de guérison interne, c'est-à-dire du degré d'immunité de chacun. La maladie était partout présente. Un prisonnier malade, incapable d'accomplir le travail du camp, était envoyé au four crématoire quand il ne mourait pas de froid, étouffé dans les baraquements, épuisé par une marche forcée ou un travail trop dur. La résistance de l'organisme à la maladie était donc d'une importance primordiale, et les observations de Frankl contiennent des indices précieux pour la compréhension des mécanismes de la guérison :

> Les personnes sensibles, habituées à une vie intellectuelle riche, pouvaient souffrir dans leur chair (étant souvent de constitution délicate) sans que leur moi en subisse trop de dommages. Elles avaient la possibilité d'échapper à l'horreur ambiante en se réfugiant dans une vie intérieure pleine de richesse et de liberté spirituelle. Il n'y a pas d'autre explication au fait apparemment paradoxal que certains prisonniers de constitution fragile résistaient souvent mieux à la vie du camp que d'autres, plus robustes[1].

Frankl évoque également les autres stimuli habituels du « système de guérison » : amour et soutien social, humour, foi, adaptabilité, volonté (et raison) de vivre, toutes caractéristiques qui se retrouvent dans l'histoire de la psychologue Edith Eva Eger.

Il a fallu plus de trente ans pour que le docteur Eger réussisse à parler de son enfance. Lors d'une réunion où elle devait prendre la parole, elle fut présentée comme une rescapée d'Auschwitz. L'organisateur demanda combien de personnes dans l'auditoire connaissaient Auschwitz, et, comme quatre personnes seulement levaient la main, Edith pensa qu'il était temps de briser le silence et de rendre hommage à la mémoire de sa famille. C'est ce qu'elle fait maintenant chaque fois qu'elle est amenée à parler en public.

Il est difficile d'imaginer que cette femme élégante et brillante, avec ses courts cheveux blancs et son large sourire, est la même personne qui a vécu l'holocauste. Elle

1. V. Frankl, *Man's Search for Meaning, op. cit.*

est née à la frontière hongaro-tchécoslovaque dans une famille d'artistes. Sa petite sœur était une enfant prodige qui jouait un concerto pour violon de Mendelssohn à six ans. Sa sœur aînée, Magda, l'accompagnait. Personne ne faisait attention à Edith. Mais sa mère, voyant que l'enfant se repliait sur elle-même, lui fit suivre des cours de danse.

À l'âge de dix ans, elle suit des cours de danse et de gymnastique dans l'espoir de faire un jour partie de l'équipe olympique. Mais, quand les nazis occupent la Hongrie, on la prévient qu'elle ne peut espérer mieux que de servir de doublure à une autre candidate sélectionnée par le parti.

À l'âge de seize ans, Edith est arrêtée et emmenée avec toute sa famille (excepté sa sœur Klara, qui étudie la musique à Budapest) dans un wagon à bestiaux en direction d'Auschwitz. Terrifiée, accrochée à sa mère, elle découvre que par miracle son petit ami est dans le wagon suivant. « Par les interstices entre les planches, il murmurait : "Quoi qu'il arrive, je n'oublierai jamais tes yeux et tes mains." Et je me souviens qu'au camp je me promenais en demandant aux gens : "Qu'est-ce qu'ils ont, mes yeux et mes mains ?" Cela m'occupait. » Tant qu'Edith arrivera à se souvenir du temps d'avant Auschwitz, elle gardera assez de santé mentale pour survivre.

À Auschwitz, les femmes sont alignées en une longue file qui avance doucement vers un homme « effrayant, au regard très expressif ». De l'index, il dirige certaines femmes à gauche, vers les chambres à gaz, et les autres à droite, vers la vie. C'est le docteur Joseph Mengele, médecin militaire du camp et inventeur d'un programme eugénique destiné à créer une race de surhommes. « Le docteur Mengele a dirigé ma mère vers la gauche, ma sœur Magda et moi vers la droite. Mais j'ai couru pour rejoindre ma mère, et il m'a rattrapée en me promettant que je la reverrais bientôt. Ainsi, vous voyez que l'homme qui a exterminé ma famille est aussi celui qui m'a sauvé la vie. »

Jour et nuit, d'énormes cheminées vomissent flammes et fumée, et une suie grasse retombe sur le camp comme une interminable pluie de mort. « Je n'ai jamais pleuré à Auschwitz. Je pense que les sentiments me faisaient peur. J'étais devenue insensible. »

Comme Frankl, comme beaucoup de malades guéris, elle trouva en elle-même un refuge secret, hors d'atteinte de l'horreur. Et elle se raccrocha farouchement au seul lien social qui lui restait, sa sœur adorée. Elle et Magda savaient qu'il fallait dissimuler leur relation. Si les SS découvraient qu'elles étaient sœurs, elles seraient immédiatement séparées. Edith raconte, d'une voix qui faiblit soudain jusqu'au murmure, comment, se trouvant un jour dans des files différentes, elles avaient failli se perdre. Edith avait alors eu recours à ses talents de gymnaste. « Je me suis mise à enchaîner des roues et des sauts de main jusqu'à rejoindre Magda. Pour survivre il fallait être capable de prendre des décisions rapides. L'essentiel était d'avoir quelqu'un de proche. Et nous étions toutes les deux. »

Les camps de concentration avaient pour but de détruire tout ce que nous associons désormais à la survie exceptionnelle : espoir, foi, rêves, rage, joie, cohérence. Mais ce sont des valeurs indestructibles, comme en témoigne Edith.

Sa première leçon de survie, elle la prit ce même jour où elle avait rejoint sa sœur. Un soldat vint dans son baraquement chercher de quoi distraire le docteur Mengele. Beaucoup de filles qui étaient là connaissaient les talents d'Edith et « elles m'ont désignée comme volontaire. Si bien que j'ai dansé pour le docteur Mengele ». Retranchée au plus profond d'elle-même, loin des cendres de sa mère tournoyant dans l'air chaud et fétide, elle dansa. « Et, pendant que je dansais, j'ai fermé les yeux et imaginé que la musique était de Tchaïkovski et que j'étais sur la scène de l'Opéra de Budapest interprétant *Roméo et Juliette.* » Pour toute récompense, Mengele lui jeta un croûton de pain.

Rétrospectivement, le docteur Eger se demande souvent comment elle a pu rester relativement indemne. « Je ferais une excellente schizophrène, dit-elle en riant. C'est peut-être une condition indispensable pour survivre. » La jeune Edith était bien déterminée à ne pas mourir avant qu'on la tue, mais, surtout, elle avait décidé de ne pas laisser les SS briser son âme. « J'ai commencé à prier pour eux. Ils me semblaient plus prisonniers que moi. Ma haine s'est changée en pitié quand j'ai compris que moi j'étais innocente alors qu'eux auraient un jour à affronter leur conscience. »

Pendant les quinze mois qui précédèrent la libération, elle et Magda furent plusieurs fois changées de camp mais jamais séparées. Elles durent subir toutes sortes de traitements humiliants, les longues heures d'appel, le nettoyage des baraquements, une routine épuisante où chaque instant était saturé de peur, où chaque jour elles allaient aux douches « sans savoir si c'était de l'eau ou du gaz qui allait sortir ». Mais, même au plus dur de ces épreuves, il restait toujours une petite place pour l'humour, dernier garant de la vie. « Je me souviens que nous avons fait un "concours de nénés", nous raconte Edith avec un sourire, j'ai gagné et j'ai encore eu un morceau de pain. » Ses rêves aussi la soutiennent, des rêves de gloire où elle se voit danser devant un brillant parterre d'admirateurs, des rêves d'amour où elle rencontre l'homme qu'elle pourra aimer.

Au printemps de 1945, les nazis savent que la défaite n'est pas loin. Les Américains marchent sur l'Allemagne par l'ouest et les Russes par l'est. « Mais ils nous ont dit qu'ils ne nous laisseraient jamais partir. » Deux fois, Edith fait la queue devant les chambres à gaz pour être graciée au dernier moment. Sans position de repli possible, les Allemands sont aux abois et ils essaient de dissimuler leurs atrocités. Ils forcent Edith à rejoindre la « marche de la mort » entre Mathausen, en Autriche, et Gunskirchen, en Allemagne. Mais il arrive un moment où la jeune fille est trop maigre et trop malade pour faire un pas de plus. Or, celui qui s'arrête est immédiatement mis à mort. Alors « les filles ont fait une sorte de chaise avec leurs bras et m'ont portée. Vous vous rendez compte ! C'est ce qui me conduit à dire que le pire peut révéler le meilleur de nous-même. »

Pendant cette marche, des gens meurent de faim, des actes de cannibalisme sont commis, mais Edith refuse de se laisser abattre. Ne pouvant faire autrement, elle mange de l'herbe, mais en choisissant soigneusement chaque brin, comme un gourmet.

La « marche de la mort » se termina pour Edith dans une forêt près de Gunskirchen. Les SS avaient placé une bombe dans chaque baraquement et relié toutes les bombes à un détonateur central. Mais les soldats s'enfuirent devant les Américains sans avoir déclenché l'explosion finale. En traversant cet incroyable paysage de profanation de l'humanité, un jeune GI aperçut dans un monceau de corps une main qui remuait encore. C'était Edith. Il la sortit d'entre les cadavres. Elle souffrait de la fièvre typhoïde, de pleurésie, de pneumonie et d'inanition. Elle n'avait rien mangé depuis deux semaines.

Aujourd'hui psychologue, Edith Eva Eger s'occupe plus particulièrement de personnes ayant subi des mauvais traitements, souffrant d'un stress post-traumatique, de rescapés des camps et de malades atteints d'un cancer. « Beaucoup de gens me disent que le cancer leur a donné la vie. Si vous voulez voir un être authentique qui se regarde dans la glace le matin en pensant "je suis beau", cherchez un rescapé du cancer. Ils sont eux-mêmes. Ils ne font pas ce qu'ils ne veulent pas faire. »

Après quarante-sept ans de vie commune, le mari d'Edith est mort récemment d'une tuberculose récurrente (« La revanche d'Hitler », dit-elle). La famille Eger comprend trois générations. La petite-fille d'Edith est danseuse étoile. Edith Eva Eger a voulu se souvenir pour pouvoir pardonner, car elle pense que seul le pardon donne la liberté. « Qu'est-ce qu'ils ont tous à vouloir être juifs ? demande-t-elle d'un air provocateur. Je suis pour que les gens s'ouvrent à la communication avec les autres au lieu de rester dans leurs tribus. En séparant "nous" et "les autres", on recrée les conditions d'un nouvel Auschwitz. L'important aujourd'hui est de promouvoir la paix et l'amour dans le monde. »

Lors de la dixième conférence internationale sur le sida, à Yokohama, au Japon, Rebecca Denison, fondatrice de WORLD (organisation des femmes pour lutter contre les maladies potentiellement mortelles), serra la main du Premier ministre japonais. La société japonaise en fut ébranlée. C'était la première fois qu'un personnage aussi haut placé acceptait de toucher en public une personne infectée par le virus H.I.V. La photo de Rebecca fit la une de tous les journaux.

À Noël, l'an dernier, Rebecca a rêvé de l'holocauste. Son rêve était si précis, si fort, qu'il lui a inspiré un tableau : elle survolait une scène affreuse dans laquelle des gens étaient entassés dans un train sans conducteur ni soldats pour les garder. Elle y voit un symbole de l'épidémie de sida, « où l'on perd tellement de gens sans pouvoir intervenir pour arrêter cette horreur ».

C'est une comparaison souvent faite par des personnes malades du sida qui ont vu tant de proches réduits à l'état de squelette et ont fait le rapprochement avec les premières photos prises à la libération des camps de concentration. Tous ceux qui pénètrent au pays du sida n'ont apparemment aucune chance d'en sortir autrement que morts. Comme à Auschwitz, toute capacité de résistance y est détruite. Des infections attaquent le corps, tandis que la démence du sida attaque l'esprit.

« Mais pendant l'holocauste, dit Rebecca, c'est la haine qui poussait des gens à en détruire d'autres, alors que le sida s'attrape presque toujours en faisant l'amour ou en partageant quelque chose avec quelqu'un. Et puis avec le sida, même si l'on ressent une rage folle, il n'y a pas d'Hitler vers qui la diriger, aucun moyen de dire : "Il suffirait que quelqu'un veuille bien abattre ce petit bonhomme, vaincre les nazis, pour que nous puissions vivre." C'est pour cela que dans mon tableau il n'y a pas de conducteur ou de soldats. Pourtant les gens ne peuvent pas s'échapper, ni arrêter le train. C'est un autre genre d'impuissance. »

À l'époque où Rebecca a appris qu'elle était séropositive, les femmes infectées par le virus n'étaient pas seulement impuissantes, elles étaient invisibles. Dans les réunions de militants, Rebecca était souvent la seule femme présente. « Je ne me sentais pas à l'aise quand on me demandait de parler des femmes séropositives parce que je ne voulais pas être le porte-parole d'une communauté inexistante. » Bien que son premier test date de 1990, Rebecca pense avoir été atteinte dix ans plus tôt, à l'âge de vingt et un ans. Elle avait tous les symptômes de la séropositivité deux mois après avoir eu des rapports sexuels sans protection avec son ami d'alors : poussées de fièvre, sueurs nocturnes, épuisement, infections vaginales très douloureuses, maux de tête et de gorge. Ces symptômes disparurent au bout de quelques jours, sauf la fatigue. Comme la plupart des gens à l'époque, elle n'avait jamais entendu parler du sida.

Elle avait fait le test en accompagnant une amie qui pensait avoir été exposée au virus. Une fois à l'hôpital, elle en avait profité pour se faire faire une prise de sang. « Nous y sommes retournées quinze jours plus tard pour chercher les résultats. Quel choc ! Les siens étaient négatifs, mais les miens ne l'étaient pas. J'ai posé un tas de questions auxquelles le médecin n'a pas su répondre, du genre : "Quelle est la probabilité que mon mari soit infecté aussi ? Puis-je espérer avoir un bébé en bonne santé ?" »

Quelques jours plus tard, elle croise par hasard une manifestation du groupe Act up dans la rue. Les slogans scandés par les manifestants et les banderoles lui apprennent que « les femmes meurent plus vite, certaines en six mois ». « À l'époque je n'avais pas compris qu'être séropositive n'était pas la même chose qu'avoir le sida. J'ai commencé à calculer : "Voyons, nous sommes le 16 juin, si je ne mange que du riz complet et des brocolis, si je prends des vitamines et des tisanes, je peux tenir jusqu'à Noël." »

Rebecca Denison, qui reste asymptomatique, n'est pas une militante mais une femme tranquille et concernée ; elle ne voulait pas se retrouver seule devant sa maladie. Quand elle a fondé WORLD, ce n'était qu'une feuille d'information. Mais un journal publia un article sur l'association, et elle reçut « trente appels de femmes séropositives qui voulaient raconter leur histoire ».

Trois ans plus tard, WORLD est présent dans tous les États des États-Unis et une soixantaine de pays. La feuille d'information tire à cinq mille exemplaires chaque mois, et le groupe de femmes séropositives « organise des retraites dans un endroit magnifique, en communion avec la nature. Ces femmes parlent, rient, pleurent, hurlent si elles en ont envie. La plupart des femmes qui s'investissent dans l'association vivent incroyablement longtemps ».

Si cette longévité devait se vérifier — il n'existe actuellement aucune étude formelle —, pourrions-nous vraiment parler de guérison remarquable à propos d'une maladie qui semble encore aujourd'hui uniformément fatale ? Toujours est-il que son apparente incurabilité a forcé les chercheurs et les malades à explorer les limites extrêmes des réactions de guérison. Margaret Kemeny, immunologiste au département de psychiatrie de l'université de Californie, a émis l'hypothèse que les malades du sida ayant une forte tendance à la dépression succombaient plus rapidement *(elle n'a pas déterminé si leur mort était causée par des comportements autodestructeurs liés à la dépression, par la neurochimie d'une maladie à développement rapide ou par les effets biologiques de cet état mental)* [1].

Dans une autre étude, elle a constaté des différences immunitaires liées aux émotions. Le chagrin, par exemple, peut être un facteur favorable pour les séropositifs, alors que la dépression produit une détérioration plus importante du système immunitaire. La nuance est ici extrêmement signifiante : le chagrin peut provoquer une forte catharsis émotionnelle permettant à la personne de vivre sa tristesse et de la dépasser, alors que la dépression sape insidieusement les mécanismes de résistance de l'organisme.

Le docteur George Solomon, psychiatre, philosophe et clinicien dans la même université de Los Angeles, s'est aussi penché sur le mystère de la survie des malades du sida : est-elle simplement due aux anomalies de hasard qui constituent la partie plate de toute « courbe en forme de cloche », ou s'agit-il d'autre chose ? Dans les années soixante, Solomon a été l'un des premiers à postuler une relation directe entre le stress, les émotions et la fonction immunitaire.

1. G. M. Reed *et al., in Health Psychology,* à paraître.

Il étudie tous les aspects de la question, recherchant activement des points communs entre les survivants du sida, alors même que l'épidémie continue à faire de nombreuses victimes. Il décrit par exemple l'attitude foncièrement différente de deux de ses amis séropositifs. « L'un a demandé un arrêt de travail et n'a plus que 300 leucocytes T-helpers. Il lit tous les articles et ne cesse de demander à son médecin où en est la recherche. Il est préoccupé par sa santé d'une manière obsédante et narcissique. » Quant à l'autre, son nombre de leucocytes T — 500 — est plus élevé qu'il y a huit ans. « Il prend le temps de faire ce qu'il aime, il s'intéresse à son état mais sans excès. Il reste très en prise sur la vie, son travail, ses loisirs, ses relations avec les autres. »

Parmi les caractéristiques communes aux survivants du sida décrites par le docteur Solomon, on trouve le fait qu'ils acceptent leur état « sans y voir une condamnation à mort ». Au contraire, ils affirment que la maladie a donné un nouveau sens à leur vie. Beaucoup sont allés au bout de leurs projets et en ont amorcé de nouveaux. Presque la moitié avaient déjà eu une maladie grave ou un accident qui leur avaient peut-être permis d'acquérir une certaine expérience. La plupart avaient des amis avec qui ils pouvaient se disputer et exprimer librement leurs émotions négatives. Ils donnaient la priorité à leurs besoins, s'affirmaient et ne se sentaient ni impuissants ni dénués de moyens. Leurs relations avec les médecins n'étaient ni passives ni agressives mais fondées sur la confiance et l'échange[1]. Et tous estimaient pouvoir influer sur le cours de leur maladie, chacun à sa manière. « Ce qui est bon pour l'un ne l'est pas nécessairement pour l'autre », dit le docteur Solomon à propos d'un de

1. G. F. Solomon *et al.*, *in Annals of the New York Academy of Sciences*, 496, 1987.

ces rescapés qui avait choisi comme thème de ses visualisations le Christ en croix lui offrant son sang par perfusion.

« C'est le problème de l'œuf et de la poule, poursuit Solomon. Est-ce que les gens s'en sortent parce qu'ils résistent mieux et ne se laissent pas affoler par la maladie ou est-ce que le bonheur d'être l'exception qui confirme la règle les aide à résister et à ne pas s'affoler ? »

L'une des études réalisées par Solomon concerne des patients séropositifs ayant moins de 50 CD-4 leucocytes T[1]. Il nous raconte un échange téléphonique avec l'un de ces patients : « Je lui demande comment il va, il me répond : "Pas de changement, un peu de fatigue mais aucune maladie." Je lui demande ensuite quel est le nombre de ses leucocytes. "Selon mes derniers examens, me dit-il, je n'ai plus qu'un seul leucocyte T, mais il se débrouille comme un chef. Et je dois dire que j'y tiens. C'est probablement le leucocyte le plus extraordinaire de toute la création." »

Avant l'épidémie de sida, dans les années soixante-dix, l'hépatite B avait pris les proportions d'une épidémie dans la communauté homosexuelle. Afin d'étudier la propagation du mal, la City Clinic de San Francisco avait collecté du sang auprès de six mille homosexuels et bisexuels. Après analyse, le sang avait été congelé et conservé.

Quand le gouvernement fédéral annonça qu'une nouvelle épidémie menaçait la même population, O'Malley, directeur de la recherche sur l'hépatite B, eut l'idée d'aller rechercher ces échantillons sanguins pour les analyser. En 1983, des fonds furent débloqués et permirent de retrouver les hommes qui s'étaient portés volontaires

1. G. F. Solomon *et al.*, *in Journal of Acquired Immune Deficiency Syndrome*, 6, n° 10, octobre 1993.

pour la première étude. On établit un dossier pour chacun (examen physiologique, portrait psychologique) et l'on congela de nouveaux échantillons sanguins. En 1985, quand le test H.I.V. fut mis sur le marché, les chercheurs décidèrent de poursuivre leur travail et contactèrent à nouveau les donneurs, leur demandant l'autorisation de soumettre leurs échantillons sanguins à ce test. Sur les cinq cent quatre-vingt-huit hommes affectés par le virus, la plupart avaient le sida.

Mais, à la surprise des chercheurs, il s'avéra que quarante-deux de ces hommes, séropositifs depuis plus de quinze ans, avaient encore un système immunitaire relativement robuste. Leur taux de leucocytes T-helpers était proche de la normale — 500 — ou un peu plus élevé. De plus, aucun n'avait pris d'A.Z.T., le médicament généralement prescrit contre le sida. Il s'agit donc, selon le docteur Susan Buchbinder, chef de clinique de la section sida du département de la santé publique à San Francisco, d'un sous-groupe de séropositifs n'ayant jamais, pour des raisons encore inconnues, développé la maladie.

« Nous en avons conclu qu'il faudrait aller au-delà des travaux habituels sur le sida si nous voulions découvrir ce qui maintient ces gens en bonne santé », nous confie le docteur Buchbinder. Elle se trouve confrontée à ce mystère, dénominateur commun des guérisons inexpliquées : Ceux qui se trouvent à l'extrémité de la courbe en cloche ne sont-ils que des exceptions dues aux incertitudes de la statistique ou existe-t-il une explication à leur résistance ? Curieusement, elle n'a trouvé aucune relation directe avec le stress, la consommation de drogues, d'alcool ou de tabac, ni avec d'autres infections. Selon elle, on va découvrir qu'il y a « un tas de choses qui protègent les gens. Et c'est tant mieux parce que cela veut dire qu'il existe certainement de multiples façons de combattre le virus ».

Rob Anderson est un artiste depuis qu'il sait tenir un crayon. Ses tableaux, très réalistes, portent des noms plutôt mystiques, comme *L'Éveil de l'homme* ou *Le Messager*. Une de ses toiles, de grand format, représente un homme vêtu d'un jean bleu et d'un pull turquoise, assis, tête baissée, les mains posées sur un bloc de granit, devant un portail doré flamboyant. On ne sait s'il est sur le point d'entrer ou s'il vient de sortir d'un enfer. Chaque tableau, dit Rob, est une façon d'exprimer le « réalisme psychique » de ce qu'il vit.

C'est l'un des « asymptomatiques de longue durée » du groupe testé pour l'hépatite B. Il se souvient très bien du jour où il a appris qu'il était séropositif : « Le médecin m'a fait venir dans son bureau, a feuilleté ses documents pour trouver mon nom et m'a annoncé que j'avais le virus depuis 1979. Je n'en revenais pas. Je n'ai jamais multiplié les relations sexuelles. En rentrant chez moi, j'ai demandé à mon ami s'il pensait que j'allais mourir. Il a répondu : "Non." J'ai dit : "Très bien", et je m'en suis tenu là, malgré des moments de doute passagers. »

Les convictions métaphysiques de Rob ont une importance considérable dans sa vie. Il pratique régulièrement la méditation depuis quinze ans. « Cela donne une autre vision des choses, une perspective qui m'a toujours aidé à surmonter les obstacles et à réaliser mes meilleurs tableaux. » Une relation stable avec son ami depuis onze ans l'a également aidé à « rester sur la bonne voie ». Ils sont aujourd'hui séparés mais restent en bons termes. Rob n'a prévenu qu'un petit nombre de personnes qu'il avait le virus. « Je redoutais l'énergie négative d'amis inquiets, se disant : "Tu sais qu'il est séropositif ? Je me demande combien de temps il va tenir." »

Il n'a informé ses parents de son état qu'en raison d'un article sur lui qui devait paraître dans un journal. La réaction de sa mère a été : « Je suis cent pour cent avec toi », et celle de son père beaucoup plus réservée mais pas hostile.

Le sida a déjà emporté plusieurs amis de Rob, et il en parle avec émotion : « J'ai compris que la mort n'est pas une fin. Bien que je continue à perdre des amis, je sais que je ne les perds pas vraiment. Nous ne sommes séparés que par des barrières physiques. Quand quelqu'un meurt du sida, c'est affreux, mais il faut se dire que ce n'est que l'enveloppe charnelle qui s'en va et que l'esprit reste. » Après un silence, il ajoute : « Je suis vraiment convaincu que rien n'est inutile. Je ne crois pas qu'on puisse parler de victimes. » Il se définit lui-même comme « parfois rêveur, parfois réaliste mais toujours positif ». Il n'a jamais eu d'infection, et son taux de leucocytes reste normal.

Comment expliquer ces phénomènes ? Le docteur Jay Levy, qui fait des recherches sur le sida, rejette la thèse de l'anomalie statistique, qu'il considère comme une tentative de « banaliser ces cas en les réduisant à une formule mathématique. Je n'en reviens pas que certains puissent minimiser l'importance de la survie en l'attribuant au hasard. Le hasard n'existe pas. Il y a forcément une explication, et quand on l'aura trouvée on pourra faire quelque chose pour les malades. » Mais il n'a pas encore trouvé de points communs évidents entre les asymptomatiques à long terme qu'il a étudiés, si ce n'est le fait qu'aucun ne prend de médicaments antiviraux : « Certains prennent des vitamines, d'autres pas ; certains se soignent par la phytothérapie, d'autres non ; certains fument, d'autres non. »

Comme nous insistons pour qu'il donne son avis sur le fond du problème, il affirme : « Pour moi, c'est génétique », et il invoque l'activité particulière de cellules immunitaires contenant des récepteurs CD8 qui, croit-il, peuvent maintenir le virus en phase latente et prisonnier de cellules infectées. De toute évidence, si l'on trouvait un facteur génétique chez ceux qui constituent l'extrémité de la courbe statistique, ce serait la promesse d'un traitement pour les quelque onze millions de séropositifs dans le monde.

La plupart des chercheurs estiment que la biologie pèse infiniment plus lourd que tous les facteurs psychiques pour que tant de séropositifs soient morts si rapidement. Mais les survivants se demandent combien de vies coûtera encore cette idée trop largement répandue que la mort des personnes infectées est rapide et inévitable. Certains ont vu des amis malades désespérer et, comme les prisonniers d'Auschwitz confrontés à la gueule béante des fours, décider de se rouler en boule et de se laisser mourir. Un asymptomatique à long terme, infecté en 1979 et toujours en bonne santé, nous a écrit : « Si j'ai guéri de quelque chose, c'est de l'insupportable négativité qui entoure cette maladie. Et c'est une guérison vraiment remarquable, car je crois que la logique H.I.V. = SIDA = MORT a anéanti plus d'un de mes amis. »

Les survivants sont des gêneurs qui bousculent les idées reçues, bafouent la statistique et défient toute formulation théorique. À la lumière de leurs récits, nous avons découvert des points communs entre ces êtres qui ont dû affronter le pire : une farouche volonté de vivre fondée sur la conscience de leur valeur, un « point de vue différencié sur ce qui est bon », une vie intérieure souvent riche. Plus notre recherche avançait, plus l'architecture du « système de guérison » devenait complexe, l'intrinsèque y croisant l'extrinsèque. Mais, si les matériaux semblent de natures et de provenances diverses, l'essentiel, pour la solidité de l'ensemble, ce sont certainement les points de contact et de liaison.

8

La dimension relationnelle

Une parabole hassidique raconte qu'un homme eut un jour le privilège de visiter le royaume de la vie éternelle. On lui montra d'abord une grande salle où de longues tables richement dressées étaient couvertes de mets paradisiaques. Les convives disposaient chacun d'une cuiller de trois pieds de long, et ils avaient beau se contorsionner dans tous les sens, donner du coude dans le visage de leurs voisins, ils n'arrivaient pas à enfourner la moindre bouchée de nourriture dans leurs bouches avides. Ils restaient là, côte à côte, face à face, impuissants et misérables.

« Cela, dit le guide qui accompagnait l'homme, est l'enfer. »

L'homme fut ensuite conduit dans une seconde salle de banquet où des tables semblables supportaient les mêmes mets tout aussi délicieux et où les convives disposaient des mêmes couverts impossibles. Mais tous paraissaient bien nourris, l'assistance était joyeuse, resplendissante de santé et de bien-être.

« Cela, dit le guide, est le paradis. »

L'homme fut déconcerté.

« Quelle est la différence ?

— Au paradis, répondit le guide ravi en désignant un homme en train de diriger sa longue cuiller par-dessus la table vers les lèvres de son voisin, ils se nourrissent mutuellement. »

Nous vivons une époque de héros solitaires ; de faux héros, en fait. Notre imagination collective est saturée d'exemples de réussite obtenue à force de volonté implacable et solitaire. Les guérisons remarquables paraissent souvent ressortir de ce schéma. Mais à y regarder de plus près, on découvre que leur caractère héroïque n'est qu'illusoire. Maintes fois nous avons constaté la toute-puissance du lien conjugal, de l'amitié dévouée, des actes désintéressés, de l'amour inaltérable. Quelques phrases bien choisies, une certitude affirmée avec conviction, un geste d'amour ou d'amitié suffisent bien souvent à tirer quelqu'un de l'abîme.

Cette réalité constitue la toile de fond de presque tous les témoignages racontés dans ce livre. Les parents de Garret Porter et un couple de thérapeutes l'ont constamment assisté dans sa lutte. Geertje Brakel a réuni autour d'elle une véritable constellation d'amitiés inattendues, et son thérapeute la comprenait si bien qu'elle avait à peine besoin de parler. Wally Shore recevait les encouragements de sa femme et de tout un hôpital. Christine Anderson pouvait compter sur l'amitié de son cancérologue et le soutien des fidèles de son Église.

Que les trois mots clés de la guérison remarquable soient défi, engagement et contrôle ou, comme nous préférons le penser, crise, catharsis et congruence, un quatrième mot constitue le pivot autour duquel le « système de guérison » semble tourner : *relations*. Or, c'est encore une dimension que les rapports médicaux négligent totalement dans la mesure où ils isolent l'individu de son contexte social.

Pourtant, l'univers affectif du malade est peut-être le facteur de guérison le plus déterminant et le plus universel. Comme si l'expérience ne nous l'avait pas déjà appris, la science découvre pratiquement chaque jour à quel point la dimension relationnelle se révèle cruciale pour notre santé. Une étude récente conclut : « Le lien entre relations personnelles et fonction immunitaire... est l'une des découvertes les plus tangibles de la psychoneuro-immunologie[1]. » Il est aujourd'hui démontré que même l'activation de nos minuscules lymphocytes dépend en partie de nos relations interpersonnelles[2]. Selon le *Journal of the American Medical Association,* « les gens mariés vivent généralement plus longtemps, avec un taux de mortalité moindre pour toutes les principales causes de décès que les personnes célibataires, séparées, veuves ou divorcées[3] ». (Dans une étude portant sur plus de vingt-sept mille cas de cancers, on a pu montrer que les célibataires avaient un taux de survie moindre.)

Depuis quelques années, un nombre croissant d'études indique que plus une personne se trouve isolée de l'ensemble social, moins elle a de chances d'être en bonne santé.

Les implications de cette découverte sont profondes : si l'absence de soutien social rend vulnérable à la maladie, l'existence de liens affectifs forts peut être un moyen de stimuler le « système de guérison ». Si séparation et absence peuvent affecter la santé, attachement et participation devraient aider à vaincre la maladie. Il y a quelque logique à penser que les voies psychosociales conduisant à la maladie sont à double sens et peuvent également ramener vers la citadelle de la santé.

Tout au long de notre travail d'enquête sur les guérisons remarquables, nous avons pu vérifier que l'entourage des malades constitue une médication puissante. La plupart des gens que nous avons interrogés étaient mariés depuis plus de vingt ans et 41 % depuis plus de trente ans, pourcentage surprenant pour un échantillon

1. J. Kiecolt-Glaser *et al., in Psychosomatic Medicine,* 55, n° 5.
2. S. Kennedy, J. Kiecolt-Glaser et R. Glaser, *in British Journal of Medical Psychology,* 61, 1988.
3. J. S. Goodwin *et al., in Journal of the American Medical Association,* 258, n° 21, décembre 1987.

en ces temps de divorces. Ils voyaient souvent « débarquer » leurs amis ou relations dans les moments de crise, ou bien ils se faisaient de nouveaux alliés au hasard des rencontres. Même ceux qui attribuaient leur guérison à une expérience intérieure disaient avoir rencontré un guide ou une présence spirituelle avec lesquels ils semblaient avoir établi une profonde connexion.

Pour certains, bien sûr, la guérison passait par une remise en cause de structures relationnelles anciennes. Après avoir refusé un traitement dont les médecins reconnaissaient d'ailleurs l'inefficacité, une femme souffrant d'un cancer du poumon se trouva confrontée à son angoisse et à l'incompréhension des siens. « J'ai dû me battre non seulement contre mon cancer mais aussi contre toute ma famille, dit-elle amèrement. J'ai été obligée de leur rappeler qu'il s'agissait de *ma* vie. » Les relations ainsi bouleversées se reconstruisent parfois sur des bases nouvelles, plus matures. Dans la plupart des cas, c'est l'occasion pour chacun de se découvrir des qualités d'écoute, de disponibilité, d'amour encore insoupçonnées.

Un grand nombre de patients établissent aussi des relations particulièrement fortes avec un médecin, un thérapeute, un ami, un groupe de soutien. Au cours de notre enquête, nous avons souvent été frappés de constater combien la « force de l'un » peut s'avérer décisive, comment les encouragements d'une seule voix amie deviennent le pivot de la guérison et comment une seule guérison remarquable réussit à en susciter d'autres et même à avoir des répercussions sur la société tout entière.

Considérés de près, les miracles les plus évidemment religieux révèlent de riches et profondes intrications sociales.

Conrad Hazen, homme d'une probité parfaite, avait tout organisé à l'avance : il avait signé un chèque pour régler les frais de son enterrement, choisi son cercueil, composé son épitaphe, engagé un pasteur, fixé le prix à payer pour la fosse qui abriterait son dernier sommeil. Il avait écrit et cacheté une dernière lettre adressée à sa femme et à ses fils. Conrad avait également pris la précaution de vendre son cabinet de dentiste. Profondément chrétien, il était résolu à ne pas se laisser surprendre par la mort mais à l'attendre tranquillement, chez lui, entouré de tous les siens.

L'attente ne devait d'ailleurs pas être longue. La tumeur maligne située à l'extrême sommet de son poumon droit — un adénocarcinome indifférencié à grosses cellules — était inopérable. Lors d'une intervention exploratoire, les chirurgiens avaient déniché la tumeur rénale d'où provenaient les métastases. Ils avaient taillé dedans, enlevé tout ce qu'ils pouvaient — un rein et une portion d'intestin —, recousu la plaie sur une tumeur grosse comme un poing et prévenu Conrad que son espérance de vie ne dépasserait pas la durée d'une saison théâtrale. « Mon docteur m'a prévenu que je devais me tenir prêt à quitter ce monde », précise Conrad.

« Avant ma maladie, j'étais l'homme le plus heureux de la terre », poursuit-il, avec l'accent un peu traînant des gens du Sud. Il avait un bon métier, une belle maison et des revenus confortables. Élevé avec dix frères et sœurs, il aimait la vie de famille, passait beaucoup de temps avec ses fils, jouait au tennis avec sa femme et, à quarante-six ans, se sentait en pleine force de l'âge. Il ne fumait plus depuis dix ans, ne buvait pas et participait activement, comme professeur de l'école du dimanche, à la vie de sa paroisse. « J'avais l'impression, conclut-il, d'occuper la place que le Seigneur m'avait réservée. »

Le cancer l'avait précipité « de la pleine lumière dans l'abîme le plus sombre ». Vingt-cinq séances de radiothérapie n'avaient donné que des résultats insignifiants. La tumeur solidement ancrée sur son plexus brachial se transforma en une boule de douleur déchirante. « J'étais complètement prostré. Je n'arrivais plus à prier. L'hôpital est un lieu d'infinie solitude aux petites heures du jour. Je restais là, les yeux grands ouverts, à me demander où pouvait bien être Dieu. » Un jour, son corps bourré de sédatifs glissa dans un coma provoqué par une insuffisance hépatique et devint « rigide comme la pierre ». La famille fut convoquée à son chevet pour un dernier adieu à la statue inerte qui avait été un mari et un père.

Mais Conrad Hazen n'était pas parti, il était seulement... ailleurs, « dans un rêve qui avait toutes les apparences de la réalité. J'étais couché dans mon lit, et tous les gens que j'avais connus au cours de ma vie se retrouvaient autour de moi. L'un après l'autre, ils venaient m'embrasser. Ma porte n'arrêtait pas de s'ouvrir et de se refermer. Finalement, le Seigneur ou Quelqu'un est entré. Il a déposé dans ma main une brillante clé en or et m'a dit : "Elle va te révéler le secret du monde si seulement tu veux bien la regarder." J'ai regardé et me suis exclamé : "Oh ! mon Dieu, comme tout est simple, comment ne le voyons-nous pas ?" ».

C'est à ce moment-là que, dans la réalité de la chambre où sa femme et ses fils pleuraient, un médecin a fait irruption, sa blouse blanche flottant derrière lui, et lui a planté une seringue hypodermique dans le corps, ultime tentative pour le ramener à la vie. Conrad s'est redressé d'un bloc, encore complètement absorbé dans le monde de son rêve, et, avec une détermination aveugle autant qu'heureuse, a jeté dans la main de sa femme l'objet précieux qu'il était le seul à voir. « Je n'en aurai pas besoin là où je vais. — Où vas-tu ? demanda Marilyn. — Je meurs », répondit-il. Puis il la prit dans ses bras et, toujours privé de connaissance, murmura : « Je t'aime, je t'aime, je t'aime... » pendant deux heures.

Il finit par reprendre conscience mais la mort était toujours là, assise dans un coin, à l'attendre. Les médecins le renvoyèrent chez lui, disant qu'il lui restait quelques semaines à vivre. Le cancer avait transformé cet homme vigoureux et bien bâti en un pâle fantôme parcheminé. Horrifié à l'idée de devenir « un parasite, moi qui étais un soutien de famille » et de priver les siens des économies de toute une vie, il songeait au suicide. Il ferma sa porte à tous ses amis pour leur épargner le spectacle de sa déchéance. Il était trop faible pour se tenir debout et, raconte-t-il, « Marilyn était obligée de m'asseoir sur un tabouret dans la douche pour me faire couler de l'eau sur la tête, comme on lave un chien ».

Mais une lettre d'un ami devait le décider à reprendre pied dans la vie. « Je ne sais pas si tu t'inquiètes de ce que peuvent ressentir les gens en te voyant, disait la lettre, mais tu n'oublies pas, j'en suis sûr, qu'être chrétien... cela exclut la laideur. »

« "Être chrétien... cela exclut la laideur", répète Conrad d'une voix rêveuse. Aussi longtemps que je vivrai, jamais je n'oublierai ces mots. Ils m'ont ramené à la vie. » Cette simple phrase, délicate et sincère, avait jeté un pont fragile mais sûr entre Conrad et le territoire des vivants. Il annonça à sa famille qu'il avait décidé de se battre, pour eux autant que pour lui-même, « afin que vous sachiez que je ne suis pas un lâche ».

Marilyn intervient, souriante : « Un beau jour, il se lève et me dit : "Je sais que cela va me tuer, mais je vais essayer." Il a commencé par de tout petits pas, comme un bébé. Au début, il n'allait même pas de notre porte d'entrée au bord du trottoir. » Mais un jour, clopin-clopant, il y arrive. Et peu de temps après il réussit à faire le tour du pâté de maisons. Tout fier de son exploit, il téléphone à un copain, qui le persuade de recommencer une deuxième fois.

Quelques semaines plus tard, Conrad accompagne sa femme pour un examen mammographique à l'hôpital. En le voyant, le radiologue ne peut cacher sa surprise : « Mais qu'est-ce que vous faites ici, *vous* ? » Conrad ne sait que répondre et sourit. « Quelle sensation extraordinaire d'être encore vivant quand tout le monde vous croit mort », nous dit-il avec un grand sourire.

« Ils ont décidé de lui faire immédiatement passer une radio, poursuit Marilyn. Quand le radiologue a apporté le cliché, le docteur lui a dit : "Vous vous êtes trompé de radio. — Non, a répondu l'homme, je viens de la sortir de la machine, c'est bien celle du docteur Hazen." Il n'y avait plus de tumeur, juste une ligne un peu plus sombre, une cicatrice. »

« Apprendre qu'on va vivre, c'est un choc aussi brutal que le face-à-face avec la mort », avoue Conrad. Ses forces lui étant revenues peu à peu, il s'était mis à travailler comme paysagiste avec ses deux fils, « pour s'exprimer avec du végétal », selon la formule de Marilyn. « Si je réussis à faire lever des semis pendant un an, lui avait dit Conrad, je pourrai me remettre à soigner mes patients. » Il y a de cela quatorze ans et la salle d'attente du docteur Hazen ne désemplit pas.

Conrad « témoigne » de temps en temps devant les fidèles de sa paroisse, mais il précise : « Je ne vais pas me mettre à arpenter l'église en jetant les bras au ciel et en criant "Alléluia !". Je ne crois pas qu'Il m'ait sauvé pour que je fasse de la propagande à la porte de l'église. » Quand des malades atteints d'un cancer viennent lui demander conseil, il leur dit : « Pleurez autant que vous voudrez, riez autant que vous voudrez, mais surtout rapprochez-vous les uns des autres. Prenez dans vos bras les personnes qui vous sont chères et dites-leur que vous les aimez. »

Enfant, Conrad manifestait une brillante imagination et de réels talents pour le dessin et le travail du bois. Il n'a jamais éprouvé de difficultés à « entrer en contact avec Dieu ». « Je me détends, je chasse de mon esprit tous les petits soucis de la vie quotidienne. Bien souvent, je suis tellement absorbé par ma conversation avec le

Seigneur que j'en oublie l'heure d'aller à l'église. » Sa croyance en un Dieu attentif, aimant, bienveillant jusque dans les moindres détails de l'existence lui permet de donner un sens à des événements que d'autres attribuent à de simples coïncidences. Ainsi, il n'est pas tenté d'attribuer sa guérison au simple fait biologique que certains cancers du rein guérissent parfois spontanément. Et rien ne permet d'affirmer qu'il devrait le faire.

Mais, s'il s'agit bien d'un miracle, il est dû pour une part à l'intervention d'un certain nombre de personnes — et à la « clé d'or » reçue pendant sa vision. Dès que sa maladie fut diagnostiquée, il se tissa autour de lui un véritable réseau de soutien, solide comme un filet d'acier. Marilyn dormit et pria près de lui dans sa chambre d'hôpital. Son cancérologue, Alvin Smith, était l'un de ses meilleurs amis — camarade de lycée, confident de ses premières amours, témoin à son mariage. Les anciens de son lycée décidèrent d'avancer la date de leur treizième réunion pour qu'il puisse y assister. « Ils savaient que j'allais mourir et ils voulaient me voir une dernière fois pour me dire qu'ils m'aimaient et qu'ils me regretteraient. »

Mais ce réseau avait aussi des ramifications plus lointaines. Écoutons Marilyn : « Les patients de Conrad provenaient de tous les milieux, de tous les quartiers de la ville. Nous avons reçu des centaines de lettres dont certaines arrivaient de l'autre bout du pays, de gens dont nous n'avions jamais entendu parler et qui disaient qu'ils priaient pour lui. Par le simple bouche à oreille, notre vie se trouvait soudain reliée à un nombre incroyable d'autres vies. Cela faisait comme une gigantesque chaîne de prières s'étendant jusqu'à Tombouctou. » Mais, au moment où il se sentait le plus menacé, c'est à Marilyn que Conrad avait confié la clé d'or. « Elle m'a accompagné tout au long du chemin, dit-il chaque fois qu'il prend la parole devant sa congrégation. Ensemble, nous avons franchi les portes de l'enfer et ensemble nous en sommes revenus. Elle mérite bien ces jours meilleurs. »

Le cas de Conrad Hazen rappelle les pratiques de guérison des cultures traditionnelles où une communauté tout entière se mobilise pour arracher l'un de ses membres aux griffes de la mort.

L'anthropologue Richard Katz décrit les rituels de guérison des !Kung africains où tous les membres de la tribu se réunissent pour frapper dans leurs mains, chanter des chants de guérison et palabrer avec les dieux et les ancêtres pour les convaincre de ne pas leur enlever le malade. Katz raconte en particulier une scène où les danseurs interrompent soudain leur ronde pour invectiver le ciel et les esprits :

« Qu'est-ce que vous faites ici ce soir ? Cet homme n'est pas prêt à partir. Il veut rester avec ceux qui le chérissent[1]. » Il n'est pas douteux que les patients de Conrad, ses anciens camarades, sa congrégation, ses amis et sa famille aient élevé de semblables prières vers le ciel.

Chez les !Kung, les liens du mariage constituent également un atout majeur de la guérison. « Quand je suis retourné au Kalahari en 1989, nous explique Katz, j'ai remarqué une chose très intéressante. Pendant ces cérémonies où les hommes étaient en transe et donc totalement inconscients, quand ils tombaient, où tombaient-ils ? Droit dans les bras de leur femme, tous autant qu'ils étaient. C'est l'endroit où, dans le secret de leur travail intérieur, ils se sentaient le mieux compris, le plus soutenus. »

Les liens affectifs ont un pouvoir curatif incontestable et même mesurable. Une étude américaine sur des patients leucémiques ayant subi une greffe de moelle

1. R. Katz, *Boiling Energy*, Harvard University Press, Cambridge, Massachusetts, 1982.

osseuse a montré que 54 % de ceux qui disaient être soutenus par un conjoint, une famille, des amis, étaient encore en vie deux ans plus tard, alors que seuls 20 % de ceux qui ne disposaient que d'un faible soutien social avaient survécu[1]. Une autre enquête, portant sur plus de mille patients cardiaques au centre médical de l'université Duke, établit que la mortalité dans un délai de cinq ans était trois fois plus élevée chez les patients célibataires ou isolés que chez les patients mariés ou soutenus par un ami. Une étude menée à l'école de médecine de l'université du Nebraska sur deux cent cinquante-six personnes âgées en bonne santé a montré que la fonction immunitaire était plus élevée chez les personnes engagées dans une relation de forte intimité. Le docteur Blair Justice, psychologue à l'école de santé publique de l'université du Texas, à Houston, a constaté que c'était cette qualité d'intimité, faite de confiance et de franchise, qui était déterminante dans le combat contre la maladie. « Il est probablement plus important, dit-il, d'avoir un seul ami avec lequel on partage ouvertement, librement, pensées et sentiments, que d'avoir une foule de relations plus superficielles[2]. »

Cette relation complice peut exister à l'intérieur de la famille, mais pas nécessairement. Dans notre culture, où la famille nucléaire vacille sur ses bases, c'est souvent en réunissant autour d'eux des pseudo-familles étendues que les patients réussissent à guérir. Voyez par exemple le cas de ce jeune homme que nous appellerons Daniel. D'après le *Journal of the American Academy of Psychoanalysis,* il fut « le premier cas publié de rémission "spontanée" d'un cancer, où les facteurs psychodynamiques étaient connus avant, pendant et après l'incident[3] ».

1. D. Goleman, *in The New York Times,* 16 février 1991.
2. J. Brody, *in The New York Times,* 5 février 1992.
3. M. Bowers et C. Weinstock, *in Journal of the American Academy of Psychoanalysis,* 6, nº 3, 1978.

En 1954, Daniel a vingt et un ans. Étudiant au séminaire, il traverse une crise spirituelle grave. Il a toujours voulu devenir prêtre, mais, pendant sa dernière année de formation, il se trouve confronté au doute. Il s'adresse à un thérapeute, Gotthard Booth, qui trouve le jeune homme intérieurement paralysé par « un conflit puissant entre son intérêt pour la sexualité et son idéal de célibat ». La mère de Daniel, gravement perturbée, l'a abandonné à la naissance mais n'a jamais cessé de hanter sa vie, et cette présence sporadique, obsédante, lui a infligé des blessures profondes et durables. Le rapport précise néanmoins que Daniel manifeste « de la souplesse dans la pensée et l'imagination, des réactions émotionnelles normales et une capacité d'introspection différenciée ».

Il poursuit sa thérapie jusqu'à la fin de ses études au séminaire — vivant « une existence de cauchemar », dit le rapport —, refuse finalement l'ordination et choisit de mener la vie recluse et modeste d'un bibliothécaire municipal. Devenu incapable de communiquer avec son thérapeute, il continue son traitement avec Margaretta Bowers, personnalité elle-même peu conventionnelle, qui le reçoit en séance individuelle et au sein d'un « groupe de thérapie solide et uni ». Au début, Daniel participe très peu, « ne prend jamais la parole et semble ne pas écouter ». Mais il ne tarde pas à faire des progrès sensibles. Il accepte d'affronter sa peur de l'abandon et se montre plus confiant.

Moins d'un an plus tard, Daniel apprend qu'il a un cancer des testicules. L'opération consécutive au diagnostic catalyse en lui une transformation radicale : il reconnaît son besoin d'aimer et d'être aimé. Au sortir de l'anesthésie, il sait avec certitude et pour la première fois que son amour pour son amie Constance est profond, et qu'il veut l'épouser. On peut lire dans le rapport : « La décision de mettre sa vie au clair et de se réconcilier avec le destin quand on apprend qu'on a le cancer augure généralement bien de l'avenir. »

Mais un vent de malheur souffle sur sa vie chaque fois qu'intervient sa mère. Elle affirme avec véhémence que le cancer de Daniel est « une punition de Dieu pour ses péchés *à elle* ». Daniel, incapable de lui résister psychologiquement, tombe dans un état psychotique où il voit sa maladie comme un arrêt divin et son traitement comme une forme de crucifixion. Il s'enfonce dans la dépression. Sans argent et incapable de travailler, il se sent abandonné et dit à sa thérapeute qu'une seule chose pourrait l'aider. Il s'agit d'un petit animal — un singe capucin vu dans une boutique d'animaux exotiques — dont il a désespérément besoin pour pouvoir « choyer et câliner quelque chose ou quelqu'un ». Margaretta Bowers trouve un généreux donateur, l'animal est acheté et devient effectivement pour Daniel un « véritable ami ».

Le jeune homme n'en reste pas moins émotionnellement instable, explosant en de violentes colères. Un jour, il se blesse la main en cognant contre un mur pour ne pas frapper Constance. À l'hôpital où il va faire soigner sa blessure, on lui découvre des métastases dans le cou, la cage thoracique et les poumons. Ses chances de survie à un an sont maintenant réduites à zéro. On lui fait du cobalt et du gaz moutarde, seuls traitements disponibles en 1959 et considérés, dans un cas aussi désespéré que le sien, comme de simples palliatifs. Pendant la même période, son grand-père meurt. Daniel, qui a été élevé par ses grands-parents, est très inquiet pour sa grand-mère après cette perte cruelle. Avec tous ces bouleversements familiaux, les tumeurs de son cou enflent tellement qu'il est obligé de tenir la tête inclinée presque jusqu'à l'épaule.

Margaretta Bowers lui répète sans cesse que les médecins ne lui donnent que quelques semaines à vivre, quelques mois tout au plus. « Qu'as-tu envie de faire avant de mourir ? » lui demande-t-elle. Décidant brusquement que « vivre intensément » est son seul espoir de rester en vie, Daniel répond sans hésitation : « Je veux me marier et être ordonné prêtre. » Avec la mort suspendue au-dessus de sa tête comme une épée de Damoclès, Daniel entreprend alors une extraordinaire remise en cause de ses relations longtemps conflictuelles avec la race humaine.

Constance, qui fait maintenant partie du groupe de thérapie, accepte de l'épouser, et des dispositions sont prises en grande hâte pour le mariage. Toute l'affaire, prise en main par le groupe, est une magnifique démonstration de cohésion sociale. Constance et Daniel, qui ressemble à un « fantôme vivant », sont unis par l'un de ses professeurs au séminaire. La réception a lieu chez Margaretta Bowers, en face de l'église, et tous les médecins de Daniel sont présents. Malgré son état, le jeune marié sait, avant d'approcher l'autel, que quelque chose d'extraordinaire, de soudain et d'inattendu s'est passé : ses derniers examens montraient que les grosses tumeurs de son cou avaient presque complètement disparu.

Daniel, que nous avons découvert après un patient travail de détective, évoque pour nous ses souvenirs : « Quand j'ai quitté l'hôpital, toujours considéré comme en phase terminale, je tenais à peine debout. J'ai pris un taxi pour aller chercher notre certificat de mariage, ensuite j'ai contacté l'évêque de Long Island et je l'ai persuadé de m'ordonner. »

Ses séances avec Margaretta Bowers deviennent quotidiennes. La psychothérapeute l'aide à tenir sa mère à distance et, par la « régression hypnotique », lui fait revivre les sensations d'amour et de tendresse dont sa grand-mère adorée a entouré son enfance. « Après cette expérience, écrit-elle, Daniel garda présent à sa conscience le souvenir bien réel de cet amour profond qui le liait à son aïeule. »

« Margaretta est une femme assez directive et pour le moins originale, raconte Daniel, mais très aimante. Elle me mettait en état de transe hypnotique et me communiquait des messages de santé et d'amour. Moi, je m'endormais. » Quand nous lui demandons quel a été le moment le plus fort de son itinéraire vers la guérison, il répond : « C'est quand on m'a dit que je n'avais plus rien au poumon, avant d'être ordonné. » Des radios faites le jour précédent montraient en effet la disparition totale des métastases pulmonaires. Condamné en février, Daniel était sauvé en août.

Toute la communauté médicale se disputa le mérite de cette guérison exceptionnelle. « Ils voulaient tous être responsables de ce qui s'était passé. Le radiothérapeute, qui m'avait prévenu que, traitement ou pas, je n'avais aucune chance, insistait pour dire que c'était le cobalt. Margaretta affirmait que c'était la psychothérapie. Quant à l'évêque, il pensait que c'était la "grâce du sacrement". » Mais Daniel lui-même attribue sa guérison à « tout cet amour dans lequel j'ai baigné, l'amour de Margaretta, de ma femme et des membres du groupe ».

Il semble que cette combinaison amour-psychothérapie l'ait également aidé à surmonter les crises émotionnelles qui suivirent — le suicide de sa mère et la mort de sa grand-mère, notamment — sans récidive de son cancer. Des études récentes ont d'ailleurs montré que la psychothérapie, même à doses minimes, pouvait avoir des effets déterminants et durables. Le docteur Fawzy rapporte qu'en 1990 il a pris en thérapie pendant six semaines quarante patients atteints de mélanomes malins récemment diagnostiqués pour leur enseigner des méthodes de réduction du stress et d'adaptation. Comme on pouvait s'y attendre, les patients manifestèrent immédiatement un surcroît de vigueur, une attitude plus positive, une meilleure acceptation d'eux-mêmes tandis que les lymphocytes NK se multipliaient dans leur organisme.

Mais la véritable surprise c'est que, six ans plus tard, le risque de récidive et de décès parmi les membres du groupe de thérapie était divisé par trois.

Daniel passa un diplôme de psychologie clinique avec mention. Il traversa une période d'hostilité contre Margaretta Bowers à cause de sa stérilité, due à la radiothérapie, mais par la suite il lui demanda d'être la marraine de son premier enfant adopté.

Daniel et Constance se séparèrent après dix-huit ans de mariage. Daniel — qui se décrit lui-même comme « grisonnant, vieillissant mais encore assez séduisant » — quitta New York, où il s'occupait de jeunes drogués. Il travaille depuis quelques années « avec les dingues » dans un hôpital psychiatrique. Il a perdu sa fascination pour les singes — « ils deviennent terriblement agressifs à la puberté » — et possède plusieurs setters irlandais « de bonne race, bien élevés » et très sociables.

Pendant toutes ces années il a mené une recherche spirituelle qui l'a conduit d'une thérapie humaniste à l'institut Esalen, à la méditation avec un brahmane hindou, pour revenir finalement à l'Église, malgré quelques réticences. « Je répugne à penser que le Christ est mort pour nos péchés », dit-il. Aujourd'hui, après avoir étudié et pratiqué la méditation « avec un bénédictin du genre bouddhiste », il est toujours incertain de sa foi et continue à s'interroger sur le mystère de sa survie. Il voit la guérison comme « un violent sursaut d'énergie incontrôlée qui n'obéit à aucune règle sinon celle de sa propre extase », comme le dit Joseph Campbell. Mais il en revient toujours à l'essentiel : la guérison exceptionnelle plonge ses racines dans « l'aptitude à aimer, dans la découverte que l'amour est au cœur de l'être, que tout est amour ».

L'amour, nous le découvrons presque tous dans nos premiers contacts tâtonnants et aveugles avec le sein maternel. Les prématurés, qui en sont privés, ont plus d'appétit et grossissent plus rapidement si on les touche, si on les caresse ; la chose a été démontrée. Les bénéfices de la relation avec la mère pour la santé sont incalculables.

Amour et obstination semblent indispensables à la guérison et têtue est un qualificatif qui décrit bien Grace Gawler. Elle rencontre son futur mari en travaillant comme infirmière dans sa clinique vétérinaire. Ils commencent tout juste à se fréquenter quand, souffrant d'un cancer des os, Ian doit être amputé d'une jambe, jusqu'à mi-cuisse. Au moment où ils se marient, les médecins lui donnent environ deux semaines à vivre. « Heureusement qu'il a épousé une femme persuadée qu'il pouvait guérir, raconte Grace en riant. Jamais je n'en ai douté et pour rien au monde je n'aurais baissé les bras. »

Les relations de Grace avec sa famille n'ont jamais été très intimes. « Je ne savais pas à quel point les liens familiaux, la communication pouvaient être importants. J'avais toujours eu une attitude très indépendante à l'égard de ma famille. » Dès l'âge de dix ans, elle s'était totalement investie dans son travail scolaire, passant des nuits entières à feuilleter des livres de biologie. Déjà possédée par ce qu'elle appelle son « instinct de guérisseur », elle cherchait passionnément à comprendre comment fonctionnaient les organismes vivants.

Et c'est cet instinct qui lui a permis de ne pas se laisser convaincre par les arguments scientifiques de Ian, qui considérait son cas comme désespéré. « En tant que vétérinaire, nous explique-t-il, je savais qu'un ostéosarcome ne peut que progresser et entraîner la mort. Mais la foi de Grace était si forte que j'ai fini par croire comme elle que certaines choses pourraient me guérir. »

Parmi ces « choses », il y eut le docteur Ainslie Meares, rencontré un an après son amputation. Aujourd'hui décédé, ce médecin était un personnage hautement paradoxal. Originaire d'une riche famille de Melbourne, librepenseur et profondément attaché aux valeurs traditionnelles, il enseignait la méditation tout en continuant à fréquenter les clubs les plus huppés de la ville. Il avait mis au point une forme particulière de méditation qu'il appelait « ataraxie mentale ». Procurant une tranquillité intérieure profonde et passive, cette méthode semble avoir contribué à plusieurs régressions de cas avérés de cancer.

D'après le rapport de Meares dans le *Medical Journal of Australia*, la première fois qu'il rencontra Ian Gawler, le « jeune homme, animé d'une extraordinaire volonté de vivre », était mourant.

> Des excroissances osseuses de deux centimètres de diamètre étaient visibles sur les côtes, le sternum et le sommet de l'os iliaque. Il expectorait de faibles quantités de sang dans lequel il disait sentir des petites particules osseuses. Les radios de ses poumons montraient des taches opaques. Un spécialiste lui avait dit qu'il lui restait deux à trois semaines à vivre mais, en tant que vétérinaire, il connaissait déjà la pathologie et le pronostic de son mal[1].

Tout en pratiquant régulièrement la méditation de Meares, Ian et Grace continuèrent à chercher. Pendant leur lune de miel aux Philippines, ils parcourent le pays en tous sens, traquant la moindre parcelle de savoir utilisable. Grace apprend une technique de massage spéciale et passe de longues heures à pétrir le corps de son époux en lui murmurant des paroles d'encouragement auxquelles elle croit, même quand lui n'y croit plus.

Leur voyage se poursuit en Inde, où ils rencontrent un gourou célèbre, pour se terminer en Écosse dans une communauté spirituelle. Grace raconte :

1. A. Meares, *in Medical Journal of Australia*, 2, octobre 1978.

« Je lui avais déjà fait beaucoup de massages, et il avait une énorme tumeur osseuse sur le sternum, large comme une soucoupe, épaisse d'un centimètre et demi. Un jour, en le massant, j'ai senti qu'un gros morceau se détachait et que j'arrivais à le faire rouler sous mes doigts à travers la peau. Alors il m'est venu une image parfaitement claire de cette grosse masse en train de se désintégrer, comme du corail.

« À partir de ce moment-là, la tumeur n'a fait que diminuer. De temps en temps, Ian crachait des petits morceaux d'os qui ressemblaient effectivement à du vieux corail. On les a gardés en souvenir. La tumeur s'est résorbée petit à petit et a complètement disparu. »

Dans son rapport, le docteur Meares attribue la guérison de Ian à son état intérieur.

> Il a acquis une sérénité intérieure d'une qualité que j'ai rarement observée, même chez les mystiques orientaux, que j'ai bien connus. Quand je lui ai demandé à quoi il attribuait la disparition de ses métastases, il m'a répondu : « Je suis persuadé que c'est notre conception de la vie. » En d'autres termes, il semblerait que la pratique intensive et prolongée de la méditation ait fini par imprégner et modifier sa conception de la vie. Son extraordinaire absence d'anxiété est évidente, même pour l'observateur non averti. On peut penser que ce calme a développé l'activité de son système immunitaire en réduisant son taux de cortisone [1].

Mais, selon Ian, le facteur le plus déterminant de sa guérison — que Meares a négligé de consigner dans son rapport —, c'est certainement « l'amour, pas seulement comme sentiment mais dans ses manifestations les plus tangibles, les soins et l'attention que Grace m'a prodigués ». De cette étroite collaboration entre époux ont

1. Id., *ibid.*

résulté non seulement une guérison complète mais aussi un projet commun.

Après la parution de l'article de Meares en 1978, les Gawler sont submergés de lettres provenant du monde entier. En les lisant, le soir, à la clinique vétérinaire, bouleversés par les appels au secours de tous ces gens désespérés, ils comprennent la nécessité de créer un centre de guérison. « Les gens s'engageaient dans des pratiques de méditation, des régimes alimentaires, des thérapies diverses, mais il n'y avait personne pour coordonner tout cela, dit Grace. Nous sentions qu'il fallait quelque chose pour aider chacun à trouver sa propre méthode de guérison au sein d'un programme d'ensemble. Nous avons décidé de construire un endroit qui offrirait aux gens la possibilité de trouver la méthode qui leur conviendrait le mieux. »

Ian et Grace achètent un terrain de vingt hectares aux environs de Melbourne qu'ils baptisent « L'Arc-en-ciel ». Ils s'installent dans une cabane en attendant la maison qu'ils prévoient de construire dans les six mois. Mais quatre ans passent, trois enfants leur naissent, et ils sont toujours dans leur modeste cabane. En 1981, ils créent plusieurs groupes de soutien hebdomadaires pour patients cancéreux. Aujourd'hui, avec une équipe de trente personnes, ils dirigent un centre de soins résidentiel sur la côte est de l'Australie. Ian, en bon vétérinaire, a fait du centre un lieu de protection de la nature où s'ébattent une cinquantaine de kangourous, et il s'inquiète des conséquences de la pollution sur sa petite population de koalas.

Sur les dix mille personnes qui sont passées au centre, six mille participaient aux groupes de soutien hebdomadaires. Mais la réaction de la communauté médicale reste mitigée, dit Ian. « Ils reconnaissent que les groupes et les techniques peuvent améliorer la qualité de la vie des patients. Mais, en ce qui concerne la prolongation de la vie, ils sont profondément sceptiques. » En se référant à l'étude du docteur David Spiegel, qui montre que des femmes atteintes d'un cancer du sein ayant participé à des groupes de soutien hebdomadaires ont vu leur temps de survie multiplié par deux, Gawler demande : « Si l'on prouvait qu'un nouveau médicament contre le cancer doublait l'espérance de vie de ces malades, ne serait-ce pas une erreur de ne pas le recommander ? » (C'est également la conclusion d'un article du *New York Times* : « Ce qui a retenu l'attention des spécialistes du cancer dans les découvertes de Spiegel, c'est que les groupes de soutien prolongeaient la vie des femmes de dix-huit mois au moins, c'est-à-dire bien plus longtemps que tous les traitements chimiothérapiques qu'elles prenaient par ailleurs ne pouvaient espérer le faire, étant donné le stade avancé de leur cancer[1]. ») Le rapport d'Ainslie Meares omet également de mentionner la puissance d'une autre dimension sociale, souvent à l'œuvre dans les guérisons exceptionnelles, la relation avec le guérisseur. Meares lui-même était un personnage impressionnant, avec sa haute taille et ses longs cheveux gris rejetés en arrière comme une crinière. « Quand on arrivait pour la séance de groupe, raconte Grace Gawler, il établissait un contact physique avec chaque personne. Il lui posait la main sur l'épaule et la conduisait à sa place, puis il revenait à la porte chercher la personne suivante, et ainsi de suite. Ensuite, il se promenait parmi nous en émettant des sons — des fréquences basses, gutturales, primordiales. Cela faisait sur nous un effet profond, presque hypnotique, et nous mettait dans un état de relaxation extrême. Il avait une présence énorme, qui remplissait littéralement la pièce. »

Cela rappelle la description, due à l'ethnobotaniste Mark Plotkin, d'une cérémonie de guérison dans la

1. D. Goleman, *The New York Times, op. cit.*

jungle de l'Amérique centrale. Le patient était un jeune garçon très malade prénommé Petrus. « Le guérisseur fit de grands gestes bizarres au-dessus de la tête de l'enfant et derrière lui, tout en grommelant des incantations d'une voix sourde. Après quelques minutes de ce rituel, il se mit à lui masser le cou... Puis il enfonça un clou dans un arbre avec une grosse pierre en répétant inlassablement la même phrase : "Que cet enfant guérisse". » La présence de l'homme, dit Plotkin, était impressionnante, fascinante comme la contemplation d'un brasier. Après avoir donné à Petrus une boisson à base d'herbes médicinales, le chaman se mit à chanter, « et tout en chantant il prit sa machette et se mit à l'agiter sauvagement au-dessus de la tête de l'enfant ». Le rituel se prolongea dans la pâle lumière de la lune. Le lendemain, « tout sourires, Petrus s'approcha en trottinant au bord de la rivière et se mit à rire en voyant son père. Le changement opéré en lui n'était rien de moins qu'extraordinaire. Ses yeux n'avaient plus leur teinte jaunâtre... Je fus stupéfait par la guérison de cet enfant[1] ».

Ian Gawler lui-même est assez impressionnant. Il porte un cafetan — longue robe à larges manches de style moyen-oriental — qu'il trouve « confortable et esthétique ». Grand, mince, il a un visage énergique et buriné qui évoque sa terre natale. Quand les stagiaires se réunissent pour assister à un séminaire, la seule vision de cet homme appuyé sur ses béquilles métalliques est bien faite pour leur rendre le courage de vivre.

Gawler peut être considéré comme le « guérisseur blessé » de la tradition, l'individu qui, à travers son propre processus de guérison, réussit à transmuer sa souffrance en un élixir pour les autres. Dans la mythologie, le cheminement du guérisseur blessé le fait entrer

1. M. J. Plotkin, *Tales of a Shaman's Apprentice,* Penguin, New York, 1994.

et sortir du cercle de la communauté. À la fois sociable et solitaire, il revient vers les hommes quand il peut leur offrir une nouvelle médecine. De la même façon, avons-nous remarqué, les gens qui ont vécu une guérison remarquable ont souvent un effet tout aussi remarquable sur les autres, et même sur la société en général.

L'histoire de Guo Ling peut être vue comme l'équivalent chinois de celle de Ian Gawler, c'est-à-dire celle d'un malade dont l'itinéraire individuel vers la guérison provoque, presque à son insu, un large mouvement social. Guo Ling avait la trentaine quand, après la mort de son père, on lui diagnostiqua un cancer gynécologique terminal. Sur les conseils de spécialistes chinois et étrangers, elle subit plusieurs opérations, sans succès. Elle fut donc renvoyée chez elle pour mourir. Mais Guo Ling avait entendu parler du chi qong, art martial « interne » dont l'origine en Chine remonte à plusieurs milliers d'années, avec les moines du temple de Shao-Lin. Connue pour son pouvoir de restauration de l'énergie vitale tant physique que mentale, cette technique n'avait jamais été utilisée pour traiter le cancer, et Guo Ling décida de l'essayer. Comme elle avait déjà la cinquantaine, elle imagina des exercices fondés sur une marche à pied vigoureuse, rythmée par des mouvements de bras autour du corps. Après avoir pratiqué cette technique de façon assidue et prolongée, elle guérit[1].

Puis elle déménagea pour s'installer à Shanghai, où elle ne connaissait personne. Mais, grâce aux tout premiers adeptes qui l'avaient suivie, le bruit se répandit peu à peu dans la ville que sa technique donnait de bons résultats sur le cancer. Guo Ling décida de fonder un club

1. G. Chen, *in Advances*, 3, n° 4, automne 1986.

— forme d'organisation autorisée par le gouvernement — et commença à enseigner ce qui est aujourd'hui connu comme le « chi qong de Guo Ling ».

Le deuxième membre de son club, un homme nommé Wang, avait un cancer de l'estomac. Après un traitement chimio et radiothérapique, l'hôpital le renvoya chez lui avec un pronostic de trois mois. Sa femme insista pour qu'il aille prendre des cours avec Guo Ling, dont elle avait entendu évoquer la guérison miraculeuse. Il refusa. Mais sa femme le harcela tant et si bien qu'il finit par se présenter à la porte de Guo Ling. Au bout de trois ou quatre mois, il ressentit une amélioration. Son cancer disparut, et Wang, qui était ingénieur, devint un professeur de chi qong enthousiaste.

Combinaison de mouvements particuliers, de visualisations et d'énergies psychophysiologiques, le chi qong peut effectivement contribuer à stimuler le « système de guérison ». Mais le club de Guo Ling qui, dès la fin des années quatre-vingt, se développe et essaime dans toute la ville de Shanghai, procure aux malades non seulement une technique de guérison mais aussi un réseau de soutien social. Car, en Chine, la population préfère éviter tout contact avec les cancéreux, qu'elle croit contagieux. Dirigé par six administrateurs bénévoles qui n'ont même pas de bureau, le « Cancer Patients Recovery Club » compte aujourd'hui quarante mille adhérents, et son succès est attesté par les centaines de personnes que l'on voit pratiquer le chi qong dans les jardins publics, leurs bras tournant lentement comme des ailes de moulin.

Malgré ses quatre fois vingt ans, Mme Guo, petite femme solidement bâtie à la voix éraillée et aux cheveux encore bien noirs, affectionne les tenues bariolées et donne régulièrement son cours à des centaines de pratiquants, sept jours sur sept. Elle a longtemps et vainement espéré que le succès de sa technique ferait l'objet d'une étude clinique rigoureuse.

Mais la popularité de son club tient aussi au fait qu'il ne s'agit pas seulement d'une méthode de guérison. C'est tout un art de vivre. Mme Guo est persuadée que le fait de donner aux autres fait partie intégrante du processus de guérison (hypothèse confirmée par plusieurs études occidentales qui citent l'altruisme comme l'une des caractéristiques des gens qui guérissent de maladies graves). Quand une troupe de comédiens organise un spectacle au profit du club, par exemple, les membres investissent une partie de l'argent dans l'achat de livres qu'ils offrent à de jeunes prisonniers. Mme Guo voit là une façon de répandre l'énergie curative dans toute la société et d'élargir le champ des connexions sociales de ses patients. La filiale de Beijing s'appelle « Le Paradis des cancéreux ».

Que les groupes d'entraide et d'autoguérison qui se sont multipliés ces dernières années rappellent les communautés et les pratiques de guérison traditionnelles du monde entier, cela ne devrait pas nous étonner. Les malades guéris avouent souvent avoir eu recours, presque instinctivement, à des méthodes de stimulation du « système de guérison » consacrées par l'usage. Bien des pratiques qu'ils évoquent paraîtraient familières à n'importe quel guérisseur traditionnel : méditation et exercice de l'imagination, régimes ou jeûnes purificateurs, musique, danse, art, massage, interaction au sein d'un groupe, expression des émotions, jeu.

Le « Cancer Self-Help Centre » de Bristol, en Grande-Bretagne, est l'un des plus connus de ces centres. Dans sa brochure, il propose : conseil médical et psychologique individuel ; régimes et compléments alimentaires ; exercices respiratoires ; visualisation ; relaxation ; magnétisation (« sans coloration religieuse, il s'agit simplement de recevoir un flux d'énergie ») ; créativité (« s'amuser, chercher l'essor spirituel et l'inspiration dans la beauté, la nature, la visite de lieux sacrés, l'écoute de nos rêves et la réalisation de nos ambitions frustrées ») ; massage shiatsu ; musicothérapie ; poésie ; travail de la voix ; « cuisine à base d'aliments complets » et phytothérapie chinoise. Notre but, dit Penny Brohn, cofondatrice du centre, elle-même guérie d'un cancer, c'est « de fournir un antidote au désespoir et des bases pour une vie nouvelle ».

Véritable boule d'énergie, Penny s'exprime avec véhémence et se montre toujours prête à s'insurger contre « tout ce qui vous tire vers la médiocrité ». Elle nous raconte une enfance difficile, marquée par la présence « absolument terrifiante » d'un grand-père prédicateur laïque et le devoir implicite d'être « des enfants parfaits, exemplaires, exceptionnels » pour répondre au désir d'une mère au jugement implacable. Elle évoque aussi ses expériences mystiques quand « la seule façon de résister aux contraintes et aux difficultés de la vie, c'était de me coucher, le soir, et de sortir de mon corps. Je m'élevais en planant jusqu'à un angle de la pièce d'où je pouvais nous voir, moi et ma sœur, et j'éprouvais un sentiment de paix et de félicité sublimes ». Ces étranges expériences lui inspirèrent « un vague christianisme humaniste » et la ferme conviction que « nous ne sommes pas limités à notre enveloppe charnelle ».

Cette conviction ne lui procure qu'un maigre réconfort quand, en 1979, à l'âge de trente-cinq ans, elle apprend qu'elle a une tumeur au sein. Elle vient de passer son diplôme d'acupuncteur et de se réinstaller en Grande-Bretagne après ses études à Hong Kong. Mais elle n'est pas vraiment surprise de ce diagnostic. Ses relations sociales se sont désagrégées, la laissant alternativement déprimée, désorientée et convaincue de son inutilité. Son père est mort subitement cette année-là, et sa mère, après avoir annoncé qu'elle ne lui survivrait pas, a succombé à un infarctus du myocarde huit semaines plus tard. En quinze ans de mariage, Penny a eu trois enfants mais elle a « beaucoup souffert ». Elle sentait bien que « quelque chose de terrible allait lui arriver ».

Mais quand les médecins lui annoncent qu'il faut intervenir très rapidement, faire une mastectomie probablement suivie d'un traitement par chimio et radiothérapie, elle est atterrée. « L'encre de mon diplôme de médecine holistique finissait à peine de sécher, je ne pouvais pas accepter ça. Ma mère faisait partie de ces gens pour qui aucune maladie ne résiste à une décoction de chou, et elle m'avait inculqué, pour le meilleur et pour le pire, quelques notions délicieusement excentriques, toutes personnelles, sur l'art de guérir.

« En outre, poursuivit Penny, je m'étais un peu renseignée et j'avais l'impression que le taux de réussite des traitements conventionnels n'avait pas beaucoup augmenté depuis 1908. » Réunissant tout son courage, elle annonça aux médecins qu'elle voulait d'abord chercher s'il n'existait pas d'autres solutions. « La peur me faisait bafouiller. Je savais que je ne serais ni approuvée ni soutenue, alors que si je les avais tout simplement laissés m'amputer d'un sein tout le monde aurait été très gentil avec moi. » Les médecins furent « complètement horrifiés et envahirent ma chambre par groupes de trois ou quatre pour me sermonner, jusqu'à ce qu'il n'y ait plus de place au bout de mon lit ».

Penny consent finalement à subir une biopsie sous anesthésie locale, procédure qui s'avère plus longue et plus sanglante qu'annoncé quand le chirurgien découvre une tumeur plus grosse que prévu. Quand les analyses montrent que la tumeur est maligne, toutes les dispositions sont prises pour une intervention d'urgence. Mais Penny s'y oppose. « J'en avais marre de subir passivement, ce soir-là. Je ne voulais pas être poussée par les événements à franchir ce pas décisif. »

Pendant les années soixante, Penny avait pris des positions contestataires. « J'avais fait tous les trucs des hippies, expliqué aux gens qu'il ne fallait pas manger de viande ni utiliser de pesticides, porté des jupes longues pour nourrir des poules et traire des chèvres. Mais affronter directement quelqu'un sur le terrain de l'autorité et lui dire "non", ça ne m'était encore jamais arrivé. Quand David, mon mari, est venu me chercher à l'hôpital et qu'il m'a vue, il n'en croyait pas ses yeux. Il a pensé : "Mais où est passée ma gentille petite femme, celle qui dirait n'importe quoi pour faire plaisir ? Que lui est-il arrivé ?" Elle avait vécu ! »

Penny insiste pour qu'ils aillent ensemble jusqu'en Bavière afin de rencontrer une figure très controversée du traitement alternatif du cancer, le docteur Joseph Issels. Elle a l'intention de n'y passer qu'une journée, mais elle est tellement impressionnée qu'elle décide de suivre le programme de neuf semaines proposé par la clinique. Elle se soumet à une série de traitements variés qui vont de l'homéopathie et de la naturopathie à l'immunothérapie provoquée par la fièvre.

Mais d'autres soins, plus particulièrement orientés vers la psychologie, permettent aussi à Penny de se plonger tête baissée dans les méandres encore inexplorés de ses émotions. Enfant, elle a souvent fait le même cauchemar : elle descendait à la cave où elle voyait un homme à côté d'une guillotine et un jeune garçon agenouillé devant lui. L'homme était sur le point de couper les pouces de l'enfant. Son tour à elle viendrait après. Au moment où elle mettait sagement ses pouces sous la lame, elle se réveillait. C'était un rêve traduisant une totale impuissance. Sans les pouces, les mains ne peuvent ni saisir ni retenir ; la vie lui filait donc littéralement entre les doigts.

Maintenant que le cancer la menace comme une vraie guillotine, elle cherche tout ce qui peut lui rendre sa puissance. « À la clinique Issels, j'ai lu un livre disant que les patients cancéreux avaient beaucoup de mal à exprimer leur colère. Je me suis dit : "Eh bien, ce n'est pas mon cas, je me mets en colère à propos des baleines, je m'emporte à propos des dauphins." Et puis j'ai tourné la page et la phrase continuait : "... pour se défendre." Alors j'ai pensé : "Aïe !" (Elle fait une grimace dubitative.) Effectivement, ce n'est pas mon fort. (Et, avec un grand sourire :) Alors j'ai passé les cinq semaines suivantes à taper du pied en criant : "Salauds !" »

Pendant la première semaine, son amie Pat Pilkington vient la voir pour lui soutenir le moral. Avec l'argent d'un héritage, Pat a acheté un ancien couvent à Bristol, réuni une trentaine de personnes et ouvert une institution charitable où l'on étudie la méditation, l'acupuncture et la guérison spirituelle. Elles passent toute une nuit à discuter, et Penny prend une décision : « Je m'en fiche, quoi qu'il arrive, si je m'en sors, j'ouvrirai un centre pour cancéreux. »

Elle serre les mâchoires avec une détermination qui montre bien que sa résolution est prise. Pat raconte : « Penny souhaitait toujours rencontrer au moins une personne qui s'en serait sortie comme elle voulait le faire et qui pourrait lui parler, la soutenir, l'encourager. Et puis là elle s'est dit que si elle guérissait cette personne pourrait être *elle*. Ce fut un moment décisif. Jusque-là, elle était plutôt déprimée, mais l'idée d'aider les autres lui a redonné de l'énergie. Elle s'est redressée dans son lit, et nous avons commencé à faire des projets. »

Penny et Pat ouvrent leur centre à peine un an après le diagnostic de Penny. L'ancien couvent de Bristol, grande bâtisse de style géorgien, convient parfaitement au projet. Construit dans de vastes jardins dominant une vallée, il compte trente chambres, les anciennes cellules des nonnes, de grandes salles de réunion et une grande chapelle. Le programme thérapeutique lui-même est improvisé. Penny s'inspire de son expérience en Allemagne et de sa formation à la médecine chinoise pour mettre au point « le tabouret à trois pieds, corps, esprit, conscience, le plus primitif qu'on puisse imaginer. Je ne suis ni savant ni médecin mais au pays des aveugles les borgnes sont rois ».

L'objectif principal, nous dit Penny, « consistait à délivrer les patients d'une mort annoncée et soi-disant inévitable. Si je réussissais à prouver qu'une personne au moins s'en était tirée, cela leur rendrait l'espoir. Il me semblait que dans le système hospitalier personne ne laissait jamais entendre qu'on puisse lutter contre une maladie mortelle et la vaincre ».

Penny et Pat ne tardent pas à remanier le programme du centre, qui n'ouvre plus un jour par semaine mais deux puis trois jours par semaine. Plus structuré, le programme de soins reste, de l'avis des patients, un aimable salmigondis de techniques diverses comprenant relaxation, training autogène, diététique, et la participation exceptionnelle de membres de la grande « Confrérie des guérisseurs spirituels » anglais. « Mais le plus important, selon Penny, c'étaient les réunions de groupe où tout le monde s'asseyait en rond pour discuter. »

Quand la télévision diffuse un reportage sur le centre, la réaction ne se fait pas attendre. Ce fut, dit Penny, « une véritable ruée. Nous avons été submergés ». La liste d'attente s'allonge encore quand, en 1983, le prince Charles déclare publiquement que le centre a joué un rôle important en « modifiant les réactions de la communauté tout entière par rapport aux patients cancéreux et à leurs besoins ». L'argent commence à arriver sous forme de dons. Des médecins et des infirmières holistiques proposent leurs services. Mais au même moment Penny, asymptomatique depuis quatre ans, a l'impression de « revoir un mauvais film ». Deux grosseurs sont apparues dans son sein. La chirurgie permet d'en enlever une mais aussi de découvrir que le cancer s'est infiltré plus profondément. Trop tard pour une mastectomie, seule l'irradiation offre un maigre espoir. Ayant trouvé un radiothérapeute disposé à la suivre, Penny décide d'essayer une fois encore l'autoguérison. Au bout d'un an, trouvant qu'elle a suffisamment « fait sa tête de cochon », elle annonce au radiologue qu'elle veut bien se soumettre au traitement. « C'était très drôle, raconte-t-elle, parce qu'il a attrapé sa règle en plastique, il a mesuré et il m'a dit : "Tiens, voilà une surprise. On dirait que vous avez déjà fait tout le travail vous-même." »

Ayant triomphé une nouvelle fois en ce combat douteux, Penny est au comble de l'allégresse. Le livre qu'elle a écrit se vend bien. Le centre n'est plus « l'hostellerie du désespoir » mais un véritable centre de soins complémentaires qui a traité des milliers de patients. D'origine baptiste, Penny effectue une véritable croisade d'information dans le monde entier et suscite l'ouverture de nouveaux centres de guérison en Afrique du Sud, en Nouvelle-Zélande, à Hong Kong et au Zimbabwe. L'hôpital Hammersmith de Londres, reconnaissant le centre de Bristol comme « l'étalon-or des soins complémentaires pour le cancer », organise sa propre unité « multi-approches » de traitement de la maladie. Le « régime de Bristol », d'abord regardé avec scepticisme, est maintenant largement adopté pour les convalescents de toutes sortes. L'ancien couvent ne désemplit pas.

Beaucoup des patients du centre sont morts, bien sûr, mais il semble évident que le traitement a permis de prolonger des vies et d'en améliorer la qualité. Un certain nombre de « vétérans », venus au centre dès son ouverture, sont encore bien vivants.

Mais, en 1990, la santé de l'institution elle-même est mise en péril quand les résultats préliminaires d'une étude, le rapport Chilvers, sont publiés dans la prestigieuse revue médicale anglaise, *The Lancet*. Les statistiques sont aussi surprenantes qu'alarmantes : les femmes traitées au centre de Bristol, affirme le rapport, auraient trois fois plus de risques de dissémination de la maladie et deux fois plus de risques de décès que les femmes traitées par la médecine orthodoxe [1]. La conclusion du rapport est formelle : le traitement alternatif, apparemment, ne serait pas seulement inutile mais favoriserait la progression du cancer.

La nouvelle tombe comme un coup de tonnerre au milieu des préparatifs du dixième anniversaire du centre et transforme la cérémonie en un véritable tumulte. La presse se faisant écho de ces résultats, les conséquences sont immédiates et dévastatrices. Certains patients, écrit l'un des médecins du centre dans un droit de réponse publié par *The Lancet*, « en concluent que des activités comme la relaxation et la visualisation peuvent avoir gravement endommagé leur santé [2] ».

Cependant, alors que les critiques émanant de confrères — et également publiées dans *The Lancet* — se font de plus en plus nombreuses, les chercheurs du rapport Chilvers sont obligés de reconnaître publiquement que leur étude comporte des erreurs fondamentales. (Un journal anglais estime qu'il s'agit de « l'épisode le plus embarrassant de l'histoire de la recherche médicale britannique [3] ».) Mais le mal est fait, non seulement pour le centre mais aussi pour Penny elle-même, car la relation entre santé et environnement social fonctionne dans les deux sens. Penny a vécu ce conflit comme beaucoup trop éprouvant, même si elle refuse de « baisser les bras et de tout laisser tomber ». Elle pense que les événements ont certainement contribué à la troisième rechute de son cancer.

« Je continuais à me donner sans compter, avec cette tendance au sacrifice qui me caractérise. Et le jour où je me suis décidée à aller voir un médecin, j'avais une

1. F. S. Bagenal *et al.*, *in The Lancet*, 336, septembre 1990.
2. T. A. B. Sheard, *in The Lancet*, *ibid.*
3. L. Hunt, *in The Independant*, 7 janvier 1994.

tumeur à la colonne vertébrale tellement énorme que je pouvais à peine marcher. » On lui fait immédiatement une série de radiations. « J'étais bien consciente de violer mes propres conventions et celles du centre, mais il n'y avait vraiment aucun moyen d'éviter ce genre de traitement. » À la façon des chats qui sont censés avoir neuf vies, elle se rétablit une fois encore et, au printemps suivant, elle parcourt à vélo les trois cent vingt kilomètres qui séparent Moscou de Saint-Pétersbourg pour célébrer sa guérison. Un an plus tard, ses radios sont à nouveau « non seulement bonnes mais remarquables, raconte Penny. Mon médecin m'a dit : "Vous avez reconstitué l'os ; c'est tout à fait extraordinaire. Je vais exposer vos clichés avant et après sur mon bureau" ».

Mais ils se sont réjouis trop vite. Les douleurs reviennent, et Penny les accueille avec son mélange habituel de chance et de courage. La tumeur de son dos a repris son volume initial, et les connexions nerveuses de la moelle épinière qu'elle englobe « ne tiennent plus qu'à un fil ». Le docteur la prévient qu'il ne peut rien faire d'autre qu'atténuer la douleur. « Je me suis dit, bon, cette fois-ci, c'est fichu. Mais le lendemain il est arrivé tout content en me disant qu'il pouvait tenter une opération longue et difficile. Il a réussi à dégager la tumeur et l'a flanquée à la poubelle. Bien sûr, maintenant, ma colonne vertébrale ressemble à une bougie d'Amnesty International avec du fil de fer autour et des plaques de métal pour soutenir le tout, mais j'adore cet homme. Il a fait ça avec le même enthousiasme bon enfant que s'il s'agissait de réduire une fracture. »

Cette série d'améliorations et de rechutes a fait de Penny une survivante de choc. Pour elle, les frontières entre médecine conventionnelle et alternative se sont estompées. « Je suis prête à utiliser toutes les armes possibles, dit-elle simplement. J'ai cessé de me reprocher mes échecs.

« D'ailleurs, ajoute-t-elle, tout à fait dans l'esprit du guérisseur blessé, il semble que mes rechutes m'aient attiré plus de sympathies qu'aucune de mes réussites. À l'époque où j'apparaissais comme une espèce de Superwoman capable de s'en sortir toute seule, j'étais un exemple difficile à suivre. Mais à partir du moment où j'ai été comme tout le monde, un jour bien, le lendemain au plus mal, passant de l'optimisme le plus radieux à une confusion extrême, je pense que les patients m'ont trouvée plus accessible. »

À Bristol, comme dans la plupart des centres que nous avons visités, l'équipe s'efforce également de rester disponible pour répondre aux besoins et aux possibilités de chaque patient. Comme l'explique le docteur Rosy Daniel, directrice médicale du centre : « Quand vous dites quelque chose, certains patients sont prêts à l'entendre, comme un fruit mûr est prêt à se détacher de l'arbre, et ils en tirent l'énergie nécessaire pour décoller comme des fusées. Mais, avec d'autres, vous pouvez répéter la même chose deux ou trois fois sans que rien ne se passe. Et puis, la sixième fois, parce qu'ils ont fait un rêve particulièrement signifiant, réglé un problème dans leur vie ou rétabli une meilleure communication avec leur conjoint, ils sont plus réceptifs. Et brusquement vous vous rendez compte qu'ils ont choisi de vivre. »

Depuis qu'elle travaille au centre, Rosy Daniel a maintes fois constaté l'importance décisive du rapport humain, fût-ce au niveau le plus élémentaire de la relation thérapeutique, le simple partage de la douleur. Elle évoque le cas de sa première patiente au centre, en 1986, atteinte d'un cancer des ovaires avec métastases. « Elle souffrait le martyre, et je ne savais vraiment pas quoi faire. Alors je lui ai dit : "Essayons de ressentir cette douleur ensemble", et nous avons passé plusieurs heures à nous rouler par terre toutes les deux, à *être* cette douleur. Elle a crié, grogné, exprimé sa rage. Nous avons ri et pleuré ensemble jusqu'à épuisement. Elle est partie, et, comme nous n'avions plus de nouvelles, j'ai supposé qu'elle était morte. Mais il y a quelques mois elle est revenue en tant que soutien personnel pour quelqu'un d'autre. Huit ans plus tard ! »

Le rôle de soutien personnel peut être difficile, comme le raconte David Brohn, le mari de Penny : « Un jour où je prenais la parole devant un groupe, quelqu'un m'a demandé comment ça s'était passé pour *moi*. En général, c'est plutôt à Penny qu'on pose la question. Alors j'ai répondu qu'à certains moments, bien sûr, j'avais terriblement peur qu'elle meure. Mais, à d'autres moments, j'avais terriblement peur qu'elle *ne meure pas*, parce que j'étais à bout de forces. Et l'idée d'être le veuf éploré, qui se fait plaindre et consoler par tout le monde, me paraissait diablement séduisante. Mais toute cette histoire m'a transformé de fond en comble, contre ma volonté à certains moments. »

Penny intervient, plaisantant gentiment son mari : « Mais le résultat de cette lutte passionnée, de ce combat, de cette danse, c'est que nous sommes ensemble, n'est-ce pas, mon cœur ? » Leurs mains s'étreignent, doigts entrelacés. « Et ça, c'est l'essentiel. »

Le dénominateur indispensable de l'équation sociale, c'est l'autre, et un seul autre suffit. Combien de fois avons-nous constaté l'importance cruciale de la relation à deux dans les guérisons remarquables. Pour Connie Hazen, c'était sa femme ; pour « Daniel », son thérapeute ; pour Rocky Edwards, sa mère. Nous avons également vu, ce que les guérisseurs des tribus primitives ont toujours su, comment la guérison d'une seule personne se propage en cercles concentriques, passant pour ainsi dire de main en main, de geste en geste, pour toucher une large part de la société.

Mais quelles sont les forces à l'œuvre dans ce processus de guérison et comment agissent-elles ? Le docteur Rosy Daniel nous en donne une idée sous forme d'une liste partielle tirée de son expérience au centre de Bristol : « Amour, expression de soi-même, échanges, contact, foi, mais aussi la réactivation de l'esprit, l'abandon des valeurs habituelles pour les valeurs du cœur, et le sentiment d'être relié à la vie. » C'est vers ce « sentiment d'être relié à la vie » — la plus fondamentale et la plus complexe de toutes les forces de guérison — que nous devons maintenant tourner nos regards ; car c'est dans ce lien primordial que nous avons trouvé le centre de notre mystère fondamental : le « système de guérison ».

9

Le « système de guérison »

La médecine a accompli ses progrès les plus spectaculaires grâce à la découverte et à la compréhension de systèmes entiers. La notion de « système nerveux » n'a pas toujours été évidente, par exemple. Il a d'abord fallu constater et tenter de comprendre ce qui passait pour des anomalies — le fait qu'une lésion nerveuse puisse affecter une partie éloignée du corps — pour que des éléments autrefois considérés comme séparés révèlent leurs interconnexions profondes. Et la découverte de ces systèmes a permis le développement de nouveaux domaines de spécialisation (et de nouveaux traitements).

Les médecins grecs disséquaient des animaux pour comprendre comment les artères charriaient le sang. Mais il a fallu attendre le XVIIe siècle et les travaux du docteur William Harvey pour apprendre que le cœur était une pompe, que veines, artères et vaisseaux y étaient reliés avec pour mission de faire circuler le précieux fluide, et que le tout formait un ensemble biomécanique, le *système circulatoire*.

La compréhension, en médecine, procède à partir de l'observation d'effets vers la structure, le fonctionnement, la formulation d'hypothèses sur les connexions, pour aboutir à dégager des systèmes cohérents. Et la connaissance devient de plus en plus précise à mesure que se développent les moyens d'investigation. Le système digestif, par exemple, a pu être connu par l'observation directe de la façon dont bouche, dents, langue et œsophage coopéraient pour mâcher, avaler, transporter et dissoudre la nourriture. Mais ce sont les principes de la biochimie qui ont permis de comprendre comment le corps transformait cette nourriture digérée en énergie servant à maintenir, à développer et à réparer l'organisme.

Le perfectionnement des outils théoriques et technologiques a ensuite permis à la science des systèmes de progresser. L'idée que *les glandes endocrines et leurs conduits* puissent constituer un système métabolique a d'abord été une hypothèse qu'il a fallu prouver. Les différentes parties du système nerveux ont été décrites, modélisées, nommées, et ce n'est que progressivement qu'on a compris comment les messages de douleur ou de plaisir voyageaient le long de circuits nerveux pour aboutir au cerveau. Ces dernières années ont vu évoluer la connaissance du système immunitaire.

En 1974, l'expérience de Robert Ader montrant comment le système immunitaire d'un rat pouvait être « conditionné » pour réagir à la saccharine [1], a révélé que trois systèmes considérés comme distincts — endocrinien, nerveux et immunitaire — étaient reliés les uns aux autres.

La découverte d'Ader, qui a ouvert le champ de la psychoneuro-immunologie, établissait l'existence d'un nouveau système lui-même composé de systèmes, qu'on pourrait donc appeler un métasystème. L'existence de ce nouvel axe où des fibres nerveuses s'adressent à des lymphocytes, où des molécules d'endorphine discutent avec les cellules du cerveau, a révolutionné la théorie médicale. Et nous croyons que, s'il existe un seul argument déterminant en faveur d'une exploration complète,

1. Robert Ader et Nicholas Cohen, *in Psychosomatic Medicine*, 37, n° 4, juillet-août 1975.

urgente et même passionnée du phénomène de la guérison remarquable, c'est la découverte probable d'un nouveau métasystème psychophysiologique, le « système de guérison ».

Norman Cousins a écrit :

> J'ai cherché « système de guérison » dans l'index de différents ouvrages médicaux et je n'ai rien trouvé... J'ai consulté les programmes de différentes écoles de médecine et j'ai trouvé des cours d'anatomie, de physiologie, d'endocrinologie, de psychologie, d'immunologie, de physique, de biophysique et de chimie mais, là non plus, rien sur la façon dont l'organisme est équipé pour se remettre des anomalies et des maladies[1].

Le « système de guérison », tel que nous le concevons, possède trois fonctions : diagnostic, autoréparation et autorégénération. Il travaille généralement en deçà du seuil de la conscience. Malheur à la cellule qui devient cancéreuse dans un organisme fonctionnant normalement : elle va être identifiée, détruite et éliminée, à la suite de quoi *le corps va se remettre complètement à neuf.* Telle est l'homéostasie, le service de surveillance-entretien-réparation, responsable de la bonne santé du corps. C'est lui qui nous libère du souci de réparer coupures et contusions, d'humecter la surface de l'œil, de combattre les escadrons de bactéries qui nous agressent tous les jours sans que nous le sachions.

Mais quand l'atteinte, blessure ou maladie, est grave, une mobilisation générale devient nécessaire. Norman Cousins en parle comme de la « grande orchestration de tous les systèmes organiques permettant aux humains de

1. À propos du « système de guérison », voir Norman Cousins, *Head First : The Biology of Hope and the Healing Power of the Human Spirit*, New York, Penguin, 1989, et *Human Options : An Autobiographical Notebook*, New York, W. W. Norton, 1981.

relever tout défi important ». Étant donné que le système immunitaire et le système nerveux (y compris le cerveau, siège de nos pensées et émotions) échangent des informations, il est tentant de se demander jusqu'à quel degré de l'échelle du savoir conscient le « système de guérison » peut accéder. On a longtemps cru, par exemple, que les mécanismes de contrôle des fonctions inconscientes comme les battements du cœur ou la température étaient parfaitement autonomes. Mais le biofeedback et l'hypnose ont montré que ces fonctions habituellement inconscientes pouvaient être influencées intentionnellement dans des états modifiés de la conscience comme la méditation, la visualisation, la relaxation et la transe.

Nous en sommes arrivés à nous demander si, en cas de menace grave sur la santé, la psyché n'était pas convoquée dans la chambre des machines pour coordonner une intervention d'urgence. Cela expliquerait certains des phénomènes que nous avons observés au cours de notre enquête. Car il semble que seul l'axe corps-esprit-âme puisse expliquer comment des phénomènes aussi intangibles que la volonté de vivre parviennent à modifier de façon tangible le cours d'une maladie. On pourrait dire que le « système de guérison » n'intervient pleinement qu'en cas d'incapacité de la physiologie à repousser une menace, quand l'ensemble de nos ressources humaines doit être mobilisé pour combattre un adversaire capable de nous détruire.

Pour dresser la carte du « système de guérison », nous nous sommes inspirés de la formule de Buckminster Fuller, l'inventeur du dôme géodésique : « Si tu veux comprendre quoi que ce soit, pars de l'Univers. » Et plus nous élargissions notre angle de vue, plus le « système de guérison » nous semblait appartenir à l'univers des stimuli, qui englobe jusqu'à la vie humaine, plus il nous semblait que ses contours n'avaient d'autres limites que celles de notre individualité.

Il suffit de considérer les cas dont nous avons parlé au chapitre précédent pour mesurer la complexité du système impliqué dans les guérisons remarquables. Tous ces gens ont bénéficié de liens affectifs forts, et la plupart ont été soignés, avec ou sans effet. Mais Daniel y a ajouté la psychothérapie, l'hypnose et une sorte de renaissance spirituelle ; Rocky faisait des visualisations dix fois par jour ; Ian Gawler a associé yoga, acupuncture, méditation, régime alimentaire et même l'intervention de guérisseurs philippins ; Guo Ling a pratiqué le chi qong de façon intensive.

Leur histoire, comme pratiquement tous les récits de guérisons remarquables, désigne une constellation de facteurs susceptibles d'avoir joué un rôle dans leur rétablissement. Et nous ne sommes pas les seuls chercheurs à nous en être avisés. Dans un article du psychologue Charles Weinstock daté de 1977, on trouve une variété de cas qui illustrent bien le caractère protéiforme du « système de guérison ».

Cas :

1. Une tante à moi a été opérée pour un cancer du côlon il y a vingt ans. Comme il avait essaimé dans tous les organes de la cavité abdominale, on l'a refermée et renvoyée chez elle sans espoir de guérison. Mais cette femme de quarante ans (qui venait de perdre ses deux parents dont elle s'était beaucoup occupée) avait rencontré un homme juste avant de ressentir les premiers symptômes. Elle n'a jamais su qu'elle avait eu un cancer et s'est rapidement remise pendant les préparatifs de son mariage. Aujourd'hui, elle s'entend relativement bien avec son mari et se porte à merveille.

2. Le docteur Maurice Green suivit, en tant qu'interne, le traitement d'un médecin atteint d'un glioblastome multiforme. L'opération ne donna aucun résultat. Pourtant, au lieu d'augmenter, ses symptômes régressèrent. Et il put quitter l'hôpital complètement rétabli, affirmant seulement que son attitude face à la vie avait changé après son tête-à-tête avec la mort.

6. Un médecin sud-africain de quarante-cinq ans, censé succomber à un cancer du côlon généralisé, tenait fermement à son projet d'écrire un livre. Il se remit et vécut au moins dix ans...

9. Une femme de cinquante et un ans avait un cancer de la vessie. L'opération fut un échec. Par la suite, elle se convertit. Elle est en bonne santé depuis dix ans.

10. Une femme de cinquante-cinq ans ayant un cancer du côlon terminal n'avait plus, selon les médecins, que quinze jours à vivre. Elle était d'une maigreur squelettique. Un petit-fils lui naquit. Elle reprit du poids et vécut quatorze mois sans aucun symptôme, s'occupant beaucoup du bébé...

12. Une femme de cinquante-deux ans avait un cancer de l'utérus (provenant du col de l'utérus) qui s'était répandu dans l'intestin et paraissait mortel à très court terme. Mais le mari, qu'elle détestait profondément, mourut. Aujourd'hui, dix-huit mois plus tard, elle se porte comme un charme [1].

La complexité de notre « guérisseur interne » ne connaît pas de bornes et ne respecte aucune limitation. La liste des phénomènes qui peuvent faire partie intégrante de ce système s'est allongée depuis le début de ce livre — des mécanismes purement biologiques comme la cicatrisation des blessures, l'immunité, la génétique et les neurotransmetteurs jusqu'aux données moins tangibles que sont les émotions, les convictions, les rêves et les symboles, l'hypnose, la dissociation, les affects, des forces comme l'amour, la visualisation, l'art, le biofeedback, la nutrition et même l'éventuelle intervention d'une « énergie » inconnue. L'étude des guérisons remarquables nous amène inexorablement vers ce qu'on a pu appeler un « schéma de câblage ».

Mais ce schéma n'est pas encore très clair. Prenons par exemple le cas d'un patient imaginaire malade du cancer,

1. C. Weinstock, *in American Society of Psychosomatic, Dentistry and Medicine Journal*, 24, n° 4, 1977.

traité par les moyens conventionnels sans résultat ; il essaie ensuite une approche alternative ; il médite, visualise et prie ; il a des accès de fièvre inexpliqués ; il vit une catharsis émotionnelle ; il dispose d'un soutien affectif exceptionnel ; son attitude dénote un fort « esprit combatif » ; et il finit par guérir. Les explications ne vont pas tarder à affluer, aussi tranchées que contradictoires. Les cancérologues vont parler de l'effet inattendu et tardif de la chimio ou de la radiothérapie ; les généticiens, d'une prédestination due à un marqueur d'A.D.N. encore inconnu ; le phytothérapeute, de l'efficacité du trèfle rouge ou de la tisane de bourdaine. Les neuroendocrinologues penseront à des sécrétions d'endorphines ; les immunologistes, à une mobilisation du F.N.T. (facteur de nécrose de la tumeur). Les théoriciens des états mentaux vont désigner l'hypnose spontanée ou l'effet placebo ; les théologiens, une intervention spirituelle. Les psychanalystes et les spécialistes en sciences sociales invoqueront les effets salutaires du soutien affectif ; les épidémiologistes, les hasards de la statistique.

La guérison remarquable n'est encore qu'un continent où se côtoient différentes tribus possédant à peine un langage commun. Les descriptions contradictoires qui en sont faites rappellent l'histoire des aveugles et de l'éléphant, chacun prenant la patte, la trompe ou la queue pour la réalité objective de l'animal. Mais, à l'exemple des physiologistes étudiant des systèmes aujourd'hui bien connus, il nous faut déduire l'existence de ce nouveau système en constatant ses manifestations, réunir autant d'informations que possible à son sujet et imaginer ses mécanismes à partir des caractéristiques des guérisons inexpliquées. Bien que ce travail reste essentiellement spéculatif, nous nous inspirerons de cette affirmation d'Einstein : « Pour élaborer une théorie, il faut encore y appliquer l'invention libre de l'esprit humain qui s'attaque au cœur du problème. »

L'histoire de Peter Hettel est particulièrement riche en manifestations du « système de guérison » qui se trouvent étroitement liées, comme c'est souvent le cas, à l'ensemble de son vécu. Jusqu'à l'annonce de sa maladie, Peter a mené une vie assez chaotique. Selon le test AOD, il est dionysien, donc influençable, et il a effectivement subi l'influence de son entourage. Il s'est toujours senti tiraillé entre « le cerveau gauche et le cerveau droit, la logique et l'intuition, l'autorépression et la libération », comme il le dit lui-même. Fils de militaire, élevé avec sévérité, il a fréquenté un lycée privé, et son avenir était tout tracé : il devait faire une carrière dans l'armée. Mais il tomba amoureux d'une hippie et se trouva propulsé dans la mouvance psychédélique des années soixante. La rencontre lui avait donné des « éléments philosophiques » qui l'incitèrent à quitter le collège et à se laisser entraîner dans la grande vague de la contre-culture.

Mais il est à la fois déconcerté d'entendre ses nouveaux amis traiter les soldats d'« assassins d'enfants » et troublé d'avoir rejoint la *Love Generation* tandis que son père au même âge sautait d'un DC-3 pour libérer la France. Peu de temps après, Peter est appelé sous les drapeaux et retrouve le « mode de pensée du cerveau gauche ». Après son entraînement de base, il est affecté au service de l'espionnage militaire. Là, il s'agit de « s'infiltrer en pays étranger et de fouiner dans les archives locales ». Il se sent « progressivement écrasé par la froide machine verte ». Un jour, en permission, il se retrouve dans une communauté hippie de Virginie et en sort « complètement fichu comme soldat ». Il s'arrange pour quitter l'armée « à deux doigts de la cour martiale ».

Il retourne en Virginie, où il vit trois années idylliques avant d'être « repris par son cerveau gauche » et de fonder sa propre entreprise d'ordinateurs pour exploiter un nouveau système opératoire. Il passe un an et demi, nous dit-il, « dans un bureau fermé avec une cigarette dans une main et une tasse de mauvais café dans l'autre, l'œil rivé sur un tube cathodique douze heures par jour ». Épuisé par son travail et inconscient de l'être, il finit par aller voir un médecin pour un sinus bouché depuis plusieurs mois. L'auscultation prouve qu'il a des polypes, et la biopsie démontre qu'ils sont cancéreux.

La masse cancéreuse est réduite par un traitement au laser mais se remet bientôt à grossir. Le seul traitement possible paraît tellement épouvantable — ablation du sinus et de l'hypophyse, radiothérapie avec le risque de devenir aveugle — que Peter ne veut pas en entendre parler. Sa maladie, dit-il, lui a fait l'effet « d'un mot d'excuse pour le lycée. Je me suis dit : "Bon ! Le cancer va peut-être me tuer mais personne ne pourra me dire ce que je dois faire. Personne n'est de taille à discuter avec la fatalité. J'ai une excuse honorable pour me soustraire aux responsabilités que je me suis imposées. Alors, à partir de maintenant, je gare ma voiture où je veux, quand je veux, parce que si je ne fais pas passer mes désirs au premier plan, je risque d'y laisser ma peau." »

Ayant décidé qu'en dernier ressort il pourrait toujours se laisser ouvrir le crâne, il retrouve l'esprit aventureux de l'époque où, avec quelques dollars en poche, il partait en auto-stop vers des régions inconnues, « en suivant mon intuition ». Et c'est cette même intuition — sa vraie nature dionysienne — qui le guide à nouveau. Il adopte un régime alimentaire strict, avec jus de carottes à volonté. « Quand je vivais en communauté, je ne mangeais que des produits naturels. Il m'a paru logique de donner à mon corps une nourriture de bonne qualité sous sa forme la plus digeste. » Après beaucoup de recherches, il trouve une clinique de médecine naturelle qui lui convient, mais en Californie. Il décide d'y faire un séjour, tout en sachant que sa tumeur continue à grossir.

Mais, juste avant son départ, il reçoit une carte étrange. Une femme qu'il connaît à peine a appris qu'il était malade et lui prodigue des conseils bien intentionnés mais agaçants. « Elle s'était mis dans la tête que je devais aller en Caroline du Sud me faire soigner par quelqu'un qui allait m'"équilibrer le cerveau". Ça m'a semblé complètement absurde, j'ai tenté de lui expliquer que j'avais d'autres projets, mais elle n'a rien voulu savoir. » Un beau jour, « on frappe à ma porte et elle était là. Elle avait fait tout le trajet en voiture pour venir me chercher. » Ne pouvant lutter contre une telle obstination, Peter cède et part avec elle. Le lendemain, il rencontre une thérapeute, spécialiste de la « programmation neurolinguistique ». Elle le fait asseoir et lui demande simplement ce qu'elle peut faire pour lui. « Ça m'a tué. C'était la première fois que quelqu'un me demandait ce dont *je* pensais avoir besoin. » Et, à sa grande surprise, il se met à exprimer « des torrents d'émotion, un mélange d'autojustification — "j'ai toujours été un bon garçon" — et d'interrogations existentielles — "Pourquoi moi ?" ».

Patiente et douce, la thérapeute lui demande s'il s'aime. « Et j'ai entendu cette toute petite voix sortir de ma bouche et dire : "Non". » Peter s'effondre à nouveau. À la séance suivante, la thérapeute lui apprend différentes techniques de « réorientation neurologique » pour coordonner les deux côtés de son corps, des exercices oculaires destinés à « corriger » la supériorité d'un hémisphère cérébral sur l'autre. Et Peter, à quatre pattes devant la thérapeute qui observe ses mouvements oculaires, se trouve soudain projeté dans le passé.

« D'un seul coup, j'avais huit ans. On habitait à la campagne. Je m'étais levé très tôt, ce matin-là, avant tout le monde, et j'étais sorti. Le paysage était magique, un grand champ couvert de gouttes de rosée brillantes comme des diamants et un cerf qui broutait tranquillement, exhalant une buée épaisse à cause du froid. Avec cette image m'est revenue l'impression d'un monde neuf, riche d'infinies possibilités. Et j'y étais vraiment ! Je me sentais transformé, redevenu celui que j'étais mais que j'avais complètement oublié. Je me suis mis à rire sans pouvoir m'arrêter pendant que ma thérapeute éclatait en sanglots. J'ignore comment elle avait réussi à changer l'adulte désespéré que j'étais en petit garçon hilare. »

Sur ses conseils, il va se répéter : « Je m'aime totalement, quoi qu'il arrive ; je suis une partie indispensable de la création, valorisée, honorée, aimée. » Et c'est le début d'un incroyable voyage vers la santé. Il adopte un régime strictement végétarien, avale des vitamines par poignées, pratique le yoga et le zen avec un professeur qui habite juste au-dessus de la chambre qu'il a louée.

Il invente aussi sa propre imagerie : « J'imaginais mes leucocytes comme une troupe de petits lapins blancs dévorant joyeusement les carottes de mes cellules cancéreuses. Et plus ils mangeaient, plus leurs besoins sexuels augmentaient, plus ils se reproduisaient, plus ils étaient nombreux à vouloir grignoter mon cancer. » Jusqu'au jour où « je n'ai pas trouvé assez de carottes pour nourrir tous mes lapins. J'étais inquiet pour eux ». Une semaine plus tard, il commence à éprouver « une sensation de chaleur et de pression dans la tête. J'ai compris qu'il se passait quelque chose et j'ai eu peur que ce ne soit une nouvelle poussée de ma tumeur. » Pris de panique, il se rend à l'hôpital, mais, quand on lui répète que ses chances de survie sont infimes, même avec l'ensemble des traitements disponibles, il préfère s'en aller. « L'un des médecins m'a dit que c'était signer mon arrêt de mort, mais j'ai compris que je devais vivre, ou mourir, selon mes envies. »

Peu de temps après, Peter fait un rêve : « J'étais dans une grotte avec d'énormes stalactites roses pendant du plafond. Le sol, rose lui aussi, était souple et spongieux. Et puis il y a eu un tremblement de terre et j'ai dû courir pour ne pas être écrasé par les stalactites qui dégringolaient tout autour de moi. Finalement, j'ai réussi à sortir de cette caverne de chair. »

Quelques jours plus tard, il a une conversation téléphonique bouleversante avec son père. « Mon père était un militaire pur et dur et fier de l'être. Et voilà que pour la première fois je lui ai dit exactement ce que je ressentais. J'ai exprimé très ouvertement la colère qu'il m'inspirait. Il m'a raccroché au nez. Je n'ai plus jamais parlé avec lui parce qu'il est mort deux mois plus tard. »

Une semaine après cette mise au point, Peter est en train de faire du yoga quand brusquement son nez se met « à pisser le sang ». « Je me suis précipité vers la salle de bains, hoquetant et reniflant sans réussir à arrêter l'hémorragie et puis j'ai commencé à cracher dans le lavabo des trucs qui ressemblaient à des morceaux de gomme rose. » Explorant son palais du bout de la langue, il constate qu'au lieu du renflement habituel il y a un grand trou. « Alors j'ai commencé à cracher avec une ferveur religieuse, à cracher toute ma tumeur !

« Je suis retourné voir le même médecin, qui n'en revenait pas. Il m'a passé un endoscope dans les sinus et il a dit : "Merde, y a plus rien." Il avait bien vu mes tumeurs à l'échographie et il les avait touchées. » L'oto-rhino qui s'est occupé de Peter, Patrick Browder, nous a confirmé son histoire.

« C'était comme si son organisme avait éliminé un corps étranger, comme un rejet de greffe. Je ne peux donner aucune explication, sinon qu'il semble avoir radicalement changé ses habitudes et adopté une attitude responsable au lieu de démissionner. Il s'est mis à faire ce qu'il désirait profondément faire. »

L'histoire de Peter contient plusieurs éléments familiers dans la liste des facteurs qui mériteraient le nom de « modificateur de réponse biologique », au même titre que le F.N.T. (facteur de nécrose de la tumeur). Mais combien de ces facteurs doivent-ils converger pour qu'on puisse établir une corrélation signifiante avec la guérison ?

Dans le cas de Peter, ils sont assez nombreux : exercice physique pour réconcilier corps et esprit (yoga) ; visualisations personnalisées (lapins-carottes) ; relations chaleureuses avec une thérapeute sincère et un médecin sympathique ; soutien social ; catharsis émotionnelle (crises de larmes, dispute avec le père) ; changement de vie (« personne ne va me dire quoi faire », « faire passer mes désirs au premier plan ») ; régime alimentaire sain ; expériences fortes (souvenir d'une joie d'enfant) ; diagnostic alternatif impliquant une thérapie alternative (équilibrage des hémisphères gauche et droit) ; convictions revendiquées (je suis une partie indispensable de la création) ; réaffirmation d'une partie authentique de soi-même (le « mode intuitif » de sa jeunesse).

L'ensemble de tous ces facteurs forme d'ailleurs un bel exemple de congruence, d'harmonisation entre le moi intérieur et les circonstances extérieures. On comprend que, quand son médecin lui a parlé de « rémission spontanée », Peter ait réagi violemment : « Des clous, oui ! Je me suis cassé le cul pour y arriver. »

Le concept de « système de guérison » est une fenêtre, mieux, une lentille spéciale à travers laquelle considérer la guérison remarquable pour y chercher une explication. Mais, si nous nous efforçons de présenter une narration cohérente, chaque histoire peut être racontée et interprétée de plusieurs façons. Au chapitre 3, par exemple, nous avons parlé d'un homme décrit par ses médecins comme « le premier cas de régression complète d'un carcinome bronchique qui soit mentionné dans les textes ». Son chirurgien, quand nous l'avons contacté, n'avait pas d'explication à nous proposer — « c'est un type tout à fait ordinaire, il n'a rien de spécial ». Considéré comme perdu, l'homme avait été renvoyé chez lui mais il s'était remis. Ses médecins, déconcertés, avaient tout de même consigné quelques détails.

> Une fois rentré chez lui, le patient, qui était parfaitement au courant de son état et de son pronostic, a entendu dire que les malades du cancer mouraient souvent de faim. Il a tiré de cette information une attitude positive et il s'est littéralement gavé de nourriture chaque fois qu'il le pouvait. Il a travaillé bénévolement dans une ferme pour être au grand air. Au cours des deux ou trois mois suivants, il a progressivement repris du poids, a retrouvé de la vigueur, et il s'est senti mieux[1].

D'après son dossier médical, cet homme a aussi eu des poussées de fièvre à 40 degrés pendant quelques semaines. L'enquête aurait pu s'arrêter là et sa guérison être attribuée à ce dernier événement. (Une étude a montré que, sur deux cent vingt-quatre cas de régression spontanée, soixante-deux avaient été précédés de fièvres et d'infections[2].)

Mais il nous a semblé que l'intéressé, un certain Joe Mayerle, fils de fermier et baptiste pratiquant, aujourd'hui âgé de soixante-treize ans, avait son mot à dire. Il nous a fallu plusieurs mois pour le retrouver mais nous y sommes parvenus, et il nous a raconté son histoire.

Joe Mayerle a passé sa jeunesse dans une ferme à travailler dans les champs de coton jusqu'à la fin de la Grande Dépression, où, profitant d'un programme national, il part travailler dans la forêt. Là, il apprend à jouer du clairon tout seul et à danser le *jitterburg* sur le plateau du camion qui le transporte chaque matin. Il ne tarde pas à devenir un habitué de « ce vieux café de Dodson où les mecs mettaient des pièces dans le juke-box pour nous voir danser, nous, les gosses ».

1. J. Bell, J. E. Jesseph et R. S. Leighton, *in Journal of Thoracic and Cardiovascular Surgery*, 48, n° 6, décembre 1964.
2. Hugh E. Stephenson Jr. *et al.*, *in Surgery, Gynecology and Obstetrics*, 133, octobre 1971.

En 1942, Joe s'engage dans la marine et sert sur un porte-avions dans les eaux tumultueuses du Pacifique. Il profite de ses tours de garde pour jouer les airs à la mode sur son clairon, mais, un jour, l'un de ses copains est littéralement coupé en deux par l'aile d'un avion qui ne s'est pas arrêté à temps. C'est alors la sonnerie aux morts que doit jouer Joe, à travers ses larmes et dans les embruns. Bon soldat, Joe termine la guerre sans une égratignure.

Démobilisé, il multiplie les petits boulots : serveur de bar, routier, conducteur d'engins, et s'installe dans l'État de Washington avec sa première femme. Mais le couple se sépare ; Joe rencontre Betty dans un dancing où elle travaille. À l'époque, les juke-box automatiques n'existent pas, et Betty, invisible, prend la commande et pose le disque demandé sur la platine. Joe flirte avec elle à travers le micro avant d'aller, une grande assiette pleine de sandwiches à la main, la débusquer dans l'arrière-salle. Entre eux, c'est le coup de foudre.

Joe et Betty ne sont mariés que depuis deux ans, quand, en février 1959, ce qu'il croit n'être qu'un « mauvais rhume » se révèle être un cancer. C'est Betty qui apprend la nouvelle par téléphone : « Votre mari n'a plus que trois semaines à vivre », l'informe le médecin, sur le ton de la conversation.

Quand sa femme, les larmes aux yeux, lui rapporte le verdict médical, « j'ai vu rouge, raconte Joe. Je suis allé trouver ce toubib pour lui dire ma façon de penser : "Je vais vivre, mon vieux, ne serait-ce que pour pouvoir pisser sur votre tombe !" ». Il fanfaronne, mais dans le fond il crève de peur, bien plus qu'à l'époque où les avions survolaient le pont en rase-mottes, bien plus que quand son bâtiment roulait et tanguait dans la tempête.

Quand il entre à l'hôpital, il a déjà perdu vingt kilos, mais il se force à rester optimiste. Le mois précédent, Betty lui a appris qu'elle attendait un enfant. Joe, qui a adopté les deux petites filles de Betty, se réjouit à l'idée de tenir un nouveau bébé dans ses bras, peut-être même un garçon, et de le voir grandir. « Et s'ils s'étaient trompés, se dit-il, une opération pourrait me faire gagner du temps. »

Mais Joe est soudain pris de violents frissons. Sa température dépasse 40 degrés. « Les infirmières m'ont mis complètement à poil et m'ont recouvert de petites poches de glace, des pieds à la tête. Au début, c'était plutôt rigolo mais j'ai vite été glacé jusqu'à la moelle des os. » Claquant des dents, il promet aux infirmières de leur payer « le plus gros steak de Seattle » si elles arrêtent, mais elles continuent. L'aumônier de l'hôpital passe toute la nuit à prier avec lui. Personne ne peut imaginer qu'il vivra jusqu'au matin, mais, quand Betty arrive à six heures, il est « assis sur le bord du lit, une cigarette au bec, dit-il en s'esclaffant. Betty a failli avoir une attaque ! ».

Les médecins s'interrogent brièvement sur les causes de cette fièvre et de cette amélioration puis décident qu'il est assez fort pour supporter la chirurgie exploratoire. Ils découvrent alors que son poumon est trop abîmé pour être sauvé et se contentent d'en prélever un morceau pour une biopsie. On peut lire dans le compte rendu de l'opération : « Une thoracotomie latérale gauche pratiquée sur ce patient de trente-sept ans, blanc, a révélé une tumeur du lobe supérieur *présentant une surface viscérale et une surface pleurale*... L'ablation n'est pas envisageable. Un prélèvement a permis de conclure qu'il s'agit d'un néoplasme malin, probablement un *carcinome squameux peu différencié*[1]. »

Joe ne se sent pas bien : il sait qu'il va mourir. Mais soudain quelque chose en lui se raccroche à la vie. Il invente une prière, toute simple : « Je demandais seulement de vivre jusqu'à la naissance de mon bébé. »

1. J. W. Bell, *in American Journey of Surgery*, 120, décembre 1970, 804.

Pendant les quinze jours suivants, on fait à Joe quelques séances de rayons à faible dose pour atténuer sa souffrance. La souffrance disparaît, mais le cancer est toujours là. « Aucune réponse positive, est-il écrit dans son dossier, comme en témoigne une série de clichés radio. » Joe rentre chez lui, obsédé par une seule idée : comment rester en vie jusqu'à l'accouchement de sa femme, et il continue à avoir des accès de fièvre. Mais, le jour où il lit que John Foster Dulles n'est pas mort des métastases de son cancer mais de faim, il décide de se forcer à manger. Il se met aussi à travailler « au grand air », même si c'est pour aider son cousin à nettoyer sa décharge.

Joe retourne à l'hôpital six mois plus tard. Il se souvient : « Le toubib est devenu aussi blanc que sa blouse. Il a fait venir tous les médecins et infirmières ; il m'a accompagné lui-même à la radio en me faisant passer devant tout le monde. Quand le cliché a été développé, il a sorti mon ancienne radio — où l'on aurait dit que j'avais reçu une décharge de chevrotines —, l'a posée à côté de la nouvelle, toute belle, et a ouvert de grands yeux. » Les médecins voulaient le garder, mais Betty était sur le point d'accoucher. Elle donna naissance à leur fils un vendredi. Le lundi suivant, il était convoqué à l'hôpital, où deux cents médecins l'attendaient pour entendre raconter son histoire. Son médecin exposa les faits et Joe dit ce qu'il avait à dire ; l'assemblée en resta médusée.

« Vous continuez à fumer ? finit par demander l'un des médecins après un long silence.

— Oui. Vous voulez une cigarette ? » répondit Joe sans se démonter.

Pendant les années qui suivirent, le docteur Bell continua à se poser des questions, à refaire examens et analyses, à lui prélever des cellules pour les étudier. Dans un article publié plus tard, il écrit : « Il apparaît que chez notre patient, qui a continué à fumer pendant les dix ans qui ont suivi la disparition de sa tumeur, le risque de rechute était grand ; le fait qu'il ne s'en soit pas produit suppose une forte immunité acquise[1]. » Observant que l'expérimentation animale révèle que « l'immunité acquise à la suite d'une régression spontanée ou induite est plus efficace que celle qui apparaît après ablation chirurgicale », le docteur Bell va même jusqu'à mettre en culture des lymphocytes de Joe avec ceux d'un autre malade cancéreux du poumon pour voir ce qui se produira. Et il constate avec surprise que, là où les globules blancs d'un autre auraient eu autant d'effet qu'un cautère sur une jambe de bois, ceux de Joe réussissent à réduire de moitié la colonie de cellules cancéreuses en formation.

La pièce maîtresse de l'article publié par Bell dans l'*American Journal of Surgery* est constituée par quatre radios : la première, faite en octobre 1956, est claire comme un ciel d'été ; en mars 1959, le poumon droit est assombri par un nuage, le cancer ; en octobre, le mauvais temps s'éloigne, et, en avril 1964, l'image a repris sa clarté première. En animant la série de clichés, on donnerait l'impression que Joe a inhalé par accident un nuage de petites tumeurs qu'il a ensuite éliminées dans un magistral éternuement. Et sur le dernier document, si les yeux de Joe ont été barrés pour préserver son anonymat, son sourire est un sourire de triomphe.

Mais il existe encore une version de l'histoire de Joe qui mérite d'être citée, un article paru dans le *Saturday Evening Post*[2]. Bien que Joe soit une personnalité de type apollinien, pragmatique, direct et assez « nature », le journaliste lui prête des déclarations pour le moins ampoulées. (Au moment où il apprend qu'il a le cancer, il lui fait dire : « Tout mon être était tendu vers l'espoir d'un démenti, d'un mot de réconfort. ») Mais, le style mis

1. J. W. Bell, *op. cit.*, 805.
2. R. Bolotin, *in Saturday Evening Post*, mai 1974.

à part, l'article reprend assez fidèlement le récit que nous a fait Joe, sans apporter beaucoup d'informations sur le mystère de sa guérison.

Joe aurait donc dit : « Mes interlocuteurs semblent tous avides de détails sur ma méthode. Ils sont suspendus à mes lèvres comme s'il allait en sortir une vérité révélée, quelque chose d'apparemment banal qui contienne... la clé capable d'ouvrir la porte conduisant à la santé retrouvée. Mais, si je possède cette clé, je l'ignore. » Joe précise ensuite qu'il ne s'est jamais privé de son plat favori, les macaronis au gratin. Le reste de son régime anticancer est constitué de raviolis en boîte, de pizzas surgelées et de rondelles d'oignon cru, l'oignon étant, selon ce qu'on lui a dit, « germicide pour le transit intestinal ».

En reprenant les différents éléments d'information fournis par Joe, nous pouvons établir une liste des stimuli susceptibles d'avoir agi sur son « système de guérison » : l'amour d'un père pour un fils très attendu ; des poussées de fièvre inexpliquées ; un soutien social et religieux (prières collectives dans la paroisse de sa mère) ; le travail au grand air (même si ce travail consistait à conduire une chenillette pour déplacer une montagne de détritus) ; un régime alimentaire uniquement composé de produits qu'il aimait, le tout assaisonné d'humour, de joie de vivre et de l'entrain naturel de « Joe sans façon, l'as des claquettes et du clairon ».

Mais Joe se rappelle aussi les longues heures où, après son opération, il se répétait : *Je vais mourir, je vais mourir*, et le traitement de choc qui l'avait tétanisé de froid. À ce propos, l'article mentionne (citant Joe) : « Je me suis senti transformé. Mon esprit ne restait plus fixé sur la mort, au contraire, toutes mes pensées étaient tournées vers un seul objectif : tirer le meilleur parti possible du temps qu'il me restait à vivre. » Et ce qui suit mérite d'être cité in extenso.

Ce fut une période de découvertes, d'étonnements provoqués par les choses les plus simples de la vie. La moindre activité recelait un sens incroyablement profond. Dans l'état d'hyperconscience où j'étais, l'acte le plus banal, comme gratter une piqûre de moustique, me frappait par sa douloureuse beauté intrinsèque, la beauté de sentir, d'être, de vivre. Le murmure de l'eau, le froissement d'un papier, un bruit de pas trouvaient un écho dans la substance même de mon âme... Le soleil et l'ombre, les arbres, les gens, les chiens — tout ce que je voyais et sentais me touchait avec tant de douceur que j'en avais les larmes aux yeux. »

Dans un style revu et corrigé pour les besoins de la presse populaire, Joe décrit la découverte d'un monde momentanément transfiguré, comme l'ont fait un certain nombre de nos interlocuteurs. Cette expérience s'explique peut-être par le choc opératoire ou l'effet des antalgiques, mais les moments de dissociation, quand la souffrance et la mort paraissent inévitables, sont connus pour provoquer un état semblable à la transe. Le docteur Spiegel confirme : « Les phénomènes hypnotiques comme la dissociation sont liés au trauma. » Il estime que, pour être correctement identifié, le concept de trauma doit être élargi : « Le trauma peut être compris comme la sensation d'être réduit à l'état d'objet ; d'être victime de la violence, de la rage d'autrui ou de l'indifférence de la nature ; ou comme la conscience de ses propres limitations, tant physiques que psychiques... Il semble aussi que les événements susceptibles de provoquer pareille dissociation soient ceux où la volition du patient est physiquement annihilée... Cette impuissance de la volonté peut être considérée comme un lien entre hypnose, dissociation et trauma[1]. »

Une étude réalisée avec un groupe de cancéreux venant d'apprendre la réapparition de leur mal mentionne de nombreuses manifestations de « désordres

1. D. Spiegel, *in American Journal of Psychiatry*, 145, n° 3, mars 1988.

post-traumatiques ». « Cette découverte est intéressante, commente un des auteurs de ce travail, en ce qu'elle nous fonde à considérer les événements de la vie des patients cancéreux comme analogues à des traumas physiques[1]. » Les chercheurs Everson et Cole observent que certaines rémissions spontanées semblent déclenchées par un simple « traumatisme opératoire »[2], supposé stimuler les hormones du système immunitaire. Un diagnostic fatal peut certainement avoir des effets similaires.

Le docteur Charles Tart, auteur d'un ouvrage de référence intitulé *Altered States of Consciousness*, écrit : « Quand un médecin vous dit : "On ne peut rien faire pour vous", c'est un stimulus psychique incroyablement puissant. Tout votre système de références, toutes vos habitudes intellectuelles et sensibles sont soudain vidés de leur sens. C'est assurément suffisant pour provoquer un état modifié de conscience. »

Les chercheurs sont nombreux à penser que ces états altérés seraient provoqués par les endorphines — aussi appelées opiacés naturels — qui peuvent être libérées en grande quantité par le cerveau à l'occasion d'un choc. Il est intéressant pour nos spéculations sur la synergie naturelle du système de guérison de savoir que ces substances provoquent non seulement euphorie et analgésie mais aussi, selon certains chercheurs, un renforcement du système immunitaire[3]. Cela nous a amenés à nous demander si les expériences particulières rapportées par certains de nos sujets pouvaient constituer non seulement les effets secondaires de processus pathologiques ou une réaction contre la douleur, mais aussi une composante active du système de guérison lui-même.

1. D. Spiegel, *in Current Opinion in Psychiatry*, 4, 1991.
2. William F. Sindelar et Alfred S. Ketcham, *in National Cancer Institute Monograph*, n° 44, novembre 1976.
3. J. Achtenberg, *Imagery in Healing : Shamanism and Modern Medicine*, Shmbhala Publications, Boston, 1985.

Selon certains chercheurs, les substances chimiques sécrétées par le cerveau en situation de stress favorisent les formes de perception symboliques, « unitaires ». Le neuro-ophtalmologiste August Reader a montré que, quand l'apport d'oxygène au cerveau est notoirement insuffisant, celui-ci produit un supplément d'hormones qui peut provoquer un déferlement d'images où se déroule le film de sa vie, souvent associé aux expériences de proximité de la mort. Ce phénomène permet à la personne de comprendre clairement les liaisons entre les différents événements de son existence, d'en voir le dessein intrinsèque. Reader estime qu'il pourrait s'agir d'une réaction de défense où le cerveau passerait en revue tous les événements vécus pour y trouver une stratégie de survie [1].

Cette curieuse hypothèse — le cerveau ne produirait pas seulement des substances chimiques mais aussi des *expériences* pour élaborer une stratégie de survie — a été étudiée par d'autres chercheurs. Raymond Prince cite le récit de l'explorateur Livingstone, qui fut déchiqueté par un lion : « Le choc [...] provoqua une sorte d'hébétude, un état où je ne ressentais ni douleur ni terreur tout en restant parfaitement conscient de ce qui m'arrivait. Cela m'a rappelé ce que certains patients racontent avoir vécu sous l'influence partielle du chloroforme : la capacité de voir et de suivre l'opération sans sentir le scalpel [2]. »

Prince note que cette même « analgésie-euphorie » se retrouve dans les rituels de guérison chamaniques qui comprennent parfois des « menaces psychiques » ayant « le pouvoir de générer un mécanisme de défense par la libération d'endorphines ». Et il suppose que les mêmes « simulations menaçantes » peuvent être créées par l'organisme sous la forme de « cauchemars, délires et psychoses ».

1. J. Achtenberg, *in ReVision*, 16, n° 4, printemps 1994.
2. R. Prince, *in Ethos*, 10, n° 4, hiver 1982.

Il peut paraître étrange, poursuit-il, que le corps génère des images terrifiantes à un moment où la guérison paraît nécessaire. La clé de ce paradoxe, selon lui, serait dans l'éventuel pouvoir guérisseur des endorphines. Ces expériences psychiques seraient alors une « mesure positive » prise par l'esprit et le corps pour produire des « hormones protectrices ». Bien que l'explication paraisse aussi complexe que le « système de guérison » lui-même, elle prend toute sa valeur à la lumière des récits faits par certains de nos interlocuteurs. Joe Mayerle et Peter Hettel, par exemple, ont ressenti une peur panique de mourir juste avant d'être tirés vers la vie ; Garrett Porter et Wally Shore visualisaient des scènes de bataille spectaculaires avec leur maladie. Quant aux hallucinations de Geertje Brakel, qui affrontait des hordes de démons dans son lit d'hôpital, ce n'était pas seulement le reflet de sa lutte contre le cancer, mais un mécanisme généré par le « système de guérison » pour catalyser un supplément d'activité immunologique.

Les effets catalytiques du trauma ont été étudiés par des spécialistes des désordres post-traumatiques. Le psychologue Eugene Peniston, par exemple, a montré que des anciens combattants du Vietnam présentant ces désordres et mis en état de relaxation avaient tendance à revivre les moments les plus horribles de leur guerre. Il a montré aussi que pendant ces séances leur niveau d'endorphines était altéré. Peniston rapporte enfin qu'à la suite de ces expériences bon nombre de ses patients paraissaient transformés. Il écrit que deux ans plus tard ces hommes « disent être redevenus ce qu'ils étaient avant la guerre[1] ». Un autre spécialiste des désordres post-traumatiques, le docteur Bessel Van der Kolk, a aussi montré que le fait de revivre en imagination des

1. Conversation privée, en 1993, et E. Peniston et P. Kulkovsky, *in Medical Psychotherapy*, 4, 1991.

incidents d'une grande puissance émotionnelle activait le système nerveux autonome et lui faisait produire des *neuro-hormones*. Il écrit : « À la projection du film *Platoon,* un vétéran du Vietnam souffrant de désordres post-traumatiques va sécréter une dose massive d'opiacés endogènes, l'équivalent d'une injection de 10 milligrammes de morphine[1]. »

Il est vrai que certains chercheurs ont suggéré une corrélation entre détresse émotionnelle et sécrétion d'une hormone favorisant le développement du cancer. Mais les abréactions d'expériences traumatiques ont aussi été associées à la guérison remarquable, comme dans cet exemple fameux rapporté par le psychologue Lawrence LeShan[2] :

> Un homme de trente-deux ans atteint d'un cancer *généralisé* avait vécu une expérience particulièrement traumatisante quand, adolescent, il avait vu son père s'apprêter à tuer le seul adulte qui lui ait jamais manifesté de l'intérêt et de l'affection. Le meurtre fut commis et, pendant longtemps, le jeune homme vécut dans la terreur de devoir témoigner à l'un des nombreux procès faits à son père...
>
> En cours de psychothérapie, des rêves récurrents et des associations signalèrent une tension croissante liée à la culpabilité de ce père criminel. Parallèlement, il commença à se plaindre d'une douleur à la gorge et de difficultés à déglutir. Un examen médical révéla un néoplasme se développant rapidement sur l'amygdale et la zone glosso-épiglotique. Rendez-vous fut pris pour l'exciser chirurgicalement afin que le patient puisse continuer à manger.
>
> Au cours d'une séance, à la veille de son opération, il se rappela toute la scène du crime et revécut toutes les émotions qui y étaient associées. Il décrivit chaque détail du

1. Film vidéo, *Trauma and Memory II, The Intrusive Past,* Cavalcade Production Inc., 1993.
2. L. LeShan, *Vous pouvez lutter pour votre vie,* coll. « Réponses », R. Laffont, 1982.

> meurtre en pleurant et en tremblant. Quatre heures plus tard, il dit à son psychothérapeute qu'il venait de terminer son premier repas de toute la semaine sans souffrir de la gorge. Vingt-quatre heures plus tard, la tumeur avait nettement diminué. Quarante-huit heures plus tard, elle était encore plus petite, et elle disparut en quatre jours. L'intervention chirurgicale fut annulée[1].

Si le fait de revivre un trauma peut libérer une dose massive d'opiacés endogènes chez des personnes souffrant de désordres post-traumatiques, ces mêmes endorphines pourraient-elles déclencher une cascade d'effets liés à la régression d'une maladie ? Candace Pert, codécouvreur des endorphines, pense que l'idée mérite qu'on s'y arrête. « On a souvent constaté que la catharsis émotionnelle pouvait accompagner la guérison, nous dit-elle. Les cellules immunitaires reçoivent et dégagent ces mêmes substances chimiques auxquelles nous attribuons nos différentes humeurs. Ces découvertes doivent nous inciter à nous demander comment les émotions sont diffusées dans différentes parties du corps. Peut-être la catharsis, qui veut dire littéralement "purification", peut-elle susciter un brusque changement positif dans l'organisation des systèmes immunitaire, endocrinien et nerveux. »

Il est possible aussi, ajoute-t-elle, que certains « blocages émotionnels » créent une « mésinformation » qui empêche le système immunitaire de fonctionner normalement. « Le problème consiste alors à restaurer le signal pour informer le système immunitaire de ce qu'il ignorait. »

L'une des fonctions du « système guérisseur », à notre avis, est d'amplifier ces messages qui restaurent la santé. On sait que certaines cellules signalent biochimiquement

1. L. LeShan et M. Gassman, *in American Journal of Psychotherapy*, 12, 1958.

à différents éléments du système immunitaire la nécessité de se mobiliser contre un envahisseur pathogène. Il s'agit en fait d'« appels au secours », et il paraît logique qu'ils soient entendus à d'autres niveaux du « système de guérison » affectés par les neuro-peptides, peut-être sous la forme d'émotions, de pensées et d'images mentales.

Einstein a dit un jour que la question fondamentale de la science devrait être : « L'Univers est-il amical ? » On peut répondre aujourd'hui qu'il existe au moins un univers amical, celui de notre « système de guérison » puisqu'il est entièrement tourné vers un seul but : le ralliement de toutes les fonctions psychophysiospirituelles au service de la guérison. Quand le corps ne peut plus se battre tout seul, on peut supposer qu'il envoie des neuro-peptides pour réclamer l'assistance de l'esprit. Si tel est le cas, la question des « faux espoirs » donnés à un malade quand on l'encourage à mobiliser volontairement ses ressources physiques, psychiques et spirituelles n'a plus de sens puisque c'est exactement ce que fait déjà notre « guérisseur » interne.

C'est aussi ce qu'a voulu faire le docteur Spiegel, avec un objectif plus modeste, quand il a entrepris d'étudier les effets d'une « intervention psychologique » sur l'état d'esprit et la résistance à la douleur de quatre-vingt-six patientes ayant un cancer du sein métastasé[1]. Spiegel, spécialiste de l'hypnose et des désordres dissociatifs, a réparti les femmes en deux groupes, l'un de contrôle, l'autre d'intervention. Les femmes du groupe d'intervention travaillèrent à développer d'une part des relations affectives entre elles, d'autre part, un meilleur soutien de leurs familles. Elles apprirent aussi à maîtriser la douleur par des techniques d'autohypnose.

« Le but de cette première expérience était d'aider ces femmes à se sentir mieux, dit Spiegel dans un rapport

1. D. Spiegel *et al., in The Lancet,* 14 octobre 1989.

publié en 1989 par la revue *Science*. Il s'agissait de tirer le meilleur parti du temps X qui leur restait à vivre[1]. »

Et il obtient des résultats signifiants : l'intensité de la douleur, sinon son incidence, diminue, et le vécu de la maladie s'améliore. Satisfaits de l'expérience, Spiegel et ses collègues publient leurs résultats et cessent d'y penser. Mais, à mesure que les années passent, la rage de Spiegel augmente contre « le battage entrepris par les médias pour persuader le public qu'avec un peu de bonne volonté on peut se débarrasser du cancer[2] ». Il se souvient d'une patiente qui a quitté le groupe, abandonné son traitement conventionnel pour faire de la visualisation et qui est morte en un an ; ainsi que d'une autre qui lui demandait plaintivement si elle devait se « transformer en moine tibétain » pour gérer correctement sa maladie. « Affirmer que l'esprit peut vaincre le cancer me paraissait à la fois ridicule et dangereux », dit-il.

Le docteur Spiegel décide donc de réexaminer les conclusions de son étude, certain d'y trouver « le contre-exemple parfait ». Ses premières analyses le confirment dans cette idée : sur les quatre-vingt-six femmes, quatre-vingt-trois sont mortes de leur cancer.

Mais, en y regardant de plus près, Spiegel constate que toutes les femmes du groupe de contrôle sont mortes dans les quatre ans tandis qu'un bon tiers du groupe d'intervention vivait encore au même moment. Spiegel attendit plusieurs années avant de publier ces résultats inattendus, soumettant chacune des données à toutes sortes d'analyses. Mais il fut bien obligé d'admettre que les femmes formées par lui avaient vécu 36,6 mois en moyenne, contre 18,9 mois (presque la moitié) pour les femmes du groupe de contrôle.

1. D. Goleman, *in New York Times*, 23 novembre 1989.
2. D. Spiegel, *in Advances*, 7, n° 3, été 1991.

Spiegel dégagea même une notion de « dosage » : plus les femmes avaient suivi de séances avec lui, plus elles avaient vécu longtemps. Mais comment expliquer ce phénomène ? Spiegel l'attribue au soutien affectif. Il pense aussi que les conversations du groupe ayant souvent tourné autour de la mort et de la peur de mourir, « le fait de se confronter à son état de mortel et de faire des choix rationnels quant à sa façon de vivre » avait eu un effet « revigorant ».

Certaines observations de Spiegel, qu'il n'a pas mentionnées dans sa liste des facteurs de guérison possibles, nous paraissent intéressantes pour notre hypothèse ; l'opportunité qu'ont eue les femmes, par exemple, d'exprimer des émotions parfois intenses — compassion envers soi-même et les autres, colère contre le cancer et la façon dont on traite parfois les malades, amour pour leur famille et leurs enfants. Le fait qu'elles se soient aussi mutuellement encouragées à réaliser leurs rêves : celle qui avait toujours voulu être poète écrivit et publia deux plaquettes de poèmes avant de mourir ; celle qui racontait comment son cancérologue la traitait — l'écoutant à peine et la renvoyant d'un geste quand elle s'était mise à pleurer — fut incitée par le groupe à se rebeller ; celle qui était mal mariée décida de quitter son mari et de se consacrer à ses enfants.

En 1991, deux des participantes au groupe actif étaient encore en vie et deux autres venaient de mourir. Spiegel, qui interrogea l'une des survivantes et la famille des trois autres, nous dit que toutes manifestaient une « détermination tranquille — pas un optimisme aveugle, pas la volonté de rouler à tout prix leur rocher en haut de la montagne pour le voir retomber et les écraser. Elles étaient simplement décidées à faire de leur mieux ».

Toutes les quatre étaient fortement soutenues par au moins une personne très proche. Toutes les quatre pensaient avoir une relation personnelle avec Dieu, tout en rejetant dogmatisme et intolérance. Toutes les quatre venaient de familles nombreuses, avaient eu une enfance malheureuse et des antécédents cancéreux dans la famille. Toutes les quatre estimaient avoir une bonne relation avec leur médecin, bien que, écrit Spiegel :

> Il est intéressant de noter qu'elles ne se sont pas soumises avec docilité aux soins médicaux. Deux ont refusé la mastectomie, chose rare au début des années soixante-dix. Deux ont refusé la chimiothérapie, et la troisième a interrompu la sienne. Elles ont donc eu en moyenne des traitements moins intensifs que celles qui ont succombé plus rapidement [1].

David Spiegel essaie de trouver un juste milieu entre le « Scylla... du matérialisme primaire pour lequel les gens ne sont rien d'autre que le produit de processus physiques » et le « Charybde... du spiritualisme désincarné, l'idée que si l'on règle un problème au niveau psychique il est réglé au niveau physique ». Toutefois, il ne compte pas au nombre des facteurs de longévité possibles un fait qui nous semble particulièrement significatif : il a enseigné à ses patientes une combinaison d'« imagerie autohypnotique et de relaxation » qui les aidait à se concentrer sur des métaphores comme « flotter », « chaleur », « avoir des fourmis » — sensations qui sont apparues tout au long de notre étude en relation avec l'activité du « système de guérison » et qui s'inscrivent dans les pratiques des guérisseurs du monde entier.

Dernièrement, nous avons assisté à une démonstration de chi qong faite par un maître chinois. Frustré de ne pouvoir s'exprimer parfaitement dans notre langue — comment expliquer ce que « respirer dans le ventre » veut dire ? —, maître Ho finit par ouvrir sa chemise sur

1. D. Spiegel, article présenté lors de la réunion annuelle de l'American Psychological Association, San Francisco, 1991.

son torse. « Voici la respiration des poumons », annonça-t-il tandis que sa poitrine se gonflait et que son estomac restait plat. « La respiration du milieu », et son ventre s'arrondit jusqu'à ressembler à un bol de bronze renversé. « Et voici le *tan t'ien.* » Il montra un point situé trois doigts sous le nombril où les Orientaux situent notre centre énergétique, l'endroit où se rassemble l'énergie de l'Univers qui pénètre en nous par la respiration.

Maître Ho — qui, au dire de son assistant, a réussi à augmenter les défenses immunitaires de séropositifs et de cancéreux sans métastases — avait commencé sa séance comme un hypnotiseur. « La paume de vos mains devient chaude, avait-il dit d'une voix douce et lente. Imaginez que vous êtes entre ciel et terre comme un géant. Vous prenez l'énergie yin-yang, les pieds sur la terre, la tête dans les cieux. » Le but de cette visualisation, nous dit-il plus tard, « n'est pas la superstition. Mais, quand vous imaginez cela, vous ne pensez à rien d'autre, ni famille ni problèmes de travail ».

De même que les hypnotiseurs demandent souvent à leurs patients d'imaginer que leur bras devient léger et s'élève comme un ballon, maître Ho dit : « Servez-vous de l'épaule pour lever le bras, le bras vous paraîtra plus léger », tandis que son bras s'élève lentement à l'horizontale. Puis il décrit des sensations que son public peut ressentir : « Votre visage va vous brûler, peut-être, ou votre poitrine. Votre main est lourde, gonflée, vous sentez des fourmis dans la main et peut-être comme de l'électricité. Quand vous emmagasinez de l'énergie, c'est d'abord chaud, ensuite lourd, ensuite ça brûle, ensuite, c'est... parfait », conclut-il avec un sourire rayonnant.

Toutes les sociétés du monde, tout au long de l'histoire, ont utilisé des techniques de guérison similaires. Processus symboliques, états modifiés de conscience, émotions fortes, mouvements physiques spécifiques et soutien de communautés, souvent associés avec la guérison exceptionnelle, sont également présents dans les rituels de guérison de toutes les cultures.

Les religions, notamment, ont souvent recours à ces pratiques, ce qui amène à se demander quelle peut être l'incidence de cette activité spécifiquement humaine sur notre « système de guérison ». Nous avons rencontré un immunologue, le docteur Jeffrey Levin, qui, au début des années quatre-vingt, s'est consacré à l'étude des corrélations entre religion et santé. En cinq ans, il a réuni quelque deux cent cinquante documents relatifs à l'un ou à l'autre aspect de cette question.

Il en a tiré des conclusions tout à fait inattendues. En effet, si les études épidémiologiques portent généralement sur des « populations comparables », possédant des caractéristiques communes, Levin a découvert que « quels que soient le sexe, la race ou l'ethnie, la nationalité, l'âge ou la classe sociale des personnes concernées, l'engagement religieux a un effet protecteur ». Effet qui se manifeste sur toutes sortes de maladies, « y compris presque toutes les formes de cancer », et qui, en dépit de ce qu'en disent les sectaires, est totalement indépendant de l'appartenance religieuse des patients, qu'ils soient « protestants, catholiques, juifs, bouddhistes, hindous, musulmans, zoulous ou parsis »[1].

La relation entre religion et santé s'appuie parfois sur des interdits — alcool, tabac — et sur la prescription de régimes alimentaires ou de pratiques d'hygiène. Il existe aussi des paramètres génétiques, comme la fragilité des ashkénazes à la maladie de Tay-Sachs et celle de certains afrikaners à l'hypercholestérolémie. Mais l'« efficacité » presque universelle des pratiques religieuses nous paraît apporter une preuve supplémentaire de l'existence d'un

1. J. Levine, *in Bridges*, à paraître.

« système de guérison » lui aussi universel. L'appartenance à une religion, estime Levin, procure « le sentiment de faire partie d'une communauté conviviale » qui semble protéger du stress et de la colère, peut-être par des voies psychoneuro-immunologiques. Les systèmes de référence religieux « peuvent favoriser la paix intérieure, la confiance en soi, et donner un sens à la vie ». (Notons au passage que la conviction religieuse a souvent un caractère passionné, exclusif, émotionnel et que la conversion prend parfois des allures de catharsis.)

La « psychodynamique des rites religieux, poursuit Levin, peut procurer le sentiment d'être aimé ainsi qu'une excitation physiologique réelle pendant la prière... qui sont perçus comme associés à la santé et au bien-être ». Et l'analyse qu'il fait du « système de guérison » n'exclut pas ce qu'il appelle un « pouvoir désincarné » ou une « force surempirique » (à ne pas confondre avec une force surnaturelle), dite *prana, chi* ou force de vie, qui pourrait bien être « l'ingrédient actif dans des pratiques comme le yoga de la respiration ou l'acupuncture [1] ».

Comme le dit Spiegel, qui s'avoue fasciné par les similarités entre toutes les cérémonies de guérison : « Tous les chemins mènent à Rome mais une fois qu'on y est c'est une seule cité. La capacité de regarder vers l'intérieur et de ne pas laisser le statique interférer avec la musique y est l'objectif commun. »

Bien des chercheurs pensent que la musique et les autres arts permettent de contourner le « statique » de la pensée rationnelle et d'accéder aux couches les plus profondes du cerveau — le système limbique, par exemple — qui pourraient bien être la clé de la réponse psychophysiologique. Il est vrai que les trois quarts des personnes que nous avons interrogées nous ont dit

1. J. Levine, *in Social Science and Medicine*, 38, n° 11, 1994.

accorder une grande place aux activités artistiques, la pratique d'un instrument ou du chant pour la moitié d'entre eux. (Presque les trois quarts de ceux qui disaient avoir des activités artistiques ont aussi répondu par l'affirmative à notre question sur les expériences « irrationnelles ».)

Dans presque toutes les cultures, la musique et le rythme ont été utilisés comme forces de guérison — Apollon était à la fois dieu de la Médecine et de la Musique —, et la science moderne redécouvre leurs vertus. Avram Goldstein, pharmacologue, a demandé à deux cent quarante-neuf personnes quelles expériences leur procuraient le plus de « frissons », « sensations » de plaisir[1]. Ces émotions — écouter de la musique, par exemple — sont liées à la libération d'endorphines. On sait également que la musique influence le rythme cardiaque et respiratoire, les contractions stomacales et le niveau d'hormones de stress dans le sang.

Les cérémonies de guérison chamaniques sont presque toujours fondées sur la musique et le son du tambour. Des études ont montré qu'un rythme assez rapide dans tous les rituels du monde (de quatre à sept battements par seconde[2]) est en rapport avec la fréquence de l'activité électrique du cerveau liée aux états extatiques, à la production spontanée d'images mentales et à la créativité[3]. Plusieurs de nos sujets ont estimé que musique et imagerie avaient joué un rôle essentiel dans leur guérison.

En 1980, Tom Day a vingt-neuf ans quand il commence à avoir des crises d'épilepsie aveuglantes. La biopsie révèle qu'il a un astrocytome au cerveau, tumeur ainsi nommée parce qu'elle se développe de façon tentaculaire.

1. A. Goldstein, *in Physiological Psychology*, 8, n° 1, 1980.
2. M. Maxfield, *in ReVision*, 16, n° 4, printemps 1994.
3. Id., *ibid.*

Curieusement, c'est son cancérologue qui lui suggère d'allier la radiothérapie à des méthodes alternatives et qui lui prête le livre de Carl Simonton, *Guérir envers et contre tout*[1]. Pendant ses séances, Tom essaie donc de se représenter les rayons comme des particules de lumière plantées contre sa tumeur. Mais l'image reste plate, et, malgré le traitement, sa tumeur explose littéralement. On ne lui donne plus que six mois à vivre. D'autres traitements lui sont proposés, une réduction de la masse tumorale, qui consiste à exciser une partie de la tumeur, une nouvelle chimiothérapie ou des implants de radium. Tous ces traitements comportant énormément de risques et n'ayant aucune garantie de résultat, Tom préfère s'en passer.

Son état continue à empirer. Ne sachant vers qui se tourner, il trouve un psychologue qui l'aide à visualiser. Mais, un après-midi, tout change, nous raconte Tom. « J'ai cherché dans ma collection de disques et je suis tombé sur l'*Ouverture 1812*. J'ai poussé le son au maximum, je me suis allongé, et boum ! toute la scène s'est mise en place. » Ce que Tom contemple alors sans en croire ses yeux est une scène de bataille du XIXe siècle. « Il y avait des détachements de gardes armés de mousquets, des hommes en uniforme d'époque, des chevaux qui tiraient des canons pour les disposer sur un promontoire autour de l'endroit où se trouvait ma tumeur.

« Au début, c'était très pastoral, poursuit Tom. Puis les préparatifs de la bataille sont devenus plus fiévreux et, au moment culminant de la musique, la canonnade a éclaté, faisant exploser la chose. » Avec les conseils de son psychologue, Tom apporte quelques améliorations à la scène. « J'ai remplacé les mousquets par des épées légères, comme dans *La Guerre des étoiles*, pour pouvoir tailler en

1. C. Simonton, *op. cit.*

pièces ma tumeur. J'ai ajouté des gros tubes d'évacuation, comme sur les chantiers pour éliminer les déchets. »

Sa tumeur cesse de progresser. Encouragé, Tom s'absente de son travail trois fois par jour pour rentrer chez lui et faire sa visualisation. « J'adorais ça. C'était excitant, un vrai plaisir. Je n'avais jamais réussi à visualiser avant, et voilà que ce morceau de musique avait fait apparaître ce *film*, comme pour m'aider à gagner la bataille. »

Barbara Crowe, ancienne présidente de l'Association nationale de musicothérapie, pense que musique et rythme ont un effet curatif parce qu'ils calment l'« incessant bavardage » du cerveau gauche. « Un son net et répétitif envoie un signal constant au cortex, masquant tout ce qui peut arriver par d'autres sens, vision, toucher, odorat », explique-t-elle. Quand les informations sensorielles sont moindres, le cerveau, naturellement agité par toutes sortes de conversations, d'analyses et de jugements, ne produit plus qu'un murmure qui stimule les couches plus profondes du cerveau, royaume des symboles, de la visualisation et des émotions. « Dans les sociétés tribales, c'est le siège du rituel. » Et il y a un parallélisme certain entre le chamanisme traditionnel et les pratiques de la musicothérapie [1]. »

Deforia Lane, musicothérapeute et chercheuse, a réalisé une expérience avec un groupe d'enfants hospitalisés pour diverses maladies et montré que le niveau d'IgA salivaire des enfants — facteur immunitaire qui combat les infections respiratoires — augmentait de façon significative après trente minutes de musicothérapie [2]. Deforia Lane est noire, remarquablement belle, et tout en elle dégage une extraordinaire impression d'énergie. Son visage respire l'amour, pas ce sentiment un peu mièvre

1. Jeff Volk, *Of Sound Mind and Body*, film vidéo, Lumina Productions, 1992.

2. D. Lane, *in Oncology Nursing Forum*, 19, n° 6, 1979.

et conventionnel que l'on rencontre souvent chez les personnes travaillant en milieu hospitalier, mais cet amour « gravitationnel » qui attire les planètes et les retient en orbite.

Elle a grandi dans une famille de la petite-bourgeoisie férue de musique et découvert très tôt le pouvoir de cet art : « Papa n'était pas le même quand il chantait et maman était transfigurée dès qu'elle se mettait au piano », dit-elle. Deforia, qui a pris des cours de piano depuis l'âge de cinq ans et des cours de chant à partir de seize ans, s'oriente d'abord vers une carrière de chanteuse professionnelle, mais elle change d'avis (« j'avais l'émotion, pas la technique ») et devient musicothérapeute. Elle commence par travailler dans un centre pour handicapés mentaux auxquels elle réussit à donner confiance en eux et une certaine fierté. Elle les fait chanter et organise même une chorale qui « joue un rôle d'ambassadeur en allant d'école en école pour engager les enfants à traiter plus humainement ceux qui sont différents ».

Profondément chrétienne, Deforia dit avoir toujours senti la présence de Dieu à ses côtés. Sa foi n'a pas faibli quand elle a subi cinq opérations en moins de dix ans pour des tumeurs au sein bénignes. « C'était devenu comme une routine. Sitôt après l'opération, je reprenais mes activités habituelles. » Mais, quand une nouvelle grosseur apparaît, elle attend que son fils soit né, puis elle tarde encore un peu avant d'aller chez le médecin. « C'était stupide. Je me retrouvais avec un cancer au deuxième stade. » Une mastectomie ne suffisant pas à lui éviter une récidive, chimiothérapie et irradiation, sa confiance en Dieu est ébranlée.

Son mari, lui-même très croyant, tente en vain de la ramener à la religion. Mais Deforia, personnalité dionysienne, devait retrouver Dieu là où elle l'avait toujours senti, dans la musique. Elle s'était un jour assise au piano, nous raconte-t-elle, et avait ouvert un livre de psaumes au hasard, sur un chant qui semblait émaner directement de son âme : « Il parlait de traverser les eaux, de traverser le feu. » Elle y puisa de nouvelles forces et une tranquille certitude : « Tu vas t'en sortir, petite ! » comme elle le dit.

Quand une autre grosseur suspecte apparaît, elle passe deux semaines à écouter l'ouverture de *Carmen* en visualisant « les doigts de Dieu pointés vers mon sein, projetant un intense rayon de lumière sur ma tumeur qui se ratatinait ». La musique rend les images plus nettes, plus vivantes, plus dramatiques. « Je voyais des lions croquer dans ma tumeur, d'énormes aigles piquer, en attraper des morceaux et partir pour ne jamais revenir. En deux semaines, le ganglion retrouva sa taille habituelle. Je ne dirai pas que je l'ai soigné par l'imagination, mais je pense avoir aidé mon corps à retrouver une certaine maîtrise de lui-même, qu'il avait perdue. »

Blessée dans sa chair, Deforia n'a aucune peine à comprendre ce que ressentent ses patients. La réussite en musicothérapie dépend énormément, dit-elle, des liens établis entre patient et thérapeute. « Il existe une certaine complicité qui transcende technique, procédure et plans préétablis. C'est pourquoi, d'un patient à l'autre, la relation n'est jamais la même. »

Deforia a connu des tas de « réactions remarquables ». Ce patient cancéreux dans le coma, par exemple, à qui l'on jouait tous les jours du cymbalum, instrument qu'il chérissait entre tous. Quand les médecins renoncèrent à le guérir et même à le soigner, il sortit de son coma en disant simplement qu'il avait entendu une musique vers laquelle il devait aller, non une mélodie, mais une pluie de notes isolées et joyeuses qui l'appelaient. Il vécut longtemps, apprit à construire des cymbalums, à en jouer, pour ensuite enseigner ces deux arts. « Je ne sais pas si la musique y est vraiment pour quelque chose, mais j'aime à le croire, dit Deforia. C'est un mystère trop absolu pour que nous le comprenions vraiment. »

Mais ce qui se comprend aisément, c'est la fascination qu'exerce Deforia sur tous les enfants malades réunis pour l'écouter jouer. Elle tire de son synthétiseur des sons doux et puissants, bien faits pour stimuler le « système de guérison » des enfants et pour les persuader de ne jamais renoncer. Pour eux, Deforia est une force de guérison pleinement capable de « dénouer tous les liens de tristesse », comme un texte grec ancien recommande aux médecins de le faire.

Médecins, guérisseurs, patients découvrent tous instinctivement comment stimuler le « système de guérison », bien que le concept lui-même appartienne aujourd'hui encore au domaine du possible, du probable. Il faudrait d'ailleurs lui trouver un nom. Un théoricien des sciences a proposé le mot « cyberphysiologie », qu'il définit comme « l'étude de la façon dont les réflexes réactifs ou réactions du système nerveux peuvent être modifiés par un processus d'apprentissage qui semble s'articuler autour de la production d'images ou de figures cognitives [1] ».

Mais aucune terminologie ne peut valablement rendre compte de la réalité de ce système. Son mode d'action paraît structuré de façon hiérarchique, les plus hauts niveaux ordonnant aux niveaux inférieurs d'effectuer des tâches spécifiques comme évacuer les substances indésirables ou nettoyer les tissus. Au-delà commence un territoire vierge, inconnu des explorateurs, navigateurs et chroniqueurs. Il s'agit d'un « métasystème » capable de répondre aux signaux, aux suggestions et au guidage émanant des composantes biomentales, émotionnelles et

1. D. Stillings, *in Time, Mind and Medicine*, Archaeus Project, Saint Paul, Minnesota, 1988.

spirituelles de chaque individu. On découvrira peut-être qu'il s'agit d'une interface (possédant autant de facettes qu'un Rubik's Cube) entre les domaines de l'esprit et de la matière, obéissant à des règles uniques n'appartenant ni à l'un ni à l'autre.

Pour comprendre le « système de guérison », il faut le considérer à tous ses niveaux. En un sens, c'est un système de distribution d'informations. C'est aussi, au plan immunologique, un détecteur capable de reconnaître le « soi » du « non-soi » (le système immunitaire ressemble étonnamment au psychisme par sa façon de « penser », d'apprendre, de mémoriser et de reconnaître des structures). Et, plus profondément encore, c'est peut-être notre substance essentielle, notre être même, s'exprimant à travers un flot d'informations hormonales. N'a-t-on pas trouvé les mêmes peptides à l'œuvre dans l'intestin et dans le cerveau ?

Mais il est d'autres formes d'information — mythes, symboles, foi — qui interagissent avec les informations physiologiques. La question à laquelle nous brûlons de répondre est : quels sont exactement les liens entre ces deux niveaux d'information à l'intérieur d'une même personne ?

Connaissez-vous l'histoire de cet homme un peu simple qui tous les jours vient travailler en apportant son repas de midi et une bouteille Thermos ? Un jour, n'y tenant plus, il dit à son collègue d'un air émerveillé :

« C'est incroyable ! Chaque fois qu'il fait chaud, j'ouvre ma Thermos et elle contient de la limonade avec des glaçons. Quand il fait froid, j'y trouve un chocolat bien chaud !

— Et alors ? demande l'autre, pas vraiment impressionné.

— Ben... Comment est-ce qu'il le sait ? »

Comment ? Effectivement, la question nous renvoie aux spéculations du docteur Lewis Thomas sur l'identité de « l'ingénieur spécialisé, contremaître, chef de l'exécutif, patron..., propriétaire..., qui supervise ce genre d'opération ». Le docteur Walter Cannon, qui, dans les années trente, découvrit les fonctions du système nerveux central, fut incapable d'expliquer comment elles étaient réalisées. Peut-être, avança-t-il, le système nerveux central est-il lui-même soumis à un mécanisme régulateur « que nous appelons chez l'homme la personnalité[1] ». Plus récemment, Candace Pert a proposé cette hypothèse : « Ce que nous appelons l'esprit est peut-être le flot d'informations qui parcourt toutes les parties du corps et en structure l'ensemble. »

Plus nous y regardons de près, plus le « système de guérison » nous semble déroutant. Même en supposant que nous puissions observer une personne depuis le début de sa maladie jusqu'à sa guérison remarquable, en étudiant chaque tour et détour de la biologie, nous nous trouverions devant un univers d'événements simultanés, une sorte d'anneau de Moebius courant indéfiniment de l'esprit au corps et du corps à l'esprit. « Ils sont en boucle », disait Hippocrate avant que cette conception des rapports corps-esprit soit bannie de la vision scientifique pour être ensuite redécouverte, par nécessité. Si nous voulons trouver un langage adapté à cette nouvelle notion unitaire, il nous faut remonter jusqu'aux anciens Grecs pour qui le corps vivant impliquait une pluralité, une conscience incarnée comportant : « des parties corporelles ou organes (cœur, poumons, diaphragme, poitrine, entrailles) ; des souffles, vapeurs ou liquides ; des sentiments, impulsions et désirs ; des pensées, opérations secrètes de l'intellect et actions de saisir, de reconnaître, de nommer et de comprendre[2]. »

1. W. Cannon, *in American Journal of the Medical Sciences*, 189, 1935.
2. J. Crary *et al.*, *Fragments for a History of the Human Body : Part One*, Zone, New York, 1989.

Il est même possible que le « système de guérison » ne soit pas seulement *en nous* mais qu'il soit *nous* — une tension vers la plénitude, ancrée dans notre nature essentielle, un profond désir d'harmonie. Découvrir et entretenir ce système inconnu n'est pas seulement un objectif de la recherche scientifique, c'est aussi l'occasion pour chacun d'entre nous de développer pleinement toutes ses capacités. Si nous devons un jour pratiquer une médecine qui intègre la mystérieuse complexité du « système de guérison », c'est bien dans la glorieuse complexité et l'infini potentiel de chaque être humain qu'elle devra trouver ses fondements.

10

Vers une nouvelle médecine

Les récits de guérisons remarquables — aventures personnelles singulières, matière première précieuse où puiser espoir, informations et directions de recherche — devraient aussi susciter une vaste remise en question du système médical. Nous voyons aujourd'hui se dessiner un mouvement de réconciliation, à la base, entre humanisme et technologie, entre malades et personnel soignant ; nous assistons à la naissance d'une nouvelle forme de médecine pour laquelle l'être de la personne à soigner compte autant que la nature et l'efficacité du traitement. Il ne semble plus extravagant d'imaginer une nouvelle science de l'esprit et des valeurs qui se combine avec la biologie et la technologie pour créer une nouvelle médecine centrée sur le patient et son bien-être plutôt que sur la maladie.

Les facteurs psychiques, sociaux et spirituels ont longtemps été considérés par la science comme négligeables en regard de l'évolution biologique du cancer. Confronté au mystère de la guérison de M. DeAngelo, le docteur Steven Rosenberg écrit : « Si seulement nous avions les moyens de comprendre ces mécanismes, si seulement nous avions les moyens de les reproduire pour d'autres patients... [1] », mais il ne va pas jusqu'à élargir sa quête du

1. S. Rosenberg et J. Barry, *The Transformed Cell : Unlocking the Mysteries of Cancer*, Putnam's Sons, New York, 1992.

facteur de nécrose de la tumeur pour y inclure le facteur X, c'est-à-dire l'âme humaine. Il n'explore nullement les dimensions de l'expérience vécue par son malade et ne lui demande jamais pourquoi, à *son* avis, il a guéri.

Pour affronter le mystère — et la réalité — de la guérison remarquable, il faut un nouveau cadre conceptuel, de nouvelles techniques de recherche et, bien évidemment, de nouvelles hypothèses. Car si la disparition ou la stase d'une tumeur implique des structures plus larges, quelles qu'elles soient, ces mêmes structures peuvent déterminer des programmes de prévention et de soins tout à fait inédits. Au cours de notre enquête, nous avons vu le nombre des facteurs synergiques de la guérison augmenter jusqu'à plusieurs douzaines. Mais on ignore combien sont réellement nécessaires pour enclencher le processus de guérison, pour faire démarrer le système, en quelque sorte.

Certains continueront à affirmer que la question est sans objet, qu'il n'y a pas de « système de guérison » à faire démarrer, que les guérisons remarquables sont des anomalies statistiques sans cause discernable et qu'une poignée de ces anomalies ne doit pas remettre en question la pratique de la médecine. Le radiologue Richard Peschel écrit : « Les miracles scientifiques sont très rares et la science n'essaie pas — n'a pas à essayer — de les expliquer. Vue de l'extérieur, la chose peut paraître étrange, mais tout ce que le scientifique a besoin de savoir, c'est que des événements hautement improbables se produisent, qu'ils *doivent* se produire, même, parce qu'ils sont statistiquement possibles. Les miracles scientifiques ne nécessitent donc aucune explication. »

Peschel cite le cas d'un « M. G. », âgé de quatre-vingt-trois ans, souffrant d'un lymphome métastasé depuis trois ans. L'homme était trop faible pour supporter une chimiothérapie mais, d'après le règlement de l'hôpital, on ne pouvait lui donner un lit s'il ne recevait pas de soins.

Pour qu'il passe ses derniers jours bien entouré et sans souffrir, les médecins voulaient l'hospitaliser. Ils décidèrent donc de ruser avec le règlement en lui prescrivant des séances de radiothérapie pour l'un des nombreux nodules qui infestaient sa poitrine et son abdomen. Le traitement serait évidemment sans effet mais justifierait son maintien à l'hôpital. Peschel écrit :

> Au début, M.G. paraissait sur le point de rendre l'âme. Mais petit à petit il se remit à manger et prendre des forces. Au bout d'un mois, il ne souffrait plus et avait même grossi ! Bien sûr, il avait toujours sa maladie : un ganglion au cou très enflé et une énorme masse dans l'abdomen. Mais il allait suffisamment bien pour ne plus avoir besoin de soins médicaux, et on le renvoya dans sa maison de retraite.
>
> Lors de ses visites de contrôle, les grosseurs visibles sur tout son corps avaient diminué. Au bout de quelques mois, il devint évident qu'un miracle scientifique s'était produit. La plus grande partie des tumeurs de M.G. avaient disparu et ses examens étaient pratiquement normaux. Il était, finalement, en meilleure condition physique qu'avant son lymphome.
>
> Les années passèrent, et M.G. était toujours vivant, dans sa maison de retraite. À l'examen physiologique, il ne présentait plus aucun signe de cancer. Et il continuait à dire à ses médecins qu'il ne s'était « jamais senti aussi bien [1] ».

Voilà donc un cas de rémission bien documenté : un malade en phase terminale, un diagnostic confirmé par deux pathologistes et une guérison inexplicable. M. G., bien sûr, pensait être soigné. Mais, pour le docteur Peschel, il ne s'agit que d'un « miracle scientifique » qu'il définit comme « un événement *extrêmement* improbable ou un événement qui a *extrêmement* peu de chances de

1. R. Peschel et E. Rhodes Peschel, *in Perspectives in Biology and Medicine*, 31, n° 3, printemps 1988.

se produire, une rémission spontanée, par exemple ». La possibilité d'un effet placebo dû à la foi de M. G. en son traitement n'est jamais évoquée. Pas la moindre hypothèse, pas la moindre question, aucun enseignement à tirer de cet exemple. Le témoignage de l'intéressé sur ce qu'il a vécu n'a jamais été sollicité.

L'avis des patients est souvent considéré avec le plus grand scepticisme. Le docteur Jimmie Holland, chef psychiatre à l'institut Sloan-Kettering, dit : « Si vous interrogez cent survivants à long terme, il est fascinant de constater à quoi ils attribuent leur rémission. Je n'enlèverai jamais à personne ses illusions, mais c'est simplifier à outrance la complexité de ce qui a pu se passer. Pourquoi certains s'en tirent et d'autres non ? Pourquoi une personne réagit bien à la chimiothérapie et une autre pas du tout ? Nous n'en avons pas la moindre idée. »

Marilyn Koering n'en sait rien non plus. Elle a quelquefois l'impression de pouvoir dire, comme Ishmaël, le narrateur de *Moby Dick* : « *Car seul je ne me suis échappé que pour venir témoigner.* » Vingt patients souffrant comme elle d'un mélanome incurable s'étaient embarqués dans le même protocole expérimental ; vingt personnes partant, pleines d'espoir, vers des rivages encore inconnus de la médecine. Toutes avaient péri lamentablement, la laissant seule, accrochée à une épave — une maigre injection d'interféron — qui n'avait pas suffi à soutenir les autres.

Car seul je ne me suis échappé que pour venir témoigner. Elle ignorait son isolement jusqu'au jour où, six ans plus tard, elle lut dans un rapport médical que, d'après un test effectué sur vingt personnes, la survie moyenne due à l'interféron ne dépassait pas six mois. Le rapport mentionnait au passage « une femme de quarante-sept ans n'ayant pas subi d'autre traitement et ayant des métastases diffuses... dans la moelle osseuse du pelvis », qui était le seul exemple de « régression objective »[1]. En frissonnant, elle s'était reconnue. Quelle étrange sensation que de compter parmi les exceptions statistiques anonymes. Marilyn, professeur d'anatomie à l'université George-Washington et ancien chercheur, eut soudain envie de crier : *Je suis vivante, vivante, vivante !* Mais l'écho lui aurait probablement répondu : *Pourquoi ? Pourquoi ? Pourquoi ?*

Ce mélanome représentait, dans son cas, une suprême ironie, car c'est la maladie qu'elle avait choisie comme sujet de son cours d'anatomie microscopique. « J'adorais cette maladie parce que ses cellules se déplacent rapidement et permettent aux étudiants de comprendre le phénomène des métastases », dit-elle. Le jour où elle remarqua une tache noire sur sa cheville, elle se dit avec humour : « Juste ciel, Marilyn, est-ce que tu aimes tellement cette maladie que tu la ramènes maintenant à la maison ? » Après plusieurs opérations pour l'éliminer, des examens révélèrent que la maladie s'était infiltrée dans la moelle de toutes ses cavités osseuses, crâne, côtes, vertèbres et pelvis. « J'avais le bassin complètement rongé, dit-elle. Et je savais que c'était un arrêt de mort. »

Marilyn a écrit un essai, inspiré de son expérience, où elle décrit des cellules nommées Jean, Jack et Joe Mélanocyte qui vivent dans un grain de beauté. Un jour, Jean et Jack remarquent que Joe a « un comportement étrange. Il ne prend plus le temps de se reposer et produit plus de mélanine qu'il ne faudrait ». Jean et Jack, respectueux des lois, sont alarmés par cette « hyperactivité » et cette « conduite aberrante ». Joe ne tarde pas à perdre complètement la boule. Il se dégage de son habitat épidermique et se met à parcourir le « réseau routier » du corps, esquivant la police des globules blancs aux carrefours des ganglions lymphatiques et instituant bientôt avec sa progéniture le règne du crime impuni.

1. E. Creagan *et al, in Cancer,* 62, n° 12, décembre 1988.

Du moins jusqu'à l'arrivée de l'interféron. Marilyn croit que depuis huit ans sa piqûre quotidienne « aide à maintenir ma police interne sur le qui-vive. Maintenant, la maladie est obligée de rester planquée, comme une bande de gangsters, parce que la police patrouille toujours dans le secteur ».

Mais si la police n'était plus là ? La question la hante non seulement en tant qu'ex-malade, mais aussi en tant que scientifique. Selon toute apparence, l'interféron alpha-gamma n'a aucun effet sur les mélanomes malins, comme l'a démontré l'expérimentation clinique. Le rapport dont nous avons parlé supposait que le faible dosage du produit expliquait peut-être les « résultats décevants » de l'expérimentation. Mais la dose d'entretien que s'injecte Marilyn est encore plus faible. Ce qui l'amène à supposer, sans autre preuve que sa propre survie, que la solution peut se trouver « dans un dosage qui n'accable pas l'organisme ». Mais ce n'est pas une certitude.

« Finalement, ma rémission n'est peut-être pas due au traitement, puisque je suis la seule survivante, écrit-elle en 1990, dans la lettre qui a attiré notre attention sur elle. La plupart des expérimentateurs du National Cancer Institute pensent que l'interféron n'a aucun effet bénéfique sur les mélanomes. C'est pourquoi j'aimerais vraiment savoir si ce traitement a été efficace ou si j'ai bénéficié d'une rémission spontanée. »

La question de Marilyn : « Pourquoi suis-je ici ? » a certainement des résonances existentielles, mais c'est avant tout une question pratique : en bonne santé depuis huit ans, Marilyn doit-elle continuer à prendre un médicament qui n'a éventuellement rien à voir avec sa guérison ? Et, si elle est guérie, l'interféron a-t-il agi sur elle, et sur elle seule, comme un placebo ou du moins comme un stimulant immunologique mineur travaillant de concert avec son propre système curatif ? En tant que scientifique, Marilyn est particulièrement consciente des enjeux considérables qui sous-tendent ces questions, et en tant que chercheur sa curiosité est illimitée. « Dans tous ces travaux de recherche, dit-elle, les gens sont traités en masse, et non comme des individus. » Et, en tant que patiente, elle ajoute, avec une nuance d'acrimonie : « Depuis quelques années, on ne s'est absolument pas intéressé à moi. On m'a carrément laissée tomber. » Pourtant, elle a peut-être découvert par hasard la dose idéale à tester sur d'autres malades. En ce cas, tous les ténors de la recherche médicale devraient se presser devant sa porte. Au lieu de quoi, elle a dû se battre pour obtenir qu'on continue à lui donner sa dose d'interféron quotidienne. La compagnie qui le fabrique, n'ayant pas obtenu de résultats satisfaisants, lui a suggéré d'acheter elle-même ce médicament coûteux, l'obligeant à faire un scandale « du point de vue éthique du cobaye ».

Marilyn témoigne, écrit, s'engage. Elle nous montre un classeur où sont rangées toutes les lettres qu'elle a envoyées au « courrier des lecteurs ». Dans le *Wall Street Journal*, par exemple, elle s'élève contre le battage fait autour de l'Interleukine-2 qui est orchestré, affirme-t-elle, « par des firmes en mal de publicité et plus intéressées par le cours de la Bourse que par la vie humaine [1] ». Dans une autre lettre, publiée par le magazine *Time*, elle dénonce la collusion entre politique et science médicale [2]. Et pour *Hippocrates*, publication médicale, elle écrit du point de vue de la chercheuse-devenue-patiente, « inquiète des souffrances supplémentaires infligées aux malades cancéreux par la confusion qui règne dans le monde médical... Comment sauraient-ils quoi faire si la communauté médicale se montre incapable d'accéder à un consensus [3] ? ». Elle a rencontré le célèbre chirurgien

1. *The Wall Street Journal*, 15 juin 1988.
2. *Time*, 12 mars 1990.
3. « Hippocrates », *Reflexes*, mai-juin 1989.

Steven Rosenberg à un dîner, et il l'a agacée en lui disant que l'interféron ne pouvait pas l'avoir guérie d'un mélanome disséminé.

Marilyn n'a jamais eu peur des causes perdues et, de toute évidence, elle veut que sa guérison serve à quelque chose. « J'ai bien réfléchi, dit-elle, et j'en ai conclu que, même si j'avais eu un coup de chance, il fallait en faire profiter les autres. On aurait pu penser que la médecine s'intéresserait à mon cas, mais non. » Seulement, Marilyn a l'habitude de forcer les portes. Elle fait partie de cette génération de femmes qui sont montées à l'assaut des barricades du pouvoir masculin dans le monde professionnel, qui ont infiltré des bastions interdits et gagné des décorations, souvent chèrement acquises. Elle s'est souvent sentie obligée de manifester plus de dureté qu'un homme parce qu'elle était soupçonnée d'une vulnérabilité (lisez : féminité) qui aurait pu la disqualifier dans son métier.

Le cancer, nous dit-elle, a catalysé la redécouverte de ses émotions, l'a conduite, lentement, timidement, vers une nouvelle vie du cœur. Dans une série d'essais sur son voyage intérieur, elle écrit, comme s'il s'agissait d'une découverte clinique : « Pleurer est une réaction normale de l'être humain à diverses émotions allant de la compassion à la tristesse. C'est un acte que la société n'apprécie guère car il est presque toujours considéré comme l'expression d'une faiblesse. »

Comme elle, le docteur Ed Creagan, qui a dirigé la recherche sur l'interféron et écrit le rapport publié dans *Cancer*, possède une curiosité universelle. Il enseigne aujourd'hui à des étudiants en médecine comment gérer les aspects émotionnels de la maladie. Il a beaucoup de sympathie pour sa patiente, si particulière et parfois tyrannique. « Ses relations avec l'autorité médicale ont souvent été orageuses, conflictuelles, dit-il, et sa détermination en est sortie grandie. » Comme nous l'avons remarqué au cours de notre enquête, il existe souvent une similarité entre soignant et soigné. En fait, ces deux-là se ressemblent. Entêtés, exigeants, curieux, directs, ils sont parfois considérés comme une épine dans le pied de leurs institutions respectives.

Le docteur Creagan est manifestement intrigué par le cas de Marilyn : « J'aimerais vraiment comprendre pourquoi elle est encore là. Même si sa dose quotidienne d'interféron est incroyablement faible, je pense que le traitement y est pour quelque chose. Mais je lui dis toujours qu'elle est certainement la seule personne au monde à avoir bénéficié d'un tel sursis.

« Je suis convaincu, poursuit-il, qu'il existe des caractéristiques communes à tous les survivants à long terme, que ces choses-là n'arrivent pas par hasard. Et c'est là mon objectif, chercher la combinaison magique de ces caractéristiques. Car je suis persuadé que tous les citoyens du monde aimeraient connaître la formule qui l'a sauvée. »

Mais, jusqu'ici, il n'a pas trouvé le profil du survivant. « Le docteur Koering est une femme intelligente, reconnue dans sa profession, une patiente volontaire et même autoritaire. Pourtant, certains malades acceptent leur sort humblement et s'en sortent, tandis que d'autres, comme elle, luttent avec la maladie et s'efforcent de la terrasser. »

Marilyn sait bien que son apparence bourrue empêche souvent les gens de la comprendre. « Je suis très sensible, dans le fond. Vous me connaissez sans doute mieux que la plupart des gens », nous dit-elle après quelques heures d'entretien. Nous sommes souvent surpris par le degré d'intimité et la charge émotionnelle qui s'expriment à travers les réponses à nos questions. Les médecins pourraient tirer de ce genre de questionnaire bien des enseignements sur la façon de traiter leurs patients. Ainsi, le docteur Creagan semble ignorer encore bien des choses concernant Marilyn. « On entend dire que la spiritualité aide les gens à guérir, nous dit-il, or, je ne vois pas chez elle d'aspirations profondes vers le spirituel. » Ce qui n'est pas notre avis.

Car elle nous a raconté une expérience vécue à l'hôpital le lendemain de Noël, alors qu'elle attendait d'être opérée. « Complètement seule et terrifiée à l'idée que l'inconnu allait prendre le contrôle de mon existence », écrit-elle, elle se sentait impuissante, les yeux rivés au plafond, quand soudain des souvenirs affluèrent à sa mémoire. Elle vit une reconstitution du chemin de croix à laquelle elle avait assisté à l'école catholique, elle entendit les dernières paroles du Christ : « Père, je remets mon âme entre Tes mains », et au moment d'entrer en salle d'opération elle vécut une expérience qui rappelle celle de Joe Mayerle. Elle écrit :

> ... une grande paix m'envahit. Quand ils conduisent mon chariot jusqu'à la salle d'opération, j'ai l'impression que je suis peut-être déjà dans une autre vie. Tous ces gens qui m'accueillent dans cette pièce froide, avec un éclairage indirect, sont accoutrés de telle manière qu'ils pourraient aussi bien appartenir à une autre planète. Je ne vois pas leurs corps, ils n'en ont peut-être pas. Je ne vois que des yeux, et quelques bras... C'est alors que je ressens une liberté, une paix nouvelles.

Comme Joe Mayerle, Marilyn appartient au type apollinien, peu hypnotisable, mais, dans l'alchimie du moment, il semble qu'elle éprouve cette sensation de dissociation, de « différence » et de « changement existentiel » qui marque souvent le début du voyage vers la guérison. Ce n'est pas un chirurgien qu'elle voit mais une sorte de Charon prêt à l'embarquer vers un rivage inconnu.

La peur de mourir, dit-elle, lui a appris que son esprit était une entité à part entière. Elle s'est sentie « forcée » de revenir aux textes philosophiques de son adolescence pour y chercher un moyen d'approcher « la conscience que mon être s'étend au-delà du monde sensible auquel mon corps réagit ». Se prenant de passion pour la théologie avec le même zèle que pour la science, elle fait le voyage jusqu'en Allemagne pour rencontrer le grand théologien Hans Küng parce qu'elle sent qu'il a « une compréhension réaliste » des choses mystiques. Aujourd'hui, ayant abandonné l'enseignement, elle s'est engagée dans le domaine épineux de l'éthique médicale.

Il y a un autre point sur lequel le docteur Creagan méconnaît les possibilités de sa patiente. « L'un des points communs que j'ai remarqués chez les personnes qui guérissent, c'est un sentiment de connexion avec les autres. Je ne vois pas cela chez elle. Marlene Dietrich a dit qu'un ami est quelqu'un qu'on peut réveiller à quatre heures du matin. Le docteur Koering est très solitaire. »

Peut-être, mais pas seulement. Il est vrai que l'ambitieuse et rapide ascension d'une femme dans ce monde d'hommes peut donner à ses relations un caractère rude. Par ailleurs, Marilyn raconte que, dès le moment où son diagnostic a été connu, elle est « morte professionnellement ». Un pathologiste dont le bureau était voisin de son labo est entré un jour en coup de vent chez elle pour lui avouer que s'il l'évitait c'était par peur de sa propre mort.

Mais elle a trouvé une nouvelle forme de cohésion sociale dans un groupe de soutien, les cancéreux étant plus familiarisés avec ce genre de sentiment. Comme pour beaucoup de nos interlocuteurs, la maladie lui a fait découvrir « une gentillesse particulière chez des gens que j'avais toujours connus, comme chez des gens que je venais de rencontrer » ; une gentillesse qui, ajoute-t-elle, « me faisait souvent monter les larmes aux yeux, brouillant ma vision et mouillant mes joues. Voilà comment je réagissais à leur affection. Ce n'était pas de la tristesse, c'était de l'amour ». Pendant trois ans, elle a assisté régulièrement aux réunions d'un groupe de soutien dans lequel l'expression des émotions était encouragée. Un jour, une femme arriva à la réunion épuisée et terrifiée parce qu'elle venait d'apprendre qu'elle n'était plus en rémission. Les autres lui conseillèrent la pensée positive, mais Marilyn s'écria : « Pas question. Il faut vivre sa douleur car la réalité *fait mal* », et la femme put donner libre cours à ses émotions.

Marilyn n'aime pas l'idée qu'il y ait une attitude *juste* par rapport à la guérison. Quand elle raconta aux membres de son groupe la douceur de ce moment où elle avait confié son âme à Dieu, avant son opération, « à l'unisson ils ont approuvé, disant : "Ton attitude était la bonne" ». Elle s'est alors sentie heureuse qu'il puisse exister « des façons de réagir différentes pour chaque personne, mais que ma façon soit la meilleure pour moi. Quand je suis partie, tout le monde m'a serré la main et m'a remerciée d'être là... Maintenant, je souris chaque fois que je me rappelle comment ils ont estimé que ma façon d'affronter la mort était "bonne" ».

Et c'est probablement là l'une des forces de guérison les plus fréquemment citées par nos interlocuteurs tout au long de cette enquête : le sentiment d'être traité comme un individu unique, pas comme une maladie, un cas ou un accident statistique dans un protocole de traitement. Instantanément, un puissant axe de cohérence s'était formé pour Marilyn : « Je suis comprise, acceptée, vue telle que je suis, aimée. » Et elle apprit aussi que « la singularité de chaque être peut lui dicter sa voie ».

Marilyn a trouvé sa voie, elle se sent elle-même, toujours extrêmement contrôlée, calme, organisée et persévérante, mais capable d'enthousiasmes enfantins et d'une joie de vivre qui perce par moments sa carapace de scientifique : « Quelle journée magnifique ! Pendant ma promenade à vélo, j'ai croisé des oiseaux, des canards et des gens. Brise légère, soleil radieux, air pur et les couleurs de l'automne, je me croyais au paradis, écrit-elle. Comme le dit un vieil adage : sans orage, pas d'arc-en-ciel. »

Et son âme a trouvé un moyen singulier de s'exprimer. Marilyn, femme de science jusqu'au bout du pinceau, s'est mise à colorer des diapositives d'examens cytologiques qu'elle rephotographie au microscope électronique. Le résultat est d'une beauté tellement saisissante que plusieurs galeries ont exposé ses œuvres. La maladie, dit-elle, « procure le sentiment permanent de vivre sur le fil du rasoir ».

Le docteur Creagan est, lui aussi, sur le fil du rasoir quand il s'interroge à haute voix sur la guérison de Marilyn. Car ses questions soulèvent bien peu d'enthousiasme chez ses collègues. « Ils pensent tous que je déraille. Pour eux, le cas Marilyn Koering n'est qu'une partie naturelle de la courbe en forme de cloche. »

La courbe en forme de cloche, ce fameux dessin à la Saint-Exupéry du serpent qui a mangé un éléphant, est l'une des grandes icônes de la science. Techniquement parlant, c'est une « courbe de distribution probabiliste ». La transcription graphique de la plupart des phénomènes naturels, caractéristiques psychologiques, groupements sociologiques, résultats de traitements ou espérance de vie — en fait, presque tout, pourvu que ce soit en nombre suffisant — dessine une courbe en forme de cloche, de meule de foin, de tertre.

Le renflement, au milieu, représente la moyenne, la norme, le plus grand nombre. La pente, des deux côtés, qui dégringole entre le sommet et le niveau zéro, représente les quelques raretés, les cas limites, l'exception. Et c'est le triste lot de ces exceptions d'être éliminées des calculs statistiques — moins par méchanceté que par précaution scientifique. En effet, si Marilyn vivait encore vingt-cinq ou trente ans — et elle semble bien partie pour y arriver — et si ce chiffre rentrait dans le calcul de la survie moyenne du groupe auquel elle appartenait, cette dernière augmenterait d'un coup, donnant une indication fausse sur l'efficacité de l'interféron et donc de faux espoirs, au sens strict du terme. Marilyn et ses semblables sont donc tout bonnement éliminés de la statistique.

Mais qui sont ces exceptions, ces marginaux qui ne correspondent pas au schéma général défini par les calculs ? Dans le domaine de la santé, ce sont ceux qui ne tombent jamais malades ou qui guérissent comme par enchantement. Dans la vie, ce sont les athlètes que le public admire pour leurs performances hors du commun, le danseur Barychnikov, par exemple, qui semble déjouer les lois de la pesanteur. Pour eux, point de cloche, mais l'arc tendu vers le haut des records et des performances que l'amateur admire.

Le docteur Karen Olness est un médecin qui a associé la pratique médicale traditionnelle aux approches psychosomatiques dans sa recherche des mécanismes du « système de guérison ». Elle nous explique, en s'essuyant le front après avoir arraché des mauvaises herbes autour de sa ferme, qu'elle a commencé par faire des études de botanique. « Je voulais devenir pathologiste végétale », précise-t-elle.

Mais c'est une autre forme de vie qu'elle s'est occupée de faire pousser : les enfants. Pédiatre, elle a acquis sa renommée en apprenant à ses jeunes patients des méthodes comme l'autohypnose et la visualisation pour réduire la fréquence de leurs migraines et douleurs chroniques. Elle s'est donc spécialisée, avec passion, dans la relation entre physiologie et processus mentaux. Dans un cas devenu célèbre, elle a réussi à conditionner le système immunitaire d'une fillette souffrant de lupus pour faire en sorte qu'une simple dose d'huile de foie de morue ait la même efficacité qu'un médicament puissant, ce qui donnait à l'enfant un certain contrôle sur ses symptômes[1]. (Deux ans plus tard, la petite fille pouvait diviser par deux sa dose de médicaments pour le même résultat.)

Le docteur Olness n'a rien perdu de son enthousiasme et reste convaincue que, même s'il faut attendre le XXIe siècle, le rôle de la psyché dans la guérison sera un jour mesurable. Elle espère même transformer l'un des bâtiments de sa ferme en centre de réflexion sur de nouvelles orientations de la médecine. « Nous avons déjà accueilli une réunion du Consortium des verrues », nous dit-elle d'un air malicieux.

Un « Consortium des verrues » ? Est-ce une plaisanterie ? Mais non, Karen Olness a bien réalisé le rêve de feu le docteur Lewis Thomas, son « Institut national des verrues ». Elle vient en effet de terminer un travail de recherche — avec le concours de huit institutions — sur ce que les verrues peuvent nous apprendre quant aux effets du psychisme sur le système immunitaire. Découvrant qu'il n'existait pas de données immunologiques sur la croissance des verrues ou leur disparition, elle a fait construire un « moniteur de verrues ». « Et nous voilà devenus, dit-elle en riant, les premiers experts en verrues de la planète Terre. »

Les huit institutions du consortium, depuis l'université de Columbia, à New York, jusqu'à l'université de Berkeley, en Californie, ont sélectionné dans l'ensemble du pays quatre-vingt-dix enfants ayant des verrues bien visibles sur les extrémités supérieures. On leur a demandé de choisir l'une de ces verrues comme « sentinelle » qu'ils surveillaient tout particulièrement et on leur a appris des exercices de relaxation et d'imagerie mentale pour « faire partir les verrues ». Parallèlement, un groupe de contrôle n'a reçu qu'un traitement dermatologique

1. K. Olness et R. Ader, *in Journal of Developmental and Behavioral Pediatrics,* 13, n° 2, avril 1992.

classique. Les résultats préliminaires montrent que les enfants qui font les exercices ont de meilleurs résultats que le groupe de contrôle.

À peu près tous les enfants, si l'on en croit le docteur Olness, ont de prodigieuses facilités pour l'autohypnose. « Prenez un gosse dont le rythme cardiaque est régulier. Tout à coup vous le voyez grimper de quarante points en dix secondes. Vous demandez à l'enfant ce qu'il a fait et il vous répond tout tranquillement : "Ben, j'allais trop lentement (sur ma bicyclette imaginaire) alors j'ai décidé de faire une pointe de vitesse." Des enfants d'âge scolaire tout à fait normaux ont montré le même degré de réponse autonome que des athlètes spécialement entraînés. Cela se répercute forcément sur la santé. »

Mais chaque enfant s'y prend à sa manière. « Nous avons déterminé le type d'imagerie, visuelle, sonore, kinesthésique ou autre, pour lequel chaque enfant est le plus doué. Je demande par exemple : "Quelle est ta chanson préférée", puis : "En fermant les yeux, est-ce que tu peux l'entendre dans ta tête ?" Certains gosses disent oui, d'autres non. Ou bien : "Imagine une odeur." Certains y arrivent, d'autres pas. »

Mais elle admet : « Nous ne sommes pas encore capables de concevoir le genre d'outils qu'il nous faudrait pour comprendre les mécanismes psycho-immunes. Il semble que les pensées envoient une cascade d'informations à travers une cascade de neurotransmetteurs. Mais pour mesurer l'énergie associée à la pensée il faudra des moyens bien plus sophistiqués que la mesure des ondes du cerveau. Je suis sûre qu'on rira de nous, dans cent ans. »

Nous avons demandé au docteur Olness si elle avait connu un cas de guérison remarquable ; elle s'est souvenue d'un de ses patients nommé Charlie Roth. Après nous être livrés à un petit travail d'enquête, nous avons retrouvé ce garçon qui, à l'âge de douze ans, n'avait plus que trois mois à vivre. Il venait de fêter son trentième anniversaire.

Pendant l'hiver 1976, Charlie se met à tousser affreusement et à souffrir de la jambe droite. Au printemps 1977, son pédiatre lui fait passer une radio et découvre quelque chose de bizarre sur son bassin. Il l'envoie à l'hôpital pour enfants de Minneapolis pour une biopsie, et c'est là que Charlie rencontre Karen Olness et le cancérologue Larry Singher, qui devaient tous deux jouer un rôle irremplaçable dans sa lutte pour la vie.

Le cas de Charlie a quelque chose d'exemplaire — collaboration étroite entre médecin et patient, entre médecine conventionnelle et pratiques « différentes » — et pourrait servir de modèle pour l'élaboration d'une nouvelle médecine. Le docteur Olness initia Charlie à la relaxation et à des exercices de respiration dès son arrivée à l'hôpital. « Elle m'a dit d'imaginer que je marchais sur un sentier, raconte Charlie, que je sentais l'odeur de l'herbe, que je voyais les arbres. Puis elle a dit de sa voix douce : "Maintenant tu descends une colline et à chaque inspiration tu te détends de plus en plus."

« Le rythme de ma respiration et les battements de mon cœur ont ralenti, ce qui m'a calmé avant mon opération. » Le chirurgien trouve une tumeur inopérable de la taille d'un pamplemousse sur l'os de son bassin. Des radios montrent une vingtaine d'autres tumeurs dans ses poumons. Diagnostic : sarcome d'Ewing métastasé. « Ramenez-le chez vous et donnez-lui beaucoup d'amour, conseille le chirurgien aux parents. Il ne lui reste que trois mois à vivre. »

« Chaque fois que je voyais ce chirurgien, une fois les trois mois passés, je m'approchais de lui et je lui disais : "Salut, mec, je suis toujours là !" » Charlie hésite un instant et reprend : « Il est mort d'un cancer et je regrette de n'avoir pas été à son enterrement. J'aurais aimé lui dire encore une fois : “Salut, mec, tu vois, je suis toujours là.” »

Le docteur Larry Singher, par contre, s’entend très bien avec son jeune patient. Dès leur première entrevue, il le fait participer à toutes les conversations, toutes les décisions le concernant. Il ne cache rien au garçon et lui donne libre accès à son dossier, c’est-à-dire ses radios, ses analyses, le protocole de ses traitements. « C’était une bonne relation, franche, directe, ouverte, dit Charlie. Il m’a tout de suite prévenu : même avec la chimiothérapie, le pronostic n’était pas bon, mais, en faisant beaucoup d’efforts, j’arriverais peut-être à prolonger ma vie et à la rendre plus agréable. Puis il a ajouté : “Si tu n’essaies pas, mon garçon, tu ne le sauras jamais. La balle est dans ton camp.”

« J’ai toujours eu un bon instinct de survie, nous dit Charlie. Et cet instinct me rendait parfois contrariant, sarcastique, une vraie peste. » Certains jours, le docteur Singher se levait en se disant : « Aïe, ce sale gosse vient en consultation aujourd’hui. »

Charlie, de type apollinien selon le test AOD, s’engagea dans la bataille avec l’enthousiasme de son âge et une remarquable ténacité. Avec son compagnon de chambre, qui avait la maladie de Hodgkin, « on faisait des concours à qui prendrait sa chimio le plus vite, raconte-t-il. On mettait la bouteille tout en haut de la potence, on l’ouvrait au maximum et on s’allongeait par terre. Les infirmières en devenaient folles. Lui, il n’a pas réussi à s’en sortir. Mais après, j’ai voulu garder la même chambre parce qu’il me semblait qu’elle contenait une sorte d’énergie, comme s’il me disait : *Tu vas y arriver, tu vas y arriver*. »

Charlie était sûr d’y arriver et décidé à n’en faire qu’à sa tête. Il refusait de prendre des antidouleurs : « Je n’aimais pas ça. J’ai horreur de sentir que je perds le contrôle. » Le docteur Olness lui apprit donc à apaiser ses douleurs par le biofeedback et l'autohypnose, qui devinrent une habitude quotidienne. Plus tard, pendant sa chimio et sa radiothérapie, Charlie se servit des mêmes méthodes pour contenir ses nausées. Il voyait dans ces exercices un défi qu'il lui plaisait de relever. « Elle m'a donné un moniteur de biofeedback pour mesurer la température de mes doigts. Je me suis amusé à la faire monter et descendre comme je voulais. Je suis devenu tellement habile à ce petit jeu qu'ils m'ont branché sur une machine plus sophistiquée. Je leur ai montré que j'arrivais à faire passer la température de mes doigts de 30 à 40 degrés. »

Sa mère aussi évoque des souvenirs : « Charlie s'appliquait tellement, il était tellement exigeant avec lui-même ! Il disait qu'il ne voulait pas que quoi que ce soit interfère avec ses endorphines naturelles. Il était à tu et à toi avec ses endorphines ! » Le docteur Olness initie également Charlie à des techniques de visualisation. Refusant qu'on l'aide, il met rapidement au point sa propre imagerie où sa chimiothérapie apparaît sous la forme de « bestioles méchantes comme les diables de Tasmanie dans le dessin animé du dimanche ».

Quant au docteur Singher, il ne lui laissait pas beaucoup de répit, raconte la mère de Charlie. « Rien ne l'arrêtait. Si Charlie devait prendre sa chimio le jour de son anniversaire et s'en plaignait, il lui disait : "Tu veux avoir un an de plus l'année prochaine ?" »

Après trois mois de ce traitement, ses tumeurs pulmonaires n'apparaissaient plus à la radio, et sa tumeur principale diminuait. Un an après sa première biopsie, il n'y avait plus sur l'os de son bassin que les restes cicatrisés de plusieurs ganglions lymphatiques. Mais Charlie dit qu'il avait été prévenu : « Mes globules blancs venaient régulièrement me faire leur rapport et un jour ils ont dit que tout était nettoyé, fini. Je les voyais, comme dans un film. » Le docteur Singher insista pour prolonger la chimiothérapie jusqu'à l'été 1980 et, après trois ans de traitement pénible, Charlie fut déclaré en rémission.

Mais la bataille n'était pas encore gagnée. Moins d'un an plus tard, il ressent en se penchant une douleur aiguë. Il comprend que c'est grave. Une semaine plus tard, on l'opère pour lui enlever une côte cancéreuse et il commence une nouvelle chimiothérapie. « J'ai bien cru que cette fois-ci j'allais y rester, raconte Charlie, mais quelque chose me disait : "Mais non, mon vieux, tu t'en es tiré une fois, pourquoi pas deux ?" » Il demande alors qu'on lui apporte sa côte. « C'était un truc tout mince, d'une vingtaine de centimètres, avec une petite boule. » La montrant au médecin, il lui dit : « C'est pour ça qu'on s'est donné tant de mal ? Mais ce n'est rien du tout ! » et, s'adressant à la tumeur : « Toi, je vais te faire ta fête, tu vas voir ! »

Cela fait quinze ans que Charlie a gagné cette deuxième bataille. Le docteur Singher est mort, entre-temps, d'un cancer de l'estomac. « Je l'ai vu deux ou trois fois avant sa mort, dit Charlie sur un ton qui exprime tristesse et regret. Il a joué un rôle essentiel ; sans lui, je ne serais plus là. » Dans un article, le docteur Singher attribue la guérison de Charlie en partie à son travail avec Karen Olness, en partie à la « rare obstination » du garçon.

Charlie est aujourd'hui gérant d'un restaurant et officier de police réserviste. Il n'a pas peur de « rester sur le pont jour et nuit quand il le faut ». Il a épousé une fleuriste rencontrée en achetant des fleurs pour une autre et dit, quand on lui demande ce qui l'a aidé à guérir : « Chaque instant a compté. »

Comment expliquer la remarquable réaction de Charlie à son traitement ? Par son sens du jeu et son esprit de compétition ? Son excellente relation avec des médecins particulièrement concernés ? Le biofeedback et l'imagerie ? Sa certitude puérile d'être invincible ? L'amour et le soutien de sa famille ? L'effet inattendu d'un traitement uniquement destiné à lui faire gagner du temps ? Charlie est convaincu que c'est la combinaison de tous ces éléments, et il ajoute en plaisantant : « Mais, si je n'avais pas été moi, je serais mort ! »

On a pu dire que chaque cas de guérison remarquable est une « expérimentation de la nature » unique. Mais l'étude de l'influence des humeurs et des émotions, des traits de caractère, de l'environnement social, des croyances et des attitudes, est une pierre dans le jardin de la médecine expérimentale. Car peut-on être certain que le « vrai » traitement ne doit pas une part de son pouvoir curatif à ces facteurs « non médicaux » ? Et que savons-nous, d'ailleurs, de l'influence de ces facteurs psychophysiologiques dans la réussite d'un traitement « purement » médical ?

En 1994, un article du docteur Alan Roberts analysait les réactions de différentes maladies à des « effets non spécifiques » — c'est-à-dire à des placebos — dans des thérapies médicales standards et alternatives. Il ressort de son étude que, « quand soignant et soigné croient à l'efficacité du traitement, on constate couramment une amélioration dans une proportion qui peut atteindre 70 % des patients traités, même quand le traitement est entièrement non spécifique ». Et l'auteur ajoute : « L'état des patients s'améliore à la suite de traitements qui ne sont pas censés être efficaces. Selon l'inclination de chacun, on attribuera ces résultats à l'effet placebo, à un miracle, à la volonté divine ou à la rémission spontanée... » Le docteur Roberts nous rappelle aussi : « Ce n'est pas parce qu'un traitement est considéré comme conventionnel et accepté qu'il doit nécessairement être prouvé ou spécifique. La ligne de démarcation entre la médecine scientifique appliquée et le pouvoir de la relation soignant-soigné est bien mince et éminemment perméable. Dans la pratique clinique, il est parfois difficile de distinguer l'un de l'autre[1]. »

Comment pouvons-nous être sûrs de l'efficacité réelle de nos soins étant donné l'existence du « système de guérison » ? La science n'exige-t-elle pas que toutes les variables potentiellement agissantes soient prises en considération avant qu'un effet prévisible soit ratifié ? Mais l'expérimentation clinique ne retient comme paramètres signifiants que l'âge du patient, l'avancement de sa maladie, son sexe et l'ancienneté de ses symptômes, laissant complètement de côté les facteurs psychiques, sociologiques et spirituels. Jusqu'à ce que nous sachions — pour en tenir compte — comment les attitudes intérieures, le degré de suggestibilité, la capacité de réponse psycho-neuro-immunologique, l'hygiène de vie, le milieu social, les croyances et même les expériences spirituelles des patients affectent la progression ou la régression de la maladie, il paraît difficile de professer une expérimentation qui ne pose jamais ces questions.

Dans le schéma du « système de guérison » que nous proposons, les différences individuelles deviennent essentielles. Certains, comme ces gens appartenant à un groupe de contrôle d'un test sur un nouveau traitement chimiothérapique et qui, n'ayant reçu qu'un placebo, ont tout de même perdu leurs cheveux, certains, donc, sont plus sensibles que d'autres à des suggestions qui peuvent se traduire par des effets physiologiques profonds, plus profonds que la démonstration du pouvoir de l'esprit sur les follicules.

1. A. Roberts, article présenté lors d'une conférence, au National Institute of Health, Bethesda, MD, 11-13 juillet 1994.

Ce mépris pour les caractéristiques individuelles n'est pas seulement dommageable pour la médecine mais également pour la méthode scientifique elle-même. Les personnes qui ont perdu leurs cheveux parce qu'elles étaient sensibles à l'effet placebo, par exemple, sauraient-elles aussi mobiliser leur « système de guérison » mieux que d'autres ? Et si, au lieu de faire partie du groupe de contrôle, elles avaient pris le médicament et manifesté une réaction particulièrement forte, faussant positivement les résultats d'un protocole expérimental ? Comment pouvons-nous en avoir la moindre idée tant que ces « effets non spécifiques » sont considérés comme insignifiants et traités comme autant de « complications » dans l'acquisition d'informations ?

Jean Achtenberg et Frank Lewis qui, à eux deux, ont passé quarante-six ans à enseigner la méthodologie de la recherche et les statistiques à des étudiants en médecine et qui, par ailleurs, conduisent des recherches financées par le National Cancer Institute, affirment, dans un article de 1992, que l'expérimentation sur des échantillons randomisés est

> surtout prévue pour des études agricoles et horticoles... Les groupes de contrôle randomisés n'ont jamais donné et ne peuvent donner de réponses satisfaisantes lorsqu'il s'agit d'études de comportements complexes ou d'enquêtes psychosociales sur des êtres humains... Laisser une méthodologie de recherche dicter le plan et la nature des questions (au lieu de faire le contraire) est une aberration de la méthode scientifique. C'est le monde à l'envers, la queue qui remue le chien... [1]

Il ne suffit pas, pensent-ils, d'associer les variables diagnostiques ou démographiques pour y trouver des équivalences quand « volonté de vivre, espoir, confiance,

1. J. Achtenberg et G. Frank Lewis, *in Advances*, 8, n° 4, automne 1992.

soutien social, croyances, imagerie sur la nature de la santé et de la maladie ou régime alimentaire sont aussi importants et même, à notre avis, plus importants pour l'avenir du patient que les variables généralement mesurées ».

Ils demandent que l'on abandonne « ces méthodes obsolètes, inappropriées » pour se pencher avec plus de rigueur scientifique sur les cas prétendument anecdotiques. « Un seul survivant dans le groupe du docteur Spiegel a une histoire qui peut présenter plus d'intérêt et de valeur pour la compréhension de l'expérience que n'importe quelle donnée quantitative. » Enfin, Achtenberg et Lewis affirment : « Priver les malades cancéreux d'un traitement correspondant à leur vision du monde ou à leur système de croyance et qui serait efficace (ou, au pis, bénin) est contraire à l'éthique, inhumain et cruel. » Changer notre façon d'étudier maladie et guérison va « considérablement transformer la science, la psychologie et la médecine », ajoutent-ils.

Les grandes lignes de cette nouvelle médecine fondée sur la singularité des individus, le concept de « système de guérison » et la réalité des guérisons remarquables sont en train de s'élaborer, tant en marge de la pratique médicale officielle qu'en son centre. Et cela avec la sympathie croissante des chercheurs et des praticiens. Déjà, le docteur Steven Rosenberg reconnaît implicitement le caractère unique de chaque patient puisqu'il fabrique son « vaccin » NTF à partir de cellules prises dans le corps du patient, traitées en laboratoire et réinjectées dans le corps du même patient. Lors d'une émission de télévision, en avril 1994, Rosenberg déclarait :

> Nous pouvons maintenant provoquer la disparition complète des tumeurs chez 10 % des malades souffrant d'un cancer métastasé du rein. Et la majorité de ces patients — plus des trois quarts — paraît guérie, c'est-à-dire qu'ils

n'ont pas eu de rechute en huit ans, bientôt neuf ans. Nous pouvons donc, chez un petit nombre de patients, stimuler le système immunitaire pour éliminer complètement la maladie. Ce n'est encore qu'un début mais nous apprenons peu à peu à diriger le système immunitaire pour lui faire faire, de façon délibérée, ce que font les régressions spontanées de façon mystérieuse.

Mais là encore, que savons-nous de ces 10 % de patients parmi lesquels 75 % sont guéris d'un cancer du rein qui, rappelons-le, connaît un certain pourcentage de rémissions « naturelles » ? Qui sont-ils ? Quels sont leurs pensées, leurs sentiments, leurs rêves ? Qui aiment-ils et qui les aime ? Lesquels parmi eux se sont sentis bien accueillis à l'hôpital, bien compris par leurs médecins, bien soignés par leurs traitements ? Lesquels au contraire se sont sentis aliénés, effrayés, frustrés ? Si le traitement de Rosenberg ne marche que pour quelques malades, pourquoi *ceux-là* ?

La question de savoir quelle importance on doit attribuer aux facteurs psycho-émotionnels dans le traitement des malades n'a certainement pas fini d'agiter la communauté médicale. Dans un article du *New England Journal of Medicine,* Marcia Angell qualifiait l'idée que les émotions puissent affecter l'état d'un malade, de « folklore..., un mythe qui fonde une forme de domination ». Elle écrit :

> Le point de vue qui crédite les patients d'un certain contrôle sur leur maladie implique aussi de leur reprocher l'évolution de cette même maladie... Et on leur donne non seulement la hantise de l'échec mais aussi l'idée qu'ils peuvent se passer de soins médicaux... et se consacrer exclusivement à une méthode de guérison par la pensée... Dans un moment où les patients supportent déjà le fardeau de leur maladie, on ne devrait pas les charger en plus de la responsabilité de son devenir[1].

1. M. Angell, *in New England Journal of Medicine,* 312, n° 24, juin 1985.

Cet article a suscité une quantité impressionnante de critiques. Deux anciens présidents de la Société pour une médecine du comportement et son président en exercice ont écrit : « [Marcia Angell] ne tient pas compte des progrès récents de la neurologie, qui élargissent notre compréhension des bases biologiques d'un certain nombre d'états psychiques. » Des chercheurs de l'université de Rochester écrivent pour leur part : « Nous avons de plus en plus de preuves que les facteurs biocomportementaux influent sur quantité de fonctions physiologiques qui conditionnent l'homéostasie et la résistance à la maladie... Il nous reste seulement à découvrir jusqu'à quel point et par quels mécanismes les facteurs psychobiologiques contribuent à l'induction et à la progression d'une maladie ainsi qu'à sa guérison [1]. »

Il est intéressant de noter que, s'il existe réellement une prédisposition innée ou acquise à la maladie (question qui fait toujours l'objet de débats acharnés), les thérapies utilisées par une nouvelle médecine pour stimuler le « système de guérison », tout comme les stratégies instinctivement adoptées par certains malades, pourraient consister en un simple renversement de ces attitudes, croyances et comportements qui induisent la maladie. Et qui sont, selon pratiquement toutes les études que nous avons compulsées, la répression des sentiments, l'absence d'extériorisation, la résignation passive, l'impuissance et le désespoir. Les travaux du docteur Lawrence LeShan, psychologue, ont montré que bien des malades cancéreux ont vécu des traumatismes émotionnels, répriment leur agressivité, se sentent profondément isolés et désespérés. Sa thérapie consiste donc, avant tout, à leur faire retrouver un certain « enthousiasme ».

1. R. Williams Jr. *et al.*, *in New England Journal of Medicine,* 313, n° 21, novembre 1985.

Mais LeShan, qui a à son actif plusieurs cas de guérison remarquable, précise : « Il ne suffit pas de se planter devant un miroir tous les matins et de se dire : "Je me sens plus enthousiaste de jour en jour." Il faut changer sa vie. »

Les modalités de cette technique ne sont pas toujours faciles à réaliser ni bien acceptées dans un milieu comme l'hôpital, où tout concourt à créer un environnement compatible avec la mise en pratique d'une médecine technologique. « Je sais que je fais bien mon travail, dit LeShan, quand je viens voir un patient à l'hôpital et que les infirmières me regardent de travers parce que mon patient a fait des siennes. Cela veut dire qu'il se bat vraiment pour sa vie, qu'il pose toutes les questions embarrassantes, qu'il fait des vagues et des remous[1]. »

Si le « système de guérison » est une « formidable orchestration », peut-on apprendre à diriger l'orchestre ? L'un de nos interlocuteurs nous a dit : « On peut toujours disséquer l'expérience d'un autre, cela ne veut pas dire qu'on pourra la reproduire. C'est comme un éclair... (Il s'interrompt, cherchant une meilleure analogie.)... ou comme une soupe particulièrement savoureuse. On en connaît tous les ingrédients mais il y a ce petit je-ne-sais-quoi en plus qui fait tout l'art du cuisinier. » « Cela ne peut ni se prescrire ni s'enseigner, pourtant, cela s'apprend », nous dit un autre de ces artistes de l'autoguérison.

Le docteur Johannes Schilder, de Rotterdam, a tenté de résoudre cette énigme : existe-t-il un moyen de reproduire ce qui ne peut être reproduit, de catalyser une guérison ? « Je crois que c'est possible, dit-il. Mais si vous prenez les guérisons remarquables comme modèles, il

1. L. LeShan, *Vous pouvez lutter pour votre vie* ; B. Siegel, *L'Amour, la Médecine et les Miracles* et *Messages de vie*, Robert Laffont, Coll. « Réponses/Santé », Paris, 1989 et 1991. (*N.d.E.*)

vous faudra trouver le moyen de reproduire un événement clé — ou tout un ensemble de circonstances — de la vie du patient. C'est là un genre de psychothérapie bien différent de ce que nous connaissons. Et l'on ne peut pas se contenter de dire : "Devenez autonomes", car il y a une contradiction dans les termes. » Mais il pense qu'un diagnostic qui tiendrait compte des expériences personnelles du patient pourrait suggérer des façons de faire ou des situations qui lui permettraient de dépasser son « impuissance acquise » et de réaffirmer son pouvoir[1].

Ils sont des dizaines de milliers dans le monde à apprendre ces choses-là. Car, si une nouvelle médecine est en train de naître, c'est en grande partie grâce à l'activité des malades eux-mêmes, parce qu'ils revendiquent un traitement individualisé qui s'adresse à leur système interne de guérison.

Susan Silberstein, fondatrice d'un Centre pour l'avancement des connaissances sur le cancer à Philadelphie, est l'une des pionnières de cette nouvelle approche. Elle était professeur de linguistique quand son mari, à trente ans, eut une forme très rare de cancer de la moelle épinière. Il n'y avait rien à tenter, sinon un traitement palliatif. Les médecins de l'institut Sloan-Kettering lui firent pourtant huit opérations en neuf mois, de la chimio et de la radiothérapie. Susan assista à la déchéance physique d'un « jeune homme d'un mètre quatre-vingt-dix et cent kilos qui ressemblait à un vieillard ratatiné et ne pesait plus que trente kilos quand il est mort ». Mais elle a l'impression qu'« il avait été détruit émotionnellement et mentalement avant de l'être physiquement ».

Pendant qu'il était à l'hôpital, Susan s'installa pratiquement dans les bibliothèques, cherchant une alternative aux traitements débilitants que son mari endurait stoïquement, pour un résultat discutable. « Je ne savais

1. J. Schilder, *in Healing : Beyond Suffering or Death, op. cit.*

presque rien du cancer. Je n'avais même jamais entendu le mot "chimiothérapie", dit-elle. Mais la recherche, c'était mon domaine. » Elle lut tous les livres, passa des journées entières au téléphone, établit des contacts à l'étranger et trouva des pistes prometteuses, mais trop tard pour sauver son mari. Après sa mort, elle jura « de ne pas enterrer avec lui tout ce qu'elle avait appris et qui pourrait servir à un autre malade ».

Elle ouvrit son centre en octobre 1977, quelques mois après la mort de son mari, « pas parce que j'avais des comptes à régler avec l'hôpital ou avec les médecins. Ils avaient fait tout leur possible et regrettaient sincèrement d'avoir perdu un jeune patient d'une façon aussi atroce. Non, c'est simplement que j'étais persuadée qu'il existait d'autres approches ».

Aujourd'hui, elle a reçu près de dix mille patients, elle travaille avec une équipe de bénévoles et ne demande jamais d'argent. (C'est aussi le cas d'un grand nombre de centres qui ne fonctionnent que grâce à des fonds privés et ne refusent jamais un patient pour des raisons financières, remettant à l'honneur la dimension caritative qui est l'un des fondements de la médecine.)

Susan a donc eu l'occasion d'observer ce qu'elle appelle « non des rémissions spontanées mais des miracles gagnés de haute lutte ». Elle énumère quelques-uns des points communs à ces lutteurs, qui ont été régulièrement cités au cours de notre enquête et dans d'autres études : « Ils acceptent le diagnostic mais refusent le pronostic ; ils prennent des décisions en accord avec leurs références intellectuelles, émotionnelles et spirituelles ; ils ont au moins une relation particulièrement épanouissante avec un être aimé, un professionnel de la santé, un ami, un groupe de soutien ou un thérapeute ; ils découvrent leurs émotions refoulées ; ils redécouvrent la joie, la créativité, un sens à leur vie, leur propre valeur, une raison d'être sur cette terre, un sentiment de satisfaction ;

ils changent de vie, de métier, de résidence, de partenaire. Nous sommes probablement coupables d'avoir précipité un grand nombre de divorces... »

À partir de ces observations, Susan a élaboré un questionnaire préalable et des méthodes de prise en charge typiques de cette nouvelle médecine en gestation. « Chaque prise en charge est tellement individualisée, dit-elle en riant, que c'est à devenir fou ! »

Au cours de plusieurs entrevues, Susan détermine soigneusement les limites physiques, financières et géographiques de chaque patient. Avec ses assistants, elle étudie son état physiologique et ses habitudes alimentaires ; ses croyances ; ses objectifs ; les appuis affectifs sur lesquels il peut compter. « Nous évaluons leur attitude mentale et émotionnelle par rapport à certaines formes de traitement. Nous ne disons jamais aux malades ce qu'ils devraient ou ne devraient pas faire. Nous leur demandons ce qu'a dit leur médecin, ce qu'il leur propose, ce qu'ils pensent de ce que propose le médecin, ce qu'ils pensent du médecin, ce qu'ils se sentent prêts à faire dans le domaine de la médecine conventionnelle et dans celui de la médecine non conventionnelle. Ensuite seulement nous leur faisons des propositions.

« Et au bout d'une heure, croyez-le ou non, je suis devenue très intime avec eux, s'exclame-t-elle. Je sais des choses qu'ils jurent n'avoir jamais dites à personne. Non que je sois une brillante psychologue, mais j'ai tellement appris avec les 9 999 patients précédents. »

Pour notre part, si nous avons appris une chose de tous ces gens extraordinaires que nous avons rencontrés au cours de notre enquête, c'est que le processus de guérison est à la fois sauvage et apprivoisé, cru et cuit. Il nécessite une certaine audace, la volonté d'explorer diverses dimensions de l'être. Peu de gens parmi ceux qui ont guéri envers et contre tout l'ont fait sans dépasser leurs propres limites. Et la médecine nouvelle devra elle aussi apprendre à dépasser ses limites, des limites parfois artificiellement tracées entre médecin et patient, réalité objective et réalité subjective, chirurgie et synergie, médication et compassion.

Plus les guérisons remarquables seront reconnues et légitimées comme des faits scientifiques, plus nous serons à même de comprendre comment stimuler les forces vitales et de créer les conditions favorables à l'autoguérison. Génétique, psychophysiologique sont les pièces du puzzle avec lesquelles nous pourrons non seulement composer une image nouvelle mais aussi élaborer des techniques de guérison novatrices.

Un système médical sensible aux véritables besoins des malades devrait se préoccuper tout autant de l'intangible que sont les valeurs et les croyances d'un patient que d'actes aussi tangibles que la pharmacopée et les opérations. Et la réussite thérapeutique se mesurerait en termes d'équilibre du patient dans sa relation avec lui-même et avec les autres, dans son rapport au monde et la conviction qu'il y occupe une place essentielle. Non contente de soigner — et de guérir —, cette médecine restaurerait l'harmonie de l'être.

Haute figure médiévale de la mystique et de la médecine, Hildegarde de Bingen, née en 1098, proposait déjà une philosophie que nous sommes en train de redécouvrir. Sa théorie insistait en effet sur les interrelations entre corps, esprit, émotions et âme. La guérison des maladies, selon elle, ne pouvait se trouver que dans l'énergie vitale, qu'elle appelle *viriditas*. Et ce concept incluait pour elle « toutes choses vivantes, l'énergie de la vie qui provient de Dieu, le pouvoir de la jeunesse et de la sexualité, le pouvoir des semences, la reproduction des cellules, le pouvoir de la régénération, de la nouveauté et de la créativité ».

Les remèdes conseillés par Hildegarde nous paraissent aujourd'hui relever des méthodes de bonne femme. Mais la médecine du XXIe siècle devra se construire sur ce concept fondateur de *viriditas* (et de *caritas*) si elle veut guérir corps et âme et contribuer à rendre aux mécanismes biologiques que nous sommes devenus leur vraie nature d'êtres humains.

La médecine, qui fut le joyau d'un scientisme réductionniste, est en train de s'ouvrir à une vision inattendue de l'esprit humain. Après notre incursion dans le monde de la guérison remarquable, nous croyons voir se rapprocher ce moment décrit par Claude Bernard, père de la physiologie moderne : « *J'ai la conviction,* écrit-il, *que quand la physiologie sera assez loin avancée, le poète, le philosophe et le physiologiste se comprendront tous.* » Leur langage commun sera peut-être celui du « système de guérison ». Alors, l'étude des guérisons remarquables aura vraiment commencé.

Annexes

Pour une meilleure connaissance des guérisons remarquables

Annexe 1

Questionnaire

Étudier l'étrange, l'inexpliqué, l'exception et ce qui est difficile à évaluer a toujours constitué un défi et une gloire pour la médecine. L'étude des désordres auto-immunes, par exemple, a considérablement fait avancer la connaissance de l'immunologie. Mais rares sont les études qui concernent la guérison remarquable, parce que les cas rapportés dans les publications médicales sont eux-mêmes assez rares. Parce que, aussi, quand les rapports existent, ils contiennent très peu d'informations sur les personnes concernées. Chaque fois que nous avons essayé de retrouver un patient à partir des maigres descriptions qui en étaient faites, nous avons constaté que les médecins perdent généralement la trace de ces patients inhabituels. Comment dégager les quelques données disponibles de l'anonymat qui les condamne à l'oubli et que peut-on tenter pour les mettre à la disposition des patients qui en ont besoin et des médecins qui pourraient s'en servir ? La publication de ce livre constitue une première étape dans l'effort entrepris pour réunir et étudier les cas de guérisons remarquables.

Notre principale source d'informations, en dehors des rapports médicaux et du témoignage des médecins, a été la rencontre avec les intéressés. Et notre démarche n'a pas toujours été appréciée par nos collègues chercheurs. Une critique assez en vue nous a même demandé pourquoi nous avions pris la peine de rassembler toutes ces données « subjectives » : « Ce genre d'informations est notoirement peu digne de foi, nous a-t-elle affirmé sur un ton de reproche. Nul n'y croit et n'en tient compte. Vous n'intéresserez personne avec ça, sinon le grand public, qui va s'imaginer qu'il peut lui aussi bénéficier d'une rémission spontanée. Les raisons auxquelles les gens peuvent attribuer leur guérison, les explications qu'ils peuvent fournir sur ce qui s'est passé dans leur corps ne sont vraiment pas des données sérieuses et fiables. »

Nous ne prétendons certes pas résoudre le mystère des guérisons remarquables en nous fondant sur les seuls témoignages individuels. Il y a, et il y aura encore dans l'avenir, trop d'inconnues sur le pourquoi et le comment du phénomène, ainsi que sur sa fréquence. Mais le fait de rassembler et d'analyser des informations de première main peut permettre à tout médecin consciencieux de donner un « espoir éthique » à ses malades, même dans les cas les plus désespérés.

La publication de ce livre constitue donc un premier pas vers un vaste regroupement d'informations sur les guérisons remarquables. Nous espérons qu'il suscitera l'envoi de témoignages émanant du monde entier. Car c'est sur la base d'un grand nombre de cas qu'il deviendra possible de répondre aux questions suivantes.

— Pour quels types de cancer la guérison remarquable est-elle la plus fréquente ?

— Certains types de personnes sont-ils plus facilement portés à la G.R. (guérison remarquable) ?

— Quelle est la fréquence des G.R. ?

— Quelle est la distribution des G.R. dans le monde et dans chaque pays ?

— Chez quels types de personnes, ayant quel type de caractéristiques génétiques, sociales, psychiques, et dans quel environnement se produit-elle ?

— Existe-t-il des cadres sociaux, thérapeutiques ou autres, qui pourraient favoriser la G.R. ?

— Les facteurs impliqués dans la G.R. sont-ils de nature génétique, psychobiologique, les deux ?

— Existe-t-il des données génétiques ou chromosomiques qui prédisposeraient à la G.R. ?

— Existe-t-il une combinaison génétique qui amorce les mécanismes d'autoréparation ?

— Avec quel type de changements dans le comportement, le style de vie et les habitudes la G.R. est-elle associée ?

— Quelles sont les attitudes et les croyances des gens qui vivent une G.R. ?

— Quelles sont les corrélations psychospirituelles des G.R. ?

— Quelle est la fréquence des G.R. de tumeurs primaires ? De métastases ? Dans les G.R. de métastases, quels sont les tissus les plus fréquemment concernés (pulmonaires, hépatiques, etc.) ?

— Quelle est la durée des G.R. ? Se produisent-elles en un mois, une semaine, une nuit ? Combien de temps après la découverte de la tumeur primaire se produisent-elles ? Après la découverte des métastases ?

— Y a-t-il un rapport entre les G.R. et l'âge ? Entre la longévité des parents du patient et de ses grands-parents (qui suggérerait une composante immunitaire génétique) ?

— À long terme, quel est l'état de santé — tant physiologique que psychique — des personnes ayant eu une G.R. ?

Faute de répondre à ces questions, le tableau des guérisons remarquables restera inconnu. La création d'un « registre des guérisons remarquables » pourrait permettre une meilleure compréhension de la maladie et du traitement ; aider les médecins à conseiller valablement leurs patients sur les mesures de protection à adopter et les modifications à apporter à leur style de vie pour une meilleure prévention ; fournir des données statistiques nouvelles (et plus dynamiques) sur l'issue possible de la maladie. Nous aimerions que toutes les personnes ayant guéri de façon inattendue, toutes les personnes connaissant un cas de guérison remarquable, sans oublier les porteurs du virus H.I.V. asymptomatiques, veuillent bien contribuer à la constitution de ce registre.

Vous trouverez dans les pages suivantes le questionnaire que nous avons utilisé pour notre propre enquête. Nous vous invitons à en faire une photocopie et à nous le renvoyer, rempli, à l'adresse suivante :

The Remarquable Recovery Registery
Call Box 5009
Ben Lomond, CA 95005-5009
États-Unis

Auriez-vous la gentillesse de répondre aux questions suivantes.

Nom — Date et lieu de naissance — Sexe — Adresse — Téléphone — Fax

Situation de famille ? Célibataire — Marié (e) — Divorcé (e) — Autre ?

Depuis combien de temps vivez-vous en couple, marié ou non ?

Si vous avez vécu plusieurs fois en couple (marié ou non), combien de temps a duré votre plus longue relation ?

Avez-vous des enfants ? Oui — Non — Si oui, combien et de quel âge ?

Quel âge a votre mère ? Votre père ?

(S'ils sont décédés, à quel âge et de quoi sont-ils morts ?)

Quel âge a votre grand-mère maternelle ? Votre grand-père maternel ?

(S'ils sont décédés, à quel âge et de quoi sont-ils morts ?)

Quel âge a votre grand-mère paternelle ? Votre grand-père paternel ?

(S'ils sont décédés, à quel âge et de quoi sont-ils morts ?)

Jusqu'où êtes-vous allé dans vos études ?

Primaire ? — Secondaire ? — Université ? — Diplômes supérieurs ?

Si vous avez passé le baccalauréat, dans quelle section ?

Quelle est votre profession ? Depuis quand l'exercez-vous ?

Pratiquez-vous, en vous y reconnaissant un certain talent, une activité artistique ou manuelle (dessin, peinture, musique, écriture, chant, sculpture sur bois, modelage, etc.) ? Oui — Non — Si oui, laquelle ou lesquelles ?

Pratiquez-vous une religion ? Celle de votre famille ? *(facultatif)*

Avez-vous vécu des expériences (physiques, psychiques) difficiles à expliquer logiquement/rationnellement ? Oui — Non

Si oui, voudriez-vous les décrire ?

Considérez-vous que l'une ou plusieurs des pratiques suivantes ont contribué à votre guérison ?

— méditation/relaxation
— acupuncture
— musique/chant
— imagerie guidée/visualisation
— prière
— relations avec les médecins
— travail bénévole
— autre
— phytothérapie
— contact avec la nature
— travail/métier
— marche à pied
— spiritualité
— yoga
— thérapie de groupe
— danse/mouvement
— peinture/dessin

— recherche d'informations sur votre maladie
— vie sociale
— lectures/livres
— homéopathie
— art-thérapie
— traitement médical
— hypnose
— régime alimentaire
— exercice
— voyages
— techniques de réduction du stress
— rêves
— jeu
— autohypnose
— groupe de soutien
— psychothérapie
— raconter des histoires
— recours à un magnétiseur/ guérisseur
— toucher thérapeutique
— pratique d'un instrument/ de rythmes
— chance
— expériences psychospirituelles inhabituelles
— jardinage
— pratiques médicales alternatives
— écriture
— humour
— massage
— pratique d'une religion
— génétique

Autres *(expliquez)*

Parmi les facteurs psychospirituels suivants, quels sont ceux qui, selon vous, ont contribué à votre guérison :

— éveil d'une cons cience/conversion religieuse ou spirituelle
— foi
— expérience antérieure de la maladie
— voir la maladie comme un défi
— croire à une issue positive
— projets d'avenir
— acceptation de la maladie
— changement de croyances ou d'attitudes
— changement de mode de vie
— prise de conscience écologique
— garder le contrôle
— prise de responsabilité dans le traitement
— autonomie ou indépendance accrue
— soutien social/familial
— esprit combatif
— altruisme/aide aux autres
— rage de vivre
— vision nouvelle de la vie
— changement d'habitudes ou d'autres comportements
— rire/humour
— émotions/pensées/ attitudes positives
— négation de la maladie
— perceptions sensorielles altérées
— expression de vos besoins
— désir/volonté de vivre exacerbés

— changements dans les relations interpersonnelles
— capacité de dire non

Autres *(expliquez)*

Parmi les qualificatifs suivants, dans lesquels vous reconnaissez-vous ? Complétez la liste si nécessaire.

— sensible
— drôle
— dépendant
— fier
— gentil
— sympathique
— bien organisé
— peu égoïste
— calme
— désordonné
— émotif
— soigneux
— souple
— moraliste
— digne de confiance
— observateur
— honnête
— naïf
— fort
— distant
— impulsif
— égoïste
— courageux
— autocritique
— aigri
— désintéressé
— timide
— optimiste
— audacieux
— pessimiste
— patient
— philosophe
— critique
— expérimenté
— discipliné
— fiable
— lâche
— sûr de soi
— heureux
— consciencieux
— ludique
— rigide
— révolté
— paresseux
— tendre
— travailleur
— coléreux
— compatissant
— prudent
— intuitif
— pragmatique
— original
— porté à l'analyse
— passif
— mûr
— confiant
— coopératif
— dur
— sérieux
— indépendant
— humble
— logique
— cohérent
— créatif
— imprévisible
— généreux
— agressif
— autoritaire
— tolérant
— enthousiaste
— pratique
— curieux

Médecin traitant :
Nom — Adresse — Téléphone — Fax
Nous autorisez-vous à contacter votre médecin traitant ? Oui — Non
Y a-t-il d'autres professionnels de la santé que nous pourrions contacter ? Oui — Non — Si oui, veuillez nous indiquer leurs noms et coordonnées complètes.

Quel est le site primaire ou la nature de votre cancer ?
Sein — Ovaire — Utérus — Prostate — Testicule — Poumon — Côlon-/rectum — Estomac — Foie — Pancréas — Os — Cerveau — Rein — Péritoine — Mélanome — Sarcome — Lymphome — Leucémie — Rétinoblastome — Neuroblastome — Pituitaire — Thyroïde — Autre *(expliquez)*

Date du premier diagnostic

Si vous avez eu des métastases ou des sites secondaires, quels étaient-ils ?
Poumon — Côlon/rectum — Estomac — Foie — Os — Cerveau — Péritoine — Peau — Rein — Ganglions lymphatiques — Autres *(expliquez)*

Date du (des) diagnostic (s)

Comment votre cancer a-t-il été diagnostiqué ?
Biopsie — Radiographie — Opération — Analyses de sang — Ponction lombaire — Autre *(expliquez)*

Quel type de traitement (s) avez-vous suivi (s) ? Précisez, si possible, les dates, la durée des traitements, le nom des médecins traitants et de l'établissement où vous avez été suivi, et le cas échéant, le nom des médicaments utilisés.

Intervention chirurgicale.
Irradiation.
Chimiothérapie.
Immunothérapie.
Thérapies expérimentales.
Autres.

Avez-vous eu recours à d'autres formes de traitement ou à des thérapies personnelles qui auraient pu contribuer à votre guérison ? Oui — Non — Si oui, donnez la liste des moyens utilisés et expliquez en quoi ils ont pu vous aider.

À quoi attribuez-vous votre guérison/le fait que vous soyez toujours en vie ? Ajoutez autant de feuilles que vous le jugerez nécessaire.

(Facultatif.) Racontez comment vous avez vécu cette expérience (comment vous-même et votre médecin voyez votre guérison/le fait que vous restiez asymptomatique à long terme ?) Ajoutez autant de feuilles que vous le jugerez nécessaire.

Annexe 2

Quelques « camemberts »

Nous remercions les docteurs Jean Achtenberg et Warren Berland de nous avoir fourni cet instrument de recherche.

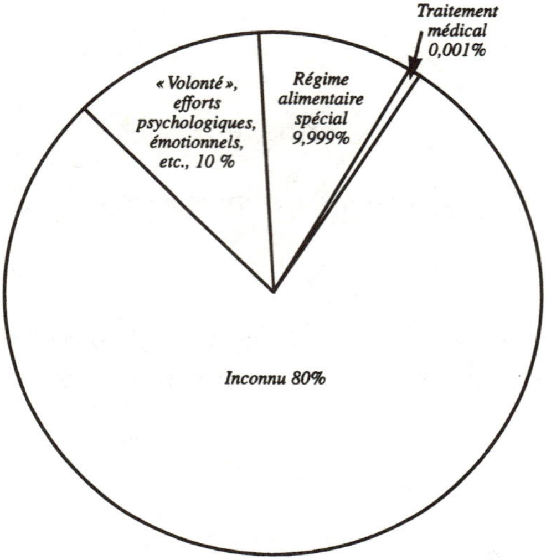

NORMAN ARNOLD

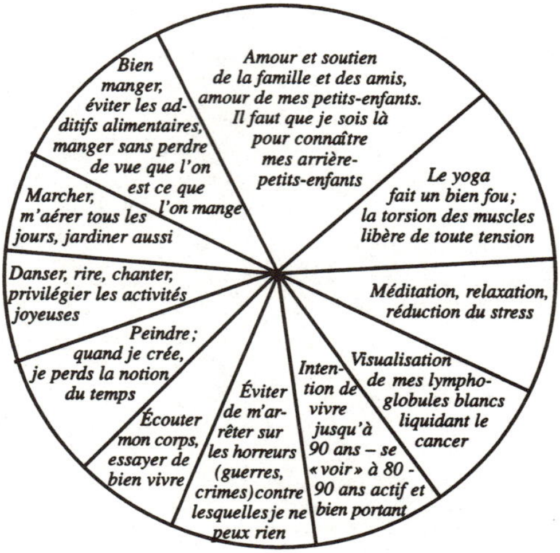
Amour et soutien de la famille et des amis, amour de mes petits-enfants. Il faut que je sois là pour connaître mes arrière-petits-enfants
Le yoga fait un bien fou; la torsion des muscles libère de toute tension
Méditation, relaxation, réduction du stress
Visualisation de mes lymphoglobules blancs liquidant le cancer
Intention de vivre jusqu'à 90 ans – se « voir » à 80 - 90 ans actif et bien portant
Éviter de m'arrêter sur les horreurs (guerres, crimes) contre lesquelles je ne peux rien
Écouter mon corps, essayer de bien vivre
Peindre; quand je crée, je perds la notion du temps
Danser, rire, chanter, privilégier les activités joyeuses
Marcher, m'aérer tous les jours, jardiner aussi
Bien manger, éviter les additifs alimentaires, manger sans perdre de vue que l'on est ce que l'on mange

INGE SUNDSTROM

Annexe 2

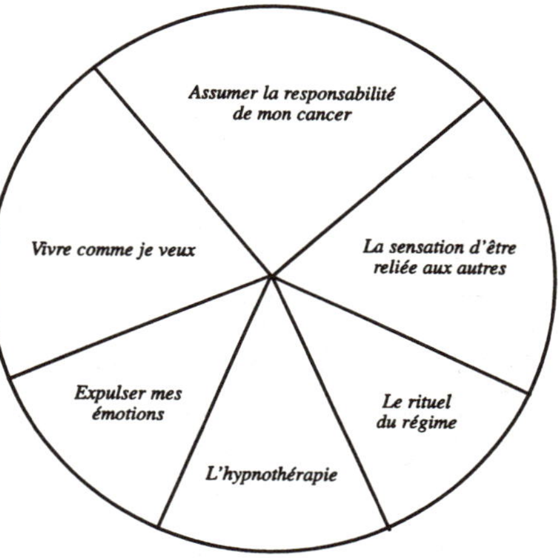

Assumer la responsabilité de mon cancer
Vivre comme je veux
La sensation d'être reliée aux autres
Expulser mes émotions
Le rituel du régime
L'hypnothérapie

L'origine de l'hypnothérapie a été le passage de la «mort» à la vie, le moment où j'ai sauté de l'ombre vers la lumière. Mais au final je n'ai pas de mots pour ce moment.

GEERTJE BRAKEL

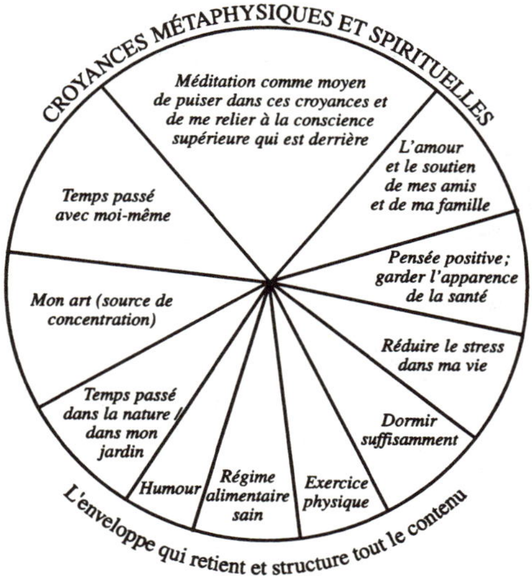

CROYANCES MÉTAPHYSIQUES ET SPIRITUELLES
Méditation comme moyen de puiser dans ces croyances et de me relier à la conscience supérieure qui est derrière
L'amour et le soutien de mes amis et de ma famille
Temps passé avec moi-même
Pensée positive; garder l'apparence de la santé
Mon art (source de concentration)
Réduire le stress dans ma vie
Temps passé dans la nature / dans mon jardin
Dormir suffisamment
Humour
Régime alimentaire sain
Exercice physique
L'enveloppe qui retient et structure tout le contenu

ROB ANDERSON

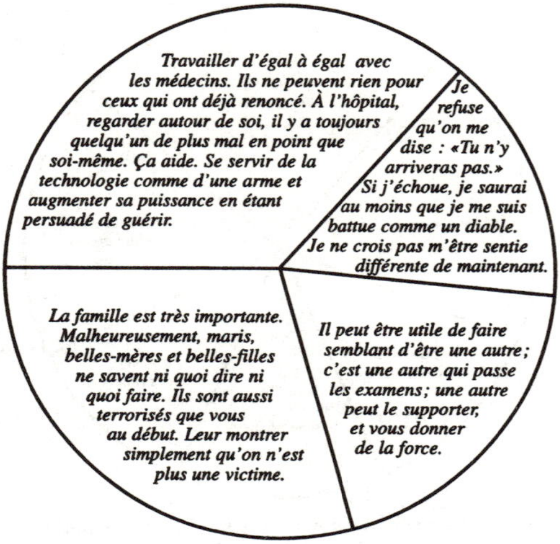

LESLEY BERMINGHAM

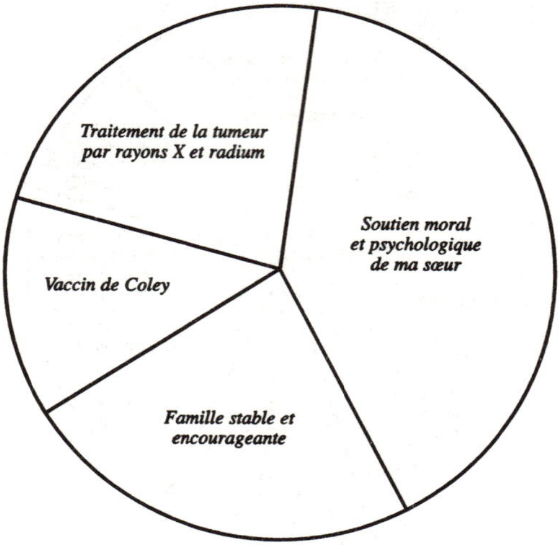

Dr WILLIAM CURTIS

Table des matières

Achevé d'imprimer en avril 1997
par GGP Pößneck (Allemagne)
pour le compte de France Loisirs Paris

Dépôt légal: avril 1997
N° d'éditeur: 28044